Dietmar Sailer
Diabetes mellitus

PFLEGE

Diabetes mellitus

verstehen – beraten – betreuen

Dietmar Sailer, Bad Neustadt

2., neu bearbeitete Auflage

Mit 37 Abbildungen und 58 Tabellen

WVG Wissenschaftliche Verlagsgesellschaft Stuttgart

Anschrift des Autors

Prof. Dr. med. Dietmar Sailer
97616 Bad Neustadt/Saale

Bibliografische Information der Deutschen Nationalbibliothek
Die Deutsche Nationalbibliothek verzeichnet diese Publikation in der Deutschen Nationalbibliografie; detaillierte bibliografische Daten sind im Internet unter http://dnb.d-nb.de abrufbar.

2., neu bearbeitete Auflage

ISBN 978-3-8047-2759-5

Birkenwaldstraße 44, 70191 Stuttgart
www.wissenschaftliche-verlagsgesellschaft.de
Printed in Germany
Satz: Satz & mehr, Besigheim
Druck: Djurcic, Schorndorf
Bindung: Schallenmüller, Stuttgart
Umschlagabbildung: Mauritius Images, Mittenwald
Umschlaggestaltung: Atelier Schäfer, Esslingen

Möge unser ganzes Wissen und Können
den Diabetikern zugute kommen

Meiner Frau Heidi in Dankbarkeit
und Liebe gewidmet

Vorwort zur 2. Auflage

Viele neue Therapieoptionen des Diabetes, aber auch neuere Erkenntnisse im Bereich der Diagnostik, Pathophysiologie und Folgeerkrankungen machten eine überarbeitete und ergänzte Neuauflage notwendig. Ziel dieses Buchs ist nach wie vor alle in der direkten Diabetesversorgung Tätige, ob in der Beratung oder in der Pflege, umfangreich und aktuell zu informieren. Viele Anregungen, Hinweise und Informationen wurden dankbar entgegengenommen und sind in die neue Auflage mit eingeflossen.

Das Buch soll nicht nur als „Kochrezept" dienen, sondern auch Verständnis für die komplexe Erkrankung des Diabetes erzeugen ohne das Praxisrelevante zu vernachlässigen. Die neuen nationalen und internationalen Leitlinien wurden berücksichtigt und wo es angebracht erschien auch ausführlich dargestellt.

Die 1. Auflage dieses Buchs hat sich in der Praxis bewährt, deswegen wurde, was nach wie vor Gültigkeit hat, auch übernommen. Dies gilt in besonderer Weise für die Hinweise für die Praxis.

Allen die durch Hinweise, Kritik und Information mich bei der Bearbeitung des Buchs unterstützt haben gilt mein besonderer Dank – vor allem aber meiner Frau, ohne deren Verständnis, Geduld und selbstlosen Verzicht die Überarbeitung und Aktualisierung des Buchs nicht möglich gewesen wäre.

Bad Neustadt, im Sommer 2010 Dietmar Sailer

Inhalt

Abkürzungsverzeichnis

ACE	Angiotensin-converting-Enzym
ACTH	adrenokortikotropes Hormon
ASR	Achillessehnenreflex
BE	Broteinheit
BM	Basalmembran
BMI	Body-Mass-Index
BZ	Blutzucker
Ca	Calcium
CMV	Zytomegalievirus
CSE	Cholesterinsynthese-Enzym
CT	Konventionelle Insulintherapie
CTG	Kardiotokographie
DDG	Deutsche Diabetes-Gesellschaft
EPH-Gestose	durch Ödeme, Proteinurie und Bluthochdruck (edema, proteinuria, hyperonsin) chrakterisiertes Krankheitsbild
EW	Eiweiß
GADA	Glutaminsäure-Decarboxylase-Antikörper
GdB	Grad der Behinderung
GFR	glomeruläre Filtrationsrate
GI	Glykämischer Index
HbA_1	Komponente des Hämoglobins, die Glukose gebunden hat
HbA_{1c}	Komponente des Hämoglobins, die durch Einfachzucker verändert ist
HDL	High density lipoprotein
HLA-System	Human leucocyte antigen, menschliches Leukozytenantigen
IAA	Insulinautoantikörper
ICA	Inselzellantikörper
ICT	Intensivierte konventionelle Insulintherapie
KH	Kohlenhydrate
KHK	koronare Herzkrankheit
LADA	Latent Autoimmune Diabetes in Adults
LDL	Low density lipoprotein
MODY	Maturity Onset Diabetes in the Young; Typ-2-Diabetes manifestiert sich bereits im jugendlichen Alter
NGF	Nerve growth factor, Nervenwachstumsfaktor
NPH	Neutral-Protamin-Hagedorn
NüBZ	Nüchtern-Blutzucker
oGTT	oraler Glukosetoleranztest
pAVK	periphere arterielle Verschlusskrankheit
PEG	perkutan endoskopisch-kontrollierte Gastrostomie
ppBZ	postprandialer Blutzucker
PSR	Patellarsehnenreflex

PTCA	perkutane transluminale Koronarangiographie
SchwbG	Schwerbehindertengesetz
SKAT	Schwellkörper-Autoinjektionstherapie
SSW	Schwangerschaftswoche
STH	somatotropes Hormon
VLDL	Very low density lipoprotein
WHR	Waist-to-Hip-Ratio, Taillen-Hüft-Quotient
ZVD	zentraler Venendruck

1 Situation der Diabetesbetreuung

1.1 Epidemiologie

Der Diabetes mellitus ist eine chronische nicht heilbare Erkrankung, die durch überhöhte Blutzuckerkonzentrationen, dauerhaft oder situationsbedingt, charakterisiert ist. Die Häufigkeit in den verschiedenen Ländern der Welt und in verschiedenen ethnischen Gruppen ist recht unterschiedlich. In der Bundesrepublik Deutschland sind derzeit etwa 7,9 % der Bevölkerung betroffen, das bedeutet, über 6 Millionen Bundesbürger sind an einem Diabetes erkrankt. Nicht unbedeutend ist die Dunkelziffer. Man schätzt, dass in der Bundesrepublik Deutschland mindestens 1 – 2 Millionen Menschen an Diabetes erkrankt, aber diagnostisch noch nicht erfasst sind. Die überwiegende Anzahl der Diabetiker leidet an einem Typ-2-Diabetes (frühere Bezeichnung: Erwachsenen-/Altersdiabetes), während der Typ-1-Diabetes (frühere Bezeichnung: kindlicher-/jugendlicher Diabetes) eher selten ist und ungefähr 5 – 10 % aller Diabetiker davon betroffen sind (Tab. 1.1).

Weltweit wird seit Ende der 50er-Jahre eine explosionsartige Zunahme des Diabetes verzeichnet. Diese wird vor allem dadurch begründet, dass die äußeren Umstände wie Nahrungsmittelüberangebot und verringerte körperliche Aktivität die Entstehung des Typ-2-Diabetes begünstigen. Aber auch der Typ-1-Diabetes, der einen völlig anderen

Tab. 1.1 Häufigkeit des Diabetes mellitus in Deutschland (2009)

Diabetestyp*	Anzahl
Typ 1	300.000 – 500.000
Typ 2	ca. 8 Mio.
Gesamt	8,5 Mio.
Dunkelziffer	1 – 2 Mio.

* Die Typenbezeichnung wird nicht mehr in römischen Ziffern angegeben, sondern in arabischer Schreibweise, um Verwechslungen, die bei römischer Schreibweise mit der Ziffer II auftreten, vorzubeugen. Deshalb werden auch in diesem Buch konsequent die arabischen Ziffern gewählt.

Entstehungsmechanismus hat, nimmt in seiner Häufigkeit zu. Nach neueren Hochrechnungen muss damit gerechnet werden, dass weltweit die Gesamthäufigkeit dramatisch zunehmen wird (Tab. 1.2).

Tab. 1.2 Weltweite Entwicklung der Diabetes-Häufigkeit

	1994	2006	2025
Gesamt	110 Mio.	246 Mio.	>350 Mio. (geschätzt)

Neben der ganz erheblichen Beeinträchtigung der Lebensqualität hat der Diabetiker leider immer noch eine verkürzte Lebenserwartung. So erreichen Typ-1-Diabetiker allenfalls zwei Drittel der durchschnittlichen Lebenserwartung der nichtdiabetischen Bevölkerung; dies bedeutet immerhin eine Verkürzung der Lebenserwartung um durchschnittlich 25 Jahre. Aber auch die Typ-2-Diabetiker erreichen bei weitem nicht das sonst übliche Lebensalter. Verantwortlich für die verkürzte Lebenserwartung sind die diabetischen Folgeerkrankungen (Herzinfarkt, Schlaganfall, Nierenversagen, Fußamputationen etc.). Die Tabelle 1.3 gibt einen Überblick über die jährlich neu auftretenden Folgeerkrankungen bei Diabetikern.

Das Auftreten der diabetischen Folgeerkrankungen kann durch eine konsequente normoglykämische Stoffwechselführung reduziert werden. Die dauerhafte richtige Blutzuckereinstellung ist sowohl für den Typ-1- als auch für den Typ-2-Diabetiker von zentraler Bedeutung, um die Lebensqualität und Lebenserwartung zu verbessern. Dafür ist neben qualifiziertem medizinischem Personal auch die Schulung des Patienten erforderlich; er muss aktiv und kooperativ mitarbeiten (s. Kap. 7). Die Deutsche Diabetes-Gesellschaft, die Selbsthilfeorganisation Deutscher Diabetiker Bund und die Kostenträger setzen sich für eine bessere Versorgung der Diabetiker ein. Dazu gehört u. a. auch die Etablierung der Berufsbilder des Diabetologen DDG, der Diabetesberater/-in DDG, der Diabetesassistent/-in DDG (s. Kap. 29).

Tab. 1.3 Jährliches Auftreten von diabetischen Folgeerkrankungen in Deutschland

Folgeerkrankungen	Neuerkrankungen/Jahr
Erblindungen	6.000
Dialysefälle	8.300
Diabetische Füße	57.800
Amputationen	27.900
Herzinfarkte, tödliche	27.000
Schlaganfall, tödliche	44.400

1.2 Betreuungssituation in Klinik und Praxis

Jeder Diabetiker hat das Recht auf eine angemessene ärztliche Betreuung. Dabei umfasst die Betreuung die medikamentöse Versorgung, Maßnahmen zur Selbstkontrolle, Prävention von diabetesspezifischen Komplikationen sowie Schulung des Patienten. Diese Patientenrechte wurden 1989 von der WHO (Weltgesundheitsorganisation) und der IDF Europa (International Diabetes Federation Europa) für alle Länder verbindlich in der St. Vincent-Deklaration festgeschrieben. Wegen der grundlegenden Bedeutung für alle, die in der Diabetikerversorgung tätig sind und wegen der speziellen Aufgaben der Pflegekräfte ist der Wortlaut im Anhang dieses Buches wiedergegeben.

Der Diabetiker muss sich aktiv um Schulung, Selbstkontrolle und Umsetzung der Therapieempfehlungen bemühen und hat das Recht aktiv zu werden, wenn er glaubt, dass ihm keine ausreichende Behandlungsmöglichkeit zur Verfügung gestellt wird.

Den Pflegekräften kommt in diesem Zusammenhang eine wichtige und entscheidende Aufgabe zu: Sie sind häufig der erste Ansprechpartner sowohl im Krankenhaus als auch in der Praxis und übernehmen damit eine steuernde Funktion. Dieser Aufgabe kann man aber nur gerecht werden, wenn entsprechende diabetologische Kenntnisse vorhanden sind. So werden Pflegekräfte, ErnährungsberaterInnen und auch medizinisches Assistenzpersonal immer mehr in die Betreuung von Diabetikern eingebunden: in der Ernährungsberatung, Schulung, Vermittlung von Kenntnissen und Fähigkeiten bei der Selbstkontrolle und Insulinapplikation, Umsetzung von Therapieempfehlungen etc. Diese anspruchsvollen Aufgaben werden durch entsprechende Ausbildungen und Lehrgänge von der Kassenärztlichen Vereinigung und von der Deutschen Diabetes-Gesellschaft durch den Erwerb entsprechender Qualifikationen unterstützt. Ziel dieser Bemühungen muss es sein, eine bessere Betreuungssituation aller Diabetiker zu erreichen, um damit die Lebensqualität und auch die Lebenserwartung der Diabetiker zu verbessern.

1.3 Schulungssituation

Der überwiegende Anteil der Typ-1-Diabetiker ist mittlerweile in Deutschland recht gut geschult. Trotzdem gibt es immer noch Typ-1-Diabetiker, die nie einer strukturierten Schulung zugeführt wurden. Die Schulung der Typ-1-Diabetiker erfolgt meist und zu Recht in Diabeteszentren, Schulungshäusern, speziellen Reha-Kliniken und Schwerpunktpraxen.

Ganz anders sieht die Situation bei der großen Anzahl der Typ-2-Diabetiker aus. Wenn man zur Kenntnis nehmen muss, dass zwei Drittel der Typ-2-Diabetiker, die jünger als 65 Jahre alt sind, nie geschult wurden, werden erschreckende Defizite erkennbar. Diese alarmierende Tatsache konnte jüngst in der KID-Studie an einer großen und repräsentativen Zahl von Diabetikern nachgewiesen werden. Auch die Einführung des DMP Diabetes hat daran nichts Wesentliches geändert. Schulung ist jedoch elementarer Bestandteil der Diabetikerbetreuung; auch Pflegende und alle anderen medizinischen Assistenzberufe sind fest in Schulungsmaßnahmen integriert (s. Kap. 7).

1.4 Begleit- und Folgeerkrankungen

Insbesondere der Typ-2-Diabetiker ist multimorbide und weist eine ganze Reihe von Begleiterkrankungen auf, die in direktem Zusammenhang mit dem metabolischen Syndrom stehen. Um die Lebensqualität zu erhalten und um die Morbidität und Mortalität zu reduzieren, ist eine ganzheitliche Behandlung notwendig. Nicht nur der erhöhte Blutzucker muss normalisiert werden, sondern auch die Blutfette, der Blutdruck und nach Möglichkeit auch das Körpergewicht. 90 % der Typ-2-Diabetiker sind übergewichtig, mehr als 60 % weisen eine Hypertonie auf, mindestens 40 % haben Störungen im Fettstoffwechsel. Diese auf dem Boden des metabolischen Syndroms entstandenen Erkrankungen sind in aller Regel schon vor der Manifestation der diabetischen Stoffwechsellage nachweisbar und somit schon lange Zeit existent. Jede einzelne dieser Erkrankungen wirkt atherogen und potenziert sich in ihrer Gesamtheit. Es ist deshalb nicht verwunderlich, dass 85 % aller Typ-2-Diabetiker an Komplikationen der Atherosklerose versterben, allein 50 % am Herzinfarkt.

Merke

Neben der Normalisierung der erhöhten Blutzuckerwerte ist die Reduktion von

- Blutdruck,
- Blutfettwerten und
- Körpergewicht dringend notwendig.

Wegen des atherogenen Risikos müssen die Begleiterkrankungen genau so energisch behandelt werden wie der Diabetes selbst. Liegen bereits Folgeerkrankungen vor (Mikroangiopathie, Makroangiopathie, Neuropathie), muss mit allen Mitteln versucht werden, die Progression zu verlangsamen, ein Ausheilen ist in aller Regel in diesem Stadium nicht mehr möglich. Eine mit Typ-2-Diabetikern durchgeführte UKPDS-Studie demonstriert eindrücklich, dass es sich im Interesse des Patienten lohnt, intensiv alle Begleiterkrankungen zu behandeln. Bereits eine Gewichtsreduktion von wenigen Kilogramm wirkt sich überproportional positiv auf alle Parameter aus und senkt die diabetesspezifische Morbidität und Mortalität. Ähnliches gilt für die Blutdrucksenkung: Schon die Reduktion des systolischen Blutdrucks um 10 mmHg verringert innerhalb von 10 Jahren diabetesbezogene Endpunkte um 24 %, mikroangiopathische Folgeerkrankungen an Niere und Auge um 37 % und die Apoplex-Rate um 44 %.

1.5 Kosten

Der Diabetes mellitus belastet in zunehmendem Maße die Krankenkassen, die Rentenversicherungen und die öffentliche Hand. Dabei schlagen vor allem die Kosten, die für die diabetesspezifischen Folgeerkrankungen aufgebracht werden müssen, in immer größerem Umfange zu Buche. Ein gut geschulter und gut eingestellter Diabetiker, der die Selbstkontrolle erlernt hat, verursacht wesentlich weniger Kosten als ein nicht geschulter Diabetiker. Das gilt für Typ-2-Diabetiker gleichermaßen wie für Typ-1-Diabetiker.

Nach einer Kostenanalyse, die in mehreren Ländern Europas 1998 durchgeführt wurde (CODE-2 = Cost of Diabetes Europe Typ 2), betrugen die Gesamtkosten für einen Typ-2-Diabetiker in Deutschland für das gesamte Gesundheitssystem im Mittel 4.600 Euro/Jahr. In diesen Kosten sind neben den Leistungen der gesetzlichen Krankenkassen auch der Rehabilitationsaufwand der Rentenversicherungsanstalten, die Ausgaben der Pflegeversicherungen und des Sozialamtes eingeschlossen. Für die gesetzlichen Krankenkassen ergibt sich dabei insgesamt im Mittel 2.369 Euro pro Typ-2-Diabetiker und Jahr, während ein durchschnittlicher Kassenpatient mit 1.369 Euro zu veranschlagen ist. Somit belastet ein Typ-2-Diabetiker doppelt so stark die gesetzlichen Krankenkassen als ein Nichtdiabetiker. Diabetiker ohne Folgeerkrankungen verursachten einen Kostenaufwand von „nur“ 1.713 Euro/Jahr, während Diabetiker mit einer Mikroangiopathie 3.348 Euro und mit einer Makroangiopathie Kosten in Höhe von 3.430 Euro verursachten. Ein Typ-2-Diabetikern mit mehreren Folgeerkrankungen kostete den gesetzlichen Krankenkassen durchschnittlich 5.655 Euro pro Jahr.

Eine weitere Kostenanalyse wurde im Jahr 2001 an 26.971 Diabetiker in Hessen durchgeführt (KoDiM-Studie), da kostete ein Diabetiker im Durchschnitt 5.262 Euro/Jahr im Vergleich zu Nicht-Diabetikern mit 2.755 Euro/Jahr. 90 % dieser Ausgaben entfielen auf die Krankenkassen und 10 % auf die Pflegeversicherung.

Dies bedeutet, dass alleine die gesetzlichen Krankenkassen jährlich insgesamt über 35 Milliarden Euro für die Behandlung des Typ-2-Diabetes ausgeben müssen; für das gesamte Gesundheitssystem sind jedoch insgesamt (inklusive der Kosten für Arbeitsunfähigkeit und Frühberentung) mindestens 43 Milliarden zu veranschlagen.

Diese Ausgaben werden in den nächsten Jahren noch erheblich weiter steigen, da zum einen die Anzahl der Diabetiker explosionsartig ansteigen und zum anderen die diabetischen Folgeerkrankungen weiter zunehmen werden.

2 Diagnostik und Klassifikation

Unter dem Begriff „Diabetes mellitus“ versteht man ein chronisches Hyperglykämiesyndrom mit Störungen im Fett- und Eiweißstoffwechsel und mit dem Risiko von Akutkomplikationen wie Koma und hypoglykämischem Schock, sowie der Gefahr von Folgeerkrankungen an den großen und kleinen Gefäßen und am Nervensystem. Häufig ist der Diabetes mellitus assoziiert mit weiteren Begleiterkrankungen wie Adipositas, Hypertonie, Fettstoffwechselstörungen etc. Diese Begleiterkrankungen haben teilweise diabetesauslösende Eigenschaften, tragen andererseits aber dazu bei, dass die typischen diabetischen Folgeerkrankungen früher und verstärkt entstehen.

„Den“ Diabetes mellitus gibt es nicht, vielmehr können verschiedene Ursachen für die chronische Erhöhung der Blutglukose verantwortlich sein. Obwohl die diabetischen Folgeerkrankungen typisch sind für den langjährigen Diabetes, sind sie nicht integraler Bestandteil der Definition.

Merke

Der Diabetes mellitus ist eine heterogene Gruppe von Krankheitsbildern, die sich in Pathogenese, Genetik, Häufigkeit und klinischer Manifestation unterscheiden. Das Gemeinsame ist die erhöhte Blutglukose, verursacht durch

- Insulinmangel, meist aufgrund von immunologisch vermittelter β-Zellzerstörung bei Typ-1-Diabetes,
- nicht adäquates Ansprechen von Insulin an den Zielzellen (Insulinresistenz) häufig in Verbindung mit einer gestörten Insulinsekretion bei Typ-2-Diabetes,
- primäre Defekte am Insulinrezeptor oder Insulinmolekül oder andere biochemische Defekte in seltenen Fällen.

2.1 Diagnostik

Die Diagnose des Diabetes mellitus orientiert sich nach den Empfehlungen der Deutschen Diabetes-Gesellschaft (DDG) von 2004 überwiegend am Nüchternblutzucker. Die entsprechenden diagnostischen Richtwerte sind in Tabelle 2.1 dargestellt, wobei sich diese auf die Blutzuckerbestimmung im Plasma beziehen. In Deutschland wird aber meist der Blutzucker in Vollblut- oder Kapillarblut bestimmt. Diese Werte liegen ca. 10 bis 15 % tiefer, so dass Nüchternblutzucker von größer 110 mg/dl (6,1 mmol/l) im Vollblut oder Kapillarblut als sicher diabetisch anzusehen sind. Mit dem neu eingeführten Begriff „abnorme Nüchternglukose“ werden Blutzuckerkonzentrationen im Vollblut im Grenzbereich zwischen 90 und 110 mg/dl (5,5 – 6,1 mmol/l) bezeichnet. In unklaren Fällen erfolgt die Abklärung mit dem oralen Glukosetoleranztest (oGTT) (s. dazu Kapitel 2.5). Mit den neuen wesentlich strengeren Kriterien will man erreichen, dass die diabetische Stoffwechsellage früher diagnostiziert wird, denn Untersuchungen haben gezeigt, dass bereits ein leicht erhöhter Nüchternblutzucker (> 110 mg/dl bzw. 6,1 mmol/l)) zu Folgeerkrankungen führen kann.

Tab. 2.1 Richtwerte für die Diagnose des Diabetes mellitus im Plasma (kapillär)

Stadium	Nüchternblutzucker	Gelegenheitszucker	2-Stundenwert im oGTT
Normal	<100 mg/dl <5,6 mmol/l		<140 mg/dl <7,8 mmol/l
Abnorme Nüchternglukose	110 – 126 mg/dl 6,1 – 7 mmol/l		
Gestörte Glukosetoleranz	< 126 mg/dl < 7,0 mmol/l		<140 – 199 mg/dl <7,8 – 11,0 mmol/l
Manifester Diabetes	>126 mg/dl >7,0 mmol/l	>200 mg/dl >11,1 mmol/l	>200 mg/dl >11,1 mmol/l

2.2 Klassifikation

Die Einteilung (Klassifikation) des Diabetes ist in Tabelle 2.2 wiedergegeben.

Der Typ-1-Diabetes wird unterteilt in Typ A und B. Typ A bedeutet dabei, dass immunologische Phänomene, wie positive Inselzellantikörper (ICA) nachweisbar sind und somit die Entstehung des Typ-1-Diabetes immunologisch bedingt ist. Ergibt sich kein Hinweis auf ein immunologisches Geschehen bezeichnet man ihn als Typ 1 B. Einen Typenwechsel gibt es nicht, d. h. ein Typ-2-Diabetes bleibt auch dann ein Typ-2-Diabetes, wenn Insulin verabreicht werden muss. Wichtige Unterschiede zwischen Typ-1 und Typ-2-Diabetes werden in Tabelle 2.3 veranschaulicht.

Tab. 2.2 Klassifikation des Diabetes mellitus (ADA 1997)

1. Typ-1-Diabetes β-Zell-Zerstörung mit absolutem Insulinmangel
   Typ A immunologisch vermittelt
   Typ B idiopathisch
2. Typ-2-Diabetes Insulinresistenz mit relativem Insulinmangel
3. Andere spezifische Typen
   A Genetische Defekte der β-Zell-Funktion
   B Genetische Defekte der Insulinwirkung
4. Krankheiten des exokrinen Pankreas
   z. B. Pankreatitis, Pankreatektomie etc.
5. Endokrinopathien
   z. B. Akromegalie, Cushing-Syndrom etc.
6. Medikamenten- oder Chemikalien-induziert
   z. B. Glukokortikoide, Thiazide, Neuroleptika (z. B. Clozapin, Olanzapin) etc.
7. Infektionen
   z. B. Zytomegalie-Virus
8. Seltene Formen eines immunvermittelten Diabetes
9. Andere genetische Syndrome, die gelegentlich mit einem Diabetes vergesellschaftet sind z. B. Down-Syndrom
10. Gestationsdiabetes

Tab. 2.3 Differentialdiagnostische Unterscheidung von Typ-1-und Typ-2-Diabetes (nach DDG 2009)

	Typ-1-Diabetes	**Typ-2-Diabetes**
Manifestation	Meist Kinder und Jugendliche, gelegentlich auch im Erwachsenenalter	Mittleres und höheres Erwachsenenalter, jedoch zunehmend auch bei Jugendlichen
Auftreten/Beginn	Akut	Schleichend
Symptome	Polyurie, Polydipsie, Gewichtsverlust, Müdigkeit, Eintrübung	Meist keine Beschwerden
Körpergewicht	Meist normalgewichtig	Meist übergewichtig
Ketoseneigung	Deutlich vorhanden	Meist fehlend
Insulinsekretion	Stark herabgesetzt/fehlend	Initial meist verstärkt
Insulinresistenz	Keine	Meist sehr ausgeprägt
Genetik	Gering	Meist familiäre Belastung nachweisbar
Antikörper	Inital meist nachweisbar	Fehlend
HLA-System	DR3/DR4 nachweisbar	Fehlend
Stoffwechsel	Meist labil	Meist stabil
Orale Antidiabetika	Wirkungslos	Initial gutes Ansprechen
Insulin	Von Anfang erforderlich	Erst im späten Verlauf notwendig

2.3 Blutzucker

Die wichtigste Kenngröße im Kohlenhydratstoffwechsel ist die Glukose. Die Blutglukosebestimmung kann in unterschiedlichen Probematerialien und mit unterschiedlichen Labormethoden bestimmt werden.

Die Bestimmung des Blutzuckers im Kapillarblut, z. B. aus der Fingerbeere oder aus dem Ohrläppchen entspricht weitgehend der Blutzuckerkonzentration im arteriellen Blut, während im venösen Blut wechselnde Mengen von Glukose schon vom vorgeschalteten Gewebe aufgenommen wurde. Bei hohen postprandialen Blutzuckerkonzentrationen findet man aus diesem Grund im venösen Blut immer niedrigere Konzentrationen als im kapillären (arteriellen Blut); im Nüchternzustand sind diese Unterschiede jedoch minimal. Die Differenz beträgt postprandial ca. 20 %, während im Nüchternblut dieser Unterschied allenfalls bei 5 % liegt.

Deutlicher sind die Unterschiede zwischen Plasma/Serum und Vollblut. Durchschnittlich liegen die Plasma- oder Serumwerte in allen Konzentrationsbereichen um 10 bis 15 % höher.

Für die Praxis!

Optimale venöse Blutentnahme und Lagerung der Probe zur Blutzuckerkontrolle:

- Entnahme in einem Zeitraum zwischen 7.00 und 10.00 Uhr morgens im Nüchternzustand,
- Patient liegend,
- Arm nur kurz stauen,
- großkalibrige Kanüle verwenden,
- Blutabnahme mit geringem Zug,
- schnellstmöglicher Transport zum Labor,
- Lagerungszeiten von 1 bis 3 Stunden bei +4 °C im Kühlschrank,
- bei noch längeren Lagerungszeiten abzentrifugieren.

An Bestimmungsmethoden stehen heute eine ganze Reihe hochspezifischer enzymatischer laborchemischer Nachweisverfahren zur Verfügung, die alle dem hohen Qualitätsanspruch im Labor entsprechen. Von entscheidender Bedeutung ist jedoch die Blutentnahmetechnik, die Lagerung und der Transport der Probe: Die venöse Blutentnahme sollte am nur kurz gestauten Arm am liegenden Patienten zwischen 7.00 und 10.00 Uhr morgens erfolgen. Selbst ein kurzes Aufstehen führt zu einer Flüssigkeitsverschiebung mit Abstrom in das Interstitium und damit zur Konzentrierung von korpuskulären Bestandteilen im Blut und zu Konzentrationsveränderungen. Um keine störende Hämolyse zu verursachen, darf nur eine großkalibrige Kanüle verwendet werden, wobei die Blutabnahme ohne großen Zug erfolgt. Grundsätzlich sollte der

Transport der Proben zum Labor so schnell wie möglich erfolgen, um die Kontaktzeit der auch im Proberöhrchen noch vitalen und glukoseverbrauchenden Erythrozyten so kurz wie möglich zu halten. Ist eine längere Lagerungszeit (1 bis 3 Stunden) unvermeidbar, muss das Probenmaterial im Kühlschrank bei +4 °C aufbewahrt werden. Bei noch längerer Lagerungszeit ist ein Abzentrifugieren notwendig.

In den letzten Jahrzehnten hat sich die Bestimmung mit Blutzuckermessgeräten und den dazugehörigen Teststreifen durchgesetzt. Diese einfache und schnelle Bestimmung hat ihren großen Vorteil darin, dass sie zur Selbstkontrolle des Patienten verwendet werden kann. Sie hat die Insulinselbstanpassung und die intensivierte Insulintherapie erst ermöglicht. Auch auf der Station am Krankenbett hat sich die Blutzuckermessung mittels Blutzuckermessgerät als bedside-Methode durchgesetzt, da aus dem aktuell gemessenen Blutzucker sehr rasch therapeutische Konsequenzen gezogen werden können und nicht erst lange gewartet werden muss, bis die Werte aus dem Labor kommen. Wegen der einfachen Durchführung und der damit rasch gewonnenen Information sollten grundsätzlich im klinischen Alltag Blutzuckermessgeräte benutzt werden. Allerdings ist zu beachten, dass die Messung mittels Blutzuckermessgeräte zur Blutzuckerselbstmessung nie die Qualität der nass chemischen Labormethode erreichen kann. Für die Diagnose eines Diabetes mellitus dürfen nur qualitätsgesicherte Maßnahmen zum Einsatz kommen. Blutzuckermessgeräte zur Blutzuckerselbstkontrolle dürfen für diagnostische Zwecke nicht eingesetzt werden.

Merke

Blutzuckerwerte, die mit Teststreifen ermittelt werden, weichen um 15 bis 20 % von Werten aus laborchemischen Messungen ab.

Für den klinischen Alltag ist diese Methode – trotz der teilweise nicht unerheblichen Abweichung – jedoch ausreichend. Bei der Messung mit Teststreifen wird Kapillarblut verwendet, bei Blutzuckermessungen im Vollblut wird meist im Plasma gemessen. Das muss bei der Interpretation der Ergebnisse berücksichtigt werden.

Grundsätzlich muss zwischen der Blutzuckerbestimmung im kapillären Blut, im Vollblut und im venösen Plasma unterschieden werden. Bei der Blutentnahme aus der Fingerbeere oder aus dem Ohrläppchen erfolgt die Messung im kapillären Blut, bei Messung im nicht zentrifugiertem Venenblut kann man den Blutzucker im Vollblut und nach abseren im venösen Plasma messen. In Deutschland wird üblicherweise im kapillären Blut oder venösen Vollblut gemessen, in USA und teilweise auch in anderen Ländern erfolgt routinemäßig die Quantifizieren der Glukose im venösen Plasma. Bei der Interpretation der Messwerte ist zu berücksichtigen in welchem Medium die Analyse durchgeführt wurde (s. auch Tab. 2.1 und Tab. 2.4).

Eine gute und ausführliche Unterweisung in der Durchführung ist jedoch unabdingbar, um zuverlässige Werte zu erhalten. Zu beachten ist außerdem, dass die Blutzuckermessgeräte dem Eichgesetz unterliegen und entsprechende Kontrollen regelmäßig durchgeführt und protokolliert werden müssen.

Wird die Glukose im venösen Blut im Labor bestimmt, muss der Transport ins Labor so schnell wie möglich erfolgen. Schon relativ kurzes Stehen lassen der Blutprobe führt zur Hämolyse, vor allem aber verbrauchen die Erythrozyten und Leukozyten Glukose, so dass falsch niedrige Konzentrationen gemessen werden. Ein Postversand einer nicht abzentrifugierten Probe führt wegen der Hämolyse und wegen des Glukoseverbrauchs durch die korpuskulären Blutbestandteile immer zu falschen Ergebnissen. Jede Blutprobe muss in ein geschlossenes System (z. B. Monovette) verbracht werden oder zumindest gut verschlossen werden, um Verdunstungen zu vermeiden. Ist ein Postversand unvermeidlich müssen dazu spezielle Kapillaren verwendet werden, die von dem entsprechenden Labor zur Verfügung gestellt werden.

Merke

Nur die schnellstmögliche Messung im Labor sichert verlässliche Blutzuckermesswerte und ist daher unabdingbar.

2.4 Harnzucker

Glukose wird erst ab einer bestimmten Höhe des Blutzuckers im Urin ausgeschieden. Die Blutzuckerkonzentration, ab der eine renale Glukoseausscheidung (Glukosurie) erfolgt, nennt man Nierenschwelle. Sie bewegt sich in dem Bereich zwischen 160 und 240 mg/dl (9,0 bis 13,3 mmol/l) und ist von vielen individuellen Faktoren abhängig.

Für nichtinsulinspritzende Diabetiker und mit Einschränkungen auch für Patienten mit konventioneller Insulintherapie ist die Bestimmung der Harnzuckerausscheidung eine einfache und kostengünstige Methode der Selbstkontrolle. Für die Einstellung des Diabetikers in der Klinik und für Patienten mit intensivierter Insulintherapie ist die Methode jedoch nicht geeignet. Auch die Bestimmung im Sammelurin oder im fraktionierten gesammelten Urin ist wegen der Problematik des exakten Sammelns weniger empfehlenswert.

2.5 Oraler Glukosetoleranztest

Der orale Glukosetoleranztest erlaubt eine zuverlässige Prüfung der Kohlenhydratregulation einschließlich der Magenentleerung und der Insulinsekretion. Auch für eine rasche und sichere Diagnosestellung z. B. bei familiärer Belastung, bei androider Adipositas, zur Abklärung einer Glukosurie in der Schwangerschaft (Gestationsdiabetes) und bei unklaren Fällen von Neuropathie und Retinopathie ist der orale Glukosetoleranztest heranzuziehen.

Für die Praxis!

Grundregeln zur Durchführung des oralen Glukosetoleranztests (oGTT) für eine sichere und reproduzierbare Aussage:

- 3 Tage vor dem Test muss die Kohlenhydratzufuhr des Patienten über 200 g/Tag liegen,
- keine größeren körperlichen Anstrengungen unmittelbar vor dem Test,
- Patient muss nüchtern sein (mindestens 10 Stunden, höchstens 16 Stunden),
- Test morgens zwischen 7.00 und 10.00 Uhr durchführen,
- Patient erhält 75 g Glukose in 250 – 300 ml Flüssigkeit in 5 Minuten zu trinken,
- Blutzuckerbestimmung nach 60 und 120 Minuten,
- während des Tests: Patient sitzend, nicht rauchen, trinken oder essen,
- sachgerechte Probenaufbewahrung und -verwahrung.

Tab. 2.4 Diagnostische Kriterien des oralen Glukosetoleranztests (Vollblut, kapillär) unter Berücksichtigung der neuen Grenzwerte für den Nüchternblutzucker

	Nüchternblutzucker	**2-Stunden-Blutzucker**
Normal	<90 mg/dl <5,0 mmol/l	<140 mg/dl <7,8 mmol/l
Gestörte Glukosetoleranz		>140 – <200 mg/dl >7,8 – <11,1 mmol/l
Manifester Diabetes	>110 mg/dl >6,1 mmol/l	>200 mg/dl >11,1 mmol/l

Für die Beurteilung gelten die in Tabelle 2.4 angegebenen Konzentrationen, wobei diagnostische Bedeutung nur dem 2-Stunden-Wert zukommt unter Berücksichtigung der neuen Grenzkonzentrationen für den Nüchternblutzucker. Personen mit gestörter Glukosetoleranz oder abnormer Nüchternglukose gelten als Hochrisikopatienten für die Entwicklung eines manifesten Diabetes mellitus und für makrovaskuläre Erkrankungen.

2.6 HbA_{1c}

Eiweißkörper verbinden sich in einer nicht mehr reversiblen Reaktion mit Glukose oder anderen Einfachzuckern. Diesen grundsätzlichen Prozess, der an allen Eiweißkörpern des Organismus abläuft, nennt man Glykosylierung. Je nachdem wie hoch die mittlere Glukosekonzentration ist und je nachdem wie lange die Glukose auf das Eiweiß einwirken kann, wird ein mehr oder weniger hoher Prozentsatz der Eiweiße

„verzuckert“ (glykosyliert). Da die Reaktion irreversibel ist, hängt die aktuelle Menge des chemisch veränderten Eiweißmoleküls auch von der mittleren Lebenszeit des entsprechenden Eiweißkörpers ab.

Am Hämoglobin lässt sich diese chemische Veränderung relativ leicht nachweisen. Das Hämoglobinmolekül (Hb) besteht aus mehreren Komponenten. Die Komponente HbA ist der durch verschiedene Einfachzucker veränderte Anteil, HbA_{1c} jedoch der Anteil, der nur durch Glukose glykosyliert ist. Beim Stoffwechselgesunden beträgt die Menge an Hb_{A1} 6 bis 8 % und von HbA_{1c} 5 bis 6,5 %. Bei unbefriedigend eingestellten Diabetikern, mit ständig erhöhten Blutzuckerkonzentrationen, wird zwangsläufig mehr Glukose an das Hämoglobin gebunden und damit prozentual auch mehr Hämoglobin glykosyliert. Der Prozentsatz kann 12 % und mehr betragen und wird dann als HbA_{1c} 12 % angegeben, d. h. 12 % des Gesamthämoglobins sind glykosyliert. In Tabelle 2.5 ist die Beurteilung der Stoffwechselsituation nach dem HbA_{1c} dargestellt. Wie oben angeführt, hängt die Konzentration des HbA_1 bzw. HbA_{1c} von der Lebensdauer des Proteins ab. Da das Hämoglobin mit den Erythrozyten nach 90 bis 120 Tagen abgebaut wird, spiegelt das glykosylierte Hämoglobin ungefähr einen Zeitraum von 6 bis 8 Wochen wieder. Somit lässt sich über das HbA_1 bzw. HbA_{1c} eine sehr zuverlässige Angabe machen, wie der Blutzucker im Mittel während den letzten 6 bis 8 Wochen eingestellt war. Die Bestimmung des glykosylierten Hämoglobins erfolgt im EDTA- oder Heparinblut. Da die Konzentration unabhängig von der Tageszeit und unabhängig von der Nahrungsmenge und dem aktuellen Blutzucker ist, kann es zu jeder Tageszeit bestimmt werden. Ein weiterer Vorteil: Die Aussagequalität ist unabhängig von der Kooperationsbereitschaft des Patienten, der somit kein Blutzuckertagesprofil „schönen“ kann. In der ambulanten Betreuung ist die Bestimmung des HbA_{1c} eine zwingende Routineuntersuchung, die einmal im Quartal durchgeführt werden muss. Häufigere Bestimmungen sind nicht notwendig, sie bringen keine zusätzlichen Informationen. Dies gilt auch für hospitalisierte Patienten. Nur bei Schwangeren ist eine häufigere, üblicherweise monatliche, Messung von Nutzen, um frühzeitige Trends des Blutzuckers zu erkennen. Für die Primärdiagnostik oder gar als Screeningmethode ist das HbA_1 bzw. das HbA_{1c} jedoch völlig ungeeignet.

Tab. 2.5 Beurteilung der Stoffwechseleinstellung nach dem HbA_{1c}

HbA_{1c} (%)	Blutzuckereinstellung
<6,5 (< 48 mmol/mol)	Sehr gut
6,5 – 7,0 (48 – 53 mmol/mol)	Gut
7,0 – 7,5 (53 – 58 mmol/mol)	Ausreichend
7,5 – 8,0 (53 – 64 mmol/mol)	Mäßig
>8,0 (> 64 mmol/mol)	Ungenügend

Die internationale Gesellschaft für klinische Chemie IFCC (International Federation of Clinical Chemistry) hat für das HbA_{1c} mmol/mol als neue Definition empfohlen. In Deutschland erfolgte verbindlich die Umstellung (Stichtag 31. März 2010) nach einer

2-jährigen Übergangszeit. Das „alte HbA_{1c}“ kann nach folgender Formel in das „neue“ HbA_{1c} umgerechnet werden:

HbA_{1c} (mmol/mol) = (%HbA_{1c}–2,15) x 10,929

Merke

Die Bestimmung des HbA_1 bzw. HbA_{1c} ist tageszeit- und nahrungsunabhängig und gibt Aufschluss über die Blutzuckerwerte der letzten 6 bis 8 Wochen.

Tab. 2.6 Alte und neue HbA_{1c}-Werte

Alt	Neu
6,0 %	42 mmol/mol
6,5 %	48 mmol/mol
7,0 %	53 mmol/mol
7,5 %	58 mmol/mol
8,0 %	64 mmol/mol
8,5 %	69 mmol/mol
9,0 %	75 mmol/mol

Eine Online-Umrechnung findet man bei www.diabetes-deutschland.de.

In Tabelle 2.6 sind beispielhaft „alte“ und „neue“ HbA_{1c}-Werte dargestellt. Der Referenzbereich für Gesunde liegt bei 20 – 42 mmol/mol.

Merke

Seit 31. März 2010 gelten verbindlich neue HbA_{1c}-Konzentrationen die in mmol/mol angeben werden.

2.7 Weitere diagnostische Möglichkeiten

2.7.1 Fruktosamin

Fruktosamin entsteht an den Plasmaproteinen durch einen sehr ähnlichen Prozess wie das glykosylierte Hämoglobin. Da die Halbwertszeiten der Plasmaproteine wesentlich kürzer sind, erlaubt die Bestimmung des Fruktosamins eine Aussage über die Blutzuckereinstellung der letzten zwei Wochen. Während das glykosylierte Hämoglobin die Langzeitblutzuckereinstellung beurteilt, lässt das Fruktosamin eher eine Aussage über das aktuelle Stoffwechselgeschehen zu. Beide Methoden können sich im Einzelfall sehr gut ergänzen. In der Schwangerschaft ist die kurzfristige (zweiwöchentliche) Bestimmung ein guter Kontrollparameter. Als normal werden Konzentrationen bis 285 µmol/l angesehen (Tab. 2.7). Die Bestimmung des Fruktosamins erfolgt im Serum.

Tab. 2.7 Blutzuckereinstellungsqualität und Fruktosamin

Fruktosamin (µmol/l)	Blutzuckereinstellung
<285	Sehr gut
285 – 320	Gut
320 – 350	Ausreichend
350 – 370	Mäßig
>370	Ungenügend

2.7.2 Mikroalbuminurie

Als Mikroalbuminurie bezeichnet man eine geringe Albuminausscheidung von 30 bis 300 mg/l, die mit den üblichen Harnteststreifen auf Eiweiß nicht erfasst wird. Erst durch die Entwicklung des sog. Micral-Tests ist es routinemäßig möglich geworden, diese geringe Albuminausscheidung zu erfassen. Die Erfassung der Mikroalbuminurie hat insofern Bedeutung, da in diesem Stadium der Niereninsuffizienz durch konsequente normoglykämische Blutzucker- (80 bis 160 mg/dl) und Blutdruckeinstellung (<120/80 mmHg) eine Reversibilität der Nierenfunktionsstörung zu erreichen ist (s. Kap. 16.2). Die zuverlässigsten Untersuchungsergebnisse erhält man im morgendlichen Spontanurin, da aber viele Faktoren die Eiweißausscheidung im Urin beeinflussen können (z. B. Infekte, Hypertonie, körperliche Aktivität) sollte vor der Diagnosestellung einer Mikroalbuminurie die Untersuchung zwei- besser dreimal an unterschiedlichen Tagen durchgeführt werden.

2.7.3 Ketonkörper

Im Insulinmangel und im Hungerzustand werden aufgrund des gesteigerten Fettabbaus vermehrt Ketonkörper (β-Hydroxybutyrat, Acetoacetat und Aceton) gebildet und zum großen Teil über die Nieren ausgeschieden. Eine Ketonkörperausscheidung im Urin signalisiert somit immer, dass dem Organismus intrazellulär Glukose als Brennstoff fehlt und die Energiebereitstellung überwiegend über den Fettabbau erfolgt. Ketonkörper sind saure Produkte und eine Ausscheidung im Urin weist immer darauf hin, dass die Pufferkapazitäten des Blutes ausgeschöpft sind und die Gefahr einer vital bedrohlichen Ketoazidose besteht oder diese bereits eingetreten ist. Durch Teststreifen lässt sich die Ketonkörperausscheidung ganz einfach feststellen. Bei hohen Blutzuckerwerten (>300 mg/dl) ist es sinnvoll, Ketonkörpermessungen auch als Selbstkontrolle durchzuführen. Der positive Nachweis von Ketonkörpern zeigt eine drohende oder bereits bestehende Stoffwechselentgleisung. So kann man Gefahren frühzeitig erkennen. Bei Insulinpumpenträgern und in der Schwangerschaft müssen die Ketonkörper schon bei wesentlich niedrigeren Blutzuckerkonzentrationen gemessen werden.

2.7.4 Insulin und C-Peptid

Die Insulin- und C-Peptid-Bestimmungen haben weder für die Diagnostik noch für die Stoffwechselführung eine besondere Bedeutung. Möchte man allerdings ein Hypoglykämiesyndrom abklären, insbesondere wenn der Verdacht eines Insulinoms oder einer nicht natürlichen Hypoglykämie besteht, ist die Bestimmung von Insulin und C-Peptid erforderlich.

2.8 Immunologische Marker

Die Immundiagnostik beim Typ-1-Diabetes konzentriert sich auf drei Marker, die für die Diagnostik und Vorhersage des Typ-1-Diabetes gut geeignet scheinen: Inselzellantikörper, Insulinautoantikörper und Glutaminsäure-Decarboxylase-Antikörper.

2.8.1 Inselzellantikörper

Inselzellantikörper (ICA) sind gegen die β-Zelle gerichtete Antikörper, die man bei ca. 50 bis 70 % der neu entdeckten Typ-1-Diabetiker nachweisen kann. Auch in der Vorphase, bevor die Krankheit manifest wird, sind die ICA nachweisbar und konnten bis zu acht Jahre vor Krankheitsbeginn im Serum beobachtet werden. Auch bei nichtdiabetischen Verwandten 1. Grades findet man in einem nicht unerheblichen Prozentsatz positive ICA. Der vorhersagende Wert ist in den letzten Jahren sehr eingehend untersucht worden mit dem Hintergrund, bereits in dieser „prädiabetischen“ Phase gegebenenfalls eine therapeutische Intervention einzuleiten. Diese Untersuchungen sind noch nicht restlos abgeschlossen, so dass zum gegenwärtigen Zeitpunkt daraus noch keine Konsequenz abgeleitet werden kann.

2.8.2 Insulinautoantikörper

Insulinautoantikörper (IAA) sind Antikörper, die gegen das körpereigene Insulin gerichtet sind. Sie sind altersabhängig und werden zum Zeitpunkt der Manifestation bei Kindern unter 5 Jahren in 100 % gefunden, während im Erwachsenenalter nur 20 % positive IAA gefunden werden. Somit eignen sie sich nicht als diagnostisches Kriterium bei Erwachsenen.

2.8.3 Glutaminsäure-Decarboxylase-Antikörper (GADA)

Diese Autoantikörper gegen das Enzym Glutaminsäure-Decarboxylase findet man in einem hohen Prozentsatz bei Typ-1-Diabetikern. Sie werden möglicherweise zukünftig einen Stellenwert bei der Differentialdiagnose zwischen Typ-1- und Typ-2-Diabetes sowie bei der Risikoabschätzung bei prospektiven Familienuntersuchungen bekommen. Die Bestimmung ist wesentlich zuverlässiger als die Quantifizierung der ICA.

3 Epidemiologie und Pathogenese des Typ-1-Diabetes

3.1 Epidemiologie

Die Häufigkeit des Typ-1-Diabetes variiert z. T. ganz erheblich in den verschiedenen Ländern. So findet man in den skandinavischen Ländern eine höhere Inzidenzrate als in den südeuropäischen Ländern (mit Ausnahme von Sardinien). Auffallend wenig Typ-1-Diabetiker findet man in Ostasien (Abb. 3.1).

In Deutschland liegt die Neuerkrankungsrate pro Jahr bei etwa 10 pro 100.000 Einwohner. Insgesamt muss damit gerechnet werden, dass derzeit in Deutschland ca. 300.000 – 400.000 Typ-1-Diabetiker leben, gemessen an der Gesamtzahl der Diabetiker sind dies ungefähr 5 %.

Die Ursache, warum der Typ-1-Diabetes in verschiedenen Ländern mit unterschiedlicher Häufigkeit vorkommt, ist letztlich nicht bekannt. Diskutiert wird sowohl die möglicherweise unterschiedliche genetische Belastung in den einzelnen Bevölkerungen als auch die unterschiedliche Verbreitung von Typ-1-Diabetes-auslösenden Viren oder anderen auslösenden Faktoren. So konnte in England nachgewiesen werden, dass in Wohngebieten mit niedrigem sozialem Status der Typ-1-Diabetes doppelt so häufig vorkommt, wie in Wohngebieten mit hohem sozialem Status. Dies könnte so interpretiert werden, dass das hygienische Umfeld für das Vorkommen bestimmter Viren verantwortlich ist. Auch andere Faktoren, insbesondere die frühkindliche Ernährung, wurden diskutiert. So konnte gefunden werden, dass Säuglinge, die lange mit Muttermilch gestillt wurden, wesentlich weniger häufig im späteren Leben einen Typ-1-Diabetes entwickeln als Kinder, die frühzeitig mit Kuhmilch ernährt wurden. Für die Virushypothese könnte auch sprechen, dass weltweit die meisten Neumanifestationen immer im Frühjahr und Herbst auftreten. Die höchste Neuerkrankungsrate an Typ-1-Diabetes findet man zwischen dem 14. und 19. Lebensjahr, die geringste zwischen dem 0. und 4. Lebensjahr. Grundsätzlich kann sich aber der Typ-1-Diabetes auch im hohen Lebensalter noch manifestieren. Hierüber liegen aber keine genauen Häufigkeitszahlen vor. Bei den Erkrankungsziffern überwiegt in allen Ländern ganz gering das männliche Geschlecht. Die Ursachen hierfür sind nicht bekannt.

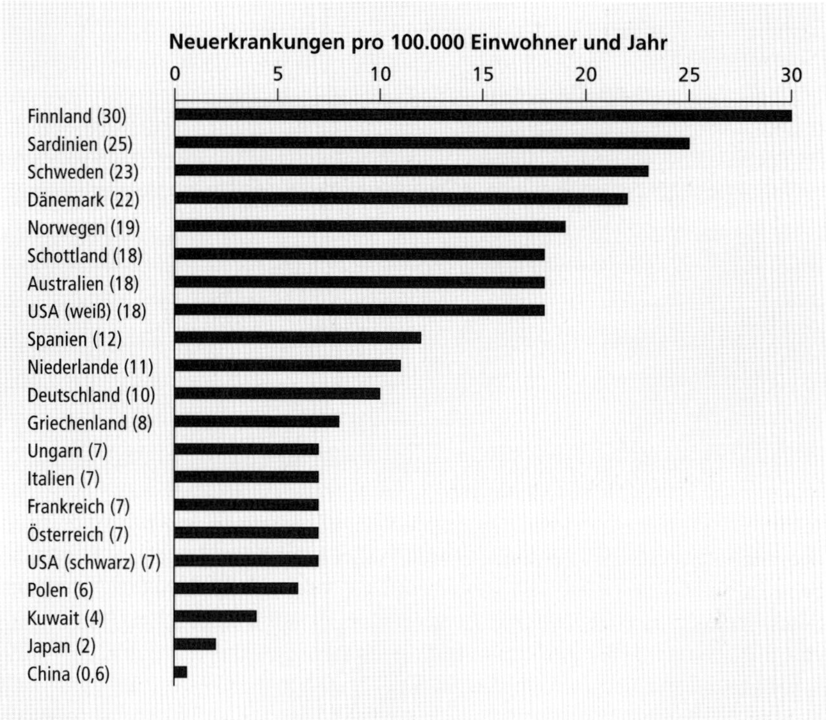

Abb. 3.1 Neuerkrankungen an Typ-1-Diabetes pro 100.000 Einwohner und Jahr in verschiedenen Ländern

3.2 Pathogenese

Der Typ-1-Diabetes ist dadurch gekennzeichnet, dass die Insulinsekretion in der β-Zelle versagt und der Patient damit von Anfang an insulinpflichtig ist. Im Gegensatz zu der meist raschen klinischen Manifestation typischer Symptome einer dekompensierten Stoffwechsellage beginnt die Zerstörung der β-Zelle bereits Monate, möglicherweise schon Jahre vorher. Erst wenn mehr als 80 % der β-Zellen funktionsuntüchtig geworden sind, tritt der Typ-1-Diabetes klinisch in Erscheinung (Abb. 3.2).

Aufgrund nachweisbarer immunologischer Phänomene muss davon ausgegangen werden, dass es sich beim Typ-1-Diabetes um eine Autoimmunerkrankung handelt. Allerdings sind diese immunologischen Phänomene nur indirekt. Man nimmt heute an, dass der Organismus bei entsprechender genetischer Disposition, bei Kontakt mit bestimmten Viren, Antikörper bildet, die die β-Zelle in der Bauchspeicheldrüse zerstören. Eine ganze Reihe von Ergebnissen scheint dies zu bestätigen.

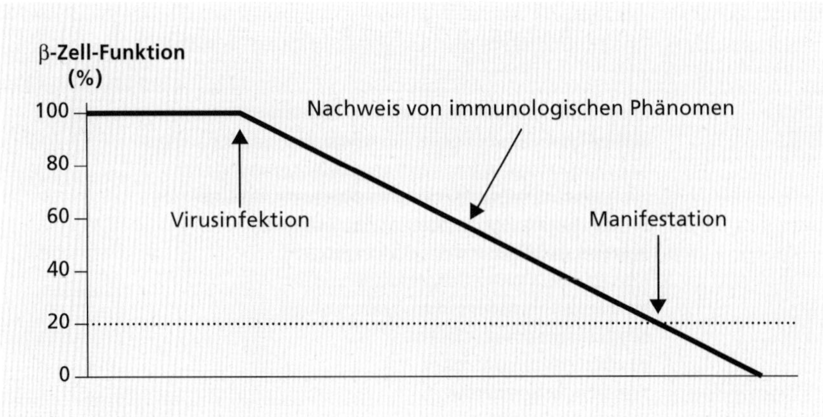

Abb. 3.2 Entwicklung des Typ-1-Diabetes

Sehr eng ist die Beziehung zwischen einer Rötelninfektion in der Schwangerschaft und dem Auftreten eines Typ-1-Diabetes. Ca. 25 % aller Kinder entwickeln vor dem 25. Lebensjahr einen Typ-1-Diabetes, wenn die Mutter während der Schwangerschaft eine Rötelninfektion durchgemacht hat. Auch für Coxsackie-B-Viren sind die Daten relativ eindeutig, während für CMV- und Mumpsviren allenfalls eine sehr schwache Wahrscheinlichkeit angenommen werden muss.

Neben den Inselzellantikörpern (ICA) sind noch weitere Antikörper nachweisbar, von denen derzeit allerdings nur die Glutaminsäure-Decarboxylase-Antikörper (GADA) von diagnostischem Wert sind. GADA findet man bei 70 bis 90 % aller Typ-1-Diabetiker. Sowohl ICA als auch GADA sowie andere immunologische Phänomene sind schon lange vor klinischer Manifestation des Typ-1-Diabetes nachweisbar.

Offenbar entwickeln nur genetisch prädisponierte Menschen nach Kontakt mit den oben beschriebenen Viren einen Typ-1-Diabetes.

Merke

Immunologische Phänomene bei Typ-1-Diabetes:

- Bei ca. 10 % der Typ-1-Diabetiker sind andere endokrine Autoimmunerkrankungen nachweisbar.
- Bei 80 % der neu manifestierten Typ-1-Diabetiker finden sich Antikörper gegen Inselzellen (ICA).
- T-Zell-Infiltration um die β-Zelle,
- lange Remissionsphase nach frühzeitiger immunsuppressiver Therapie,
- niedrige Diabeteshäufigkeit nach langer Muttermilchstillzeit,
- nachweisbare immunologische Phänomene im Tierexperiment.

3.3 Klinik des Typ-1-Diabetes

Die viral induzierten Antikörper zerstören offenbar langsam die β-Zellen. Bei der enormen Insulinsekretions-Kapazität treten klinische Symptome erst dann auf, wenn mehr als 80 % der β-Zellen zerstört sind. Infekte und Stresssituationen, die man sehr häufig zum Zeitpunkt der Manifestation nachweisen kann, erhöhen ihrerseits den Insulinbedarf, den die geschädigte β-Zelle nicht mehr decken kann. Die klinische Manifestation verläuft dann meist sehr schnell, wobei die Entwicklung bei Kindern und Jugendlichen in aller Regel wesentlich fulminanter verläuft als im Erwachsenenalter.

Meist tritt der Typ-1-Diabetes im jugendlichen Lebensabschnitt, mit einem Gipfel zwischen dem 14. und 20. Lebensalter auf. Säuglinge und Kleinkinder werden relativ selten betroffen, ebenso Erwachsene, die älter als 40 Jahre sind. Aus diesem Grund wurde früher der Typ-1-Diabetes kindlicher oder jugendlicher Diabetes bezeichnet. Grundsätzlich aber kann der Typ-1-Diabetes in jedem Lebensalter vorkommen, selbst im hohen Alter.

Wegen der fehlenden Insulinproduktion können die insulinabhängigen Gewebetypen wie Muskel-, Fett- und Lebergewebe Glukose nicht in ausreichender Menge aufnehmen. Darüber hinaus fällt auch der hemmende Effekt des Insulins auf die hepatische Glukoseneubildung weg. Die Folge ist, dass extrazellulär die Glukose sich erhöht und als Hyperglykämie nachweisbar ist.

Bei normalen Blutzuckerkonzentrationen wird praktisch die gesamte Glukose im Tubulusapparat der Niere rückresorbiert. Steigt bei Hyperglykämie die Blutglukosekonzentration über die maximale Rückresorptionsrate an, kommt es zu einer Glukosurie. Da Glukose sehr stark osmotisch wirksam ist, entsteht eine vermehrte Harnausscheidung und als Folge Durstgefühle mit vermehrter Trinkmenge. Dabei kann sowohl die Polyurie als auch die Trinkmenge enorme Ausmaße annehmen und im Bereich von mehreren Litern (5 bis 10 Liter) pro Tag liegen. Über die vermehrte Diurese kommt es nicht nur zum Wasserverlust und zur Dehydratation, sondern es werden auch vermehrt Elektrolyte, wie Kalium, Natrium, Magnesium, Phosphat u. a. dem Körper entzogen. Diese vital bedrohlichen Entgleisungen im Wasser- und Elektrolytstoffwechsel führen zur Gewichtsabnahme, Abgeschlagenheit, Müdigkeit und schließlich zum Koma.

Kurz gefasst!

Hohe Blutzuckerkonzentrationen bedingen

- erhöhte Harnausscheidung (Polyurie) mit entsprechend erhöhter Trinkmenge,
- erhöhter Wasserverlust und Dehydratation, begleitet von erhöhtem Elektrolytverlust,
- Gewichtsabnahme, Abgeschlagenheit, Müdigkeit bis zum Koma.

Da Insulin nicht nur den Glukosestoffwechsel kontrolliert, sondern auch ein entscheidender Einfluss auf die Lipolyse und Proteolyse wegfällt, wird Muskelmasse eingeschmolzen. Es fallen vermehrt freie Fettsäuren an, die zu Ketonkörpern metabolisiert werden und zu einer Ketonurie und zu einer Ketoazidose führen können. Dies verstärkt die durch die Dehydratation bedingte Gewichtsabnahme. Bei der dekompensierten Insulinmangel-Hyperglykämie liegt eine schwere metabolische Störung zugrund, die rasches und zielgerichtetes Handeln erforderlich macht, um den Patienten möglichst schnell aus der vital bedrohlichen Situation zu befreien.

3.4 Genetik

Nur bei 10 bis 15 % der Typ-1-Diabetiker findet man in der direkten erstgradigen Blutsverwandtschaft ebenfalls einen Typ-1-Diabetes. Selbst eineiige Zwillinge zeigen nur eine Übereinstimmung von 30 %.

Wie man seit den 60er Jahren weiß, gehorcht der Typ-1-Diabetes nicht den Mendelschen Vererbungsgesetzen. Trotzdem können bei ca. 70 bis 90 % aller Typ-1-Diabetiker vererbbare Merkmale des HLA-Systems nachgewiesen werden. Die Merkmale DR3 und DR4 sind bei Typ-1-Diabetikern überrepräsentiert und gelten deshalb als prädisponierend. Für Nachkommen, bei denen ein Elternteil diabetisch war, ist das Risiko mit maximal 7 % relativ gering. Überraschenderweise ist das Risiko größer, wenn der Vater einen Typ-1-Diabetes hatte, als wenn die Erkrankung mütterlicherseits vorlag (Tab. 3.1). Die Kenntnis über mögliche genetische Penetranz des Typ-1-Diabetes hat große Bedeutung bei der richtigen Beratung von jungen Typ-1-Diabetikerinnen, die schwanger werden wollen. Wenn keine Folgeerkrankungen bei der jungen Frau vorliegen, die eine Schwangerschaft zu einem unabwägbaren Risiko machen, darf man heute – normoglykämische Blutzuckerwerte präkonzeptionell und während der Schwangerschaft vorausgesetzt – von einer Schwangerschaft, aus genetischen Gründen, nicht abraten.

Tab. 3.1 Genetische Risikoabschätzung für Typ-1-Diabetiker

	Typ-1-Diabetesrisiko (%)
Kinder	
▶ Diabetische Mutter	2–4
▶ Diabetischer Vater	5–7
▶ Diabetische Eltern	10–20
Geschwister	
▶ Schwester	5–7
▶ Bruder	5–7
▶ Eineiige Zwillinge	30

4 Epidemiologie und Pathogenese des Typ-2-Diabetes

4.1 Epidemiologie

Ebenso wie beim Typ-1-Diabetes ist die Häufigkeit des Typ-2-Diabetes in verschiedenen Ländern recht unterschiedlich. Während man für die Bundesrepublik Deutschland mit über 6 Millionen Typ-2-Diabetikern rechnet, dies sind etwa 8 % der Bevölkerung, ist die Zahl beispielsweise in Japan mit 1 % sehr niedrig. Bestimmte Bevölkerungsgruppen, wie z. B. die Pima-Indianer in Nordamerika, die Bevölkerung von Mikronesien und Polynesien, Amerikaner mexikanischer Abstammung und noch einige andere Volksstämme erkranken in 35 bis 60 % an einem Typ-2-Diabetes. Bei uns in Europa ist vor allem die Bevölkerung von Malta mit einer hohen Typ-2-Diabetes-Erkrankungsrate betroffen.

In vielen Ländern nimmt der Typ-2-Diabetes dramatisch zu. Dabei scheint es so zu sein, dass der Typ-2-Diabetes mit der Verbesserung des sozioökonomischen Status, mit zunehmender Industrialisierung und mit der Verbreitung des bewegungsarmen Lebensstils und einer überkalorischen Ernährung verbunden ist. Für Deutschland liegen nur exakte Zahlen aus den neuen Bundesländern vor. Hier hat sich der Typ-2-Diabetes von 1960 bis 1990 verachtfacht, so dass davon ausgegangen werden muss, dass sich der Typ-2-Diabetes alle 10 Jahre verdoppelt. In der Tat gehen auch weltweite Berechnungen davon aus, dass alle 10 – 15 Jahre mit einer Verdoppelung des Typ-2-Diabetes zu rechnen ist. Dies würde bedeuten, dass bereits in wenigen Jahren der Typ-2-Diabetes die entscheidende Herausforderung in unserem Gesundheitssystem darstellen würde und dass ein Großteil der ökonomischen Ressourcen ausschließlich für den Typ-2-Diabetes aufgebracht werden müssten. Da wegen der langsamen Krankheitsentwicklung, mit einer sehr hohen Dunkelziffer zu rechnen ist, wird verständlich, dass zukünftig der Prävention des Typ-2-Diabetes größte Aufmerksamkeit geschenkt werden muss.

Der Typ-2-Diabetes weist einen Manifestationsgipfel zwischen dem 55. und 70. Lebensjahr auf. In den letzten Jahren beobachtet man jedoch zunehmend eine Verlagerung in jüngere Lebensabschnitte, so dass es heute keine Seltenheit mehr ist, wenn ein Typ-2-Diabetes vor dem 40. Lebensjahr manifest wird. Mit großer Sorge betrachtet man, dass zunehmend auch Jugendliche betroffen sind. Ohne Zweifel kommt dem Übergewicht und der körperlichen Inaktivität eine bedeutsame Rolle zu.

4.2 Pathogenese

Die genaue Pathogenese des Typ-2-Diabetes ist bis heute nicht geklärt. Dies mag wohl daran liegen, dass der Typ-2-Diabetes ein heterogenes Krankheitsbild darstellt und dass wahrscheinlich eine ganze Reihe von metabolischen Störungen zum klinischen Bild des Typ-2-Diabetes führen können.

Der klinisch manifeste Typ-2-Diabetes zeichnet sich in erster Linie durch eine Insulinresistenz im Skelettmuskel und in der Leber sowie in geringerem Maße im Fettgewebe aus. Daneben findet man aber auch Störungen der Insulinsekretion. Das Ausmaß der Störungen ist individuell sehr unterschiedlich und möglicherweise genetisch bedingt. Die Suche nach einem gemeinsamen Defekt wird vor allem dadurch erschwert, dass sich beide Störungen gegenseitig bedingen können. So kann eine Insulinresistenz eine Störung der Insulinsekretionsdynamik bewirken und umgekehrt kann eine Störung der Sekretionsdynamik eine Insulinresistenz weniger hervorrufen.

4.2.1 Insulinresistenz

Merke

Eine Insulinresistenz liegt vor, wenn zum Erreichen eines bestimmten Blutzuckerzielwerts mehr Insulin benötigt wird als beim gesunden Menschen. Deshalb muss aber keine diabetische Stoffwechsellage vorliegen, die Blutzuckerwerte können im Normbereich sein. Die Insulinresistenz ist lange vor der Manifestation der diabetischen Stoffwechsellage nachweisbar.

Wenn auf hohem Insulinniveau die Blutzuckerhomöostase im Gleichgewicht ist, sind die Blutzuckerwerte im Normbereich. Erst wenn die Kapazität der β-Zelle für den erhöhten Bedarf nicht mehr ausreicht und die Insulinsekretion sich geringfügig verringert, tritt ein manifester Diabetes mellitus auf.

Die Insulinresistenz wird heute mit der „Glukose-clamp-Technik“ ermittelt. Dazu wird eine konstante Menge an Insulin infundiert, um eine gleichmäßige Seruminsulinkonzentration zu erreichen. Mittels eines sog. Biostators wird die Blutglukose kontinuierlich bestimmt und mittels intravenöser Glukoseinfusion der Blutzucker auf einem bestimmten Niveau konstant gehalten. Insulinresistentes Gewebe nimmt bei vorgegebener Insulin- und Glukosekonzentration weniger Glukose auf als nichtresistentes Gewebe. Mittels dieser Technik konnte gezeigt werden, dass Typ-2-Diabetiker z. T. eine ganz massive Insulinresistenz aufweisen und diese schon lange vor Manifestation der diabetischen Stoffwechsellage nachweisbar ist.

Man muss heute davon ausgehen, dass die Insulinresistenz angeboren ist und sich im Laufe des Lebens unter dem Einfluss des Lebensstils (Übergewicht, Inaktivität) immer weiter verschlechtert, bis es schließlich über die gestörte Glukosetoleranz zur

Manifestation des Typ-2-Diabetes kommt. Dies bedeutet jedoch, dass die betroffenen Menschen lebenslang einem Hyperinsulinismus mit allen seinen Konsequenzen ausgesetzt sind. Die Insulinresistenz in der Skelettmuskulatur ist vor allem bedeutsam für den postprandialen Blutzucker, da ca. 80 bis 90 % der postprandialen Glukoseverwertung in der Muskulatur abläuft. Die hepatische Insulinresistenz ist in der Nacht wirksam und führt zu erhöhten Nüchternblutzuckerkonzentrationen.

Der zwangsläufig auf dem Boden der Insulinresistenz entstehende Hyperinsulinismus induziert nun seinerseits eine ganze Reihe von Krankheiten und Reaktionen, die dann wiederum die primäre Insulinresistenz und das Entstehen von sekundären Insulinresistenzen verstärken können und somit ein Circulus vitiosus entsteht, der letztendlich in das Vollbild des metabolischen Syndroms mit Typ-2-Diabetes eskaliert. Zu den die Insulinresistenz verstärkenden und durch den Hyperinsulinismus entstehenden Störungen zählt vor allem die Adipositas und Fettstoffwechselstörung mit erhöhten Triglyzeriden. Dabei ist der Zusammenhang zwischen erhöhtem Körpergewicht und Entstehung einer diabetischen Stoffwechsellage schon längere Zeit bekannt. Die Nurse's Health Study an über 114.000 amerikanischen Krankenschwestern hat dies in eindrucksvoller Weise in einer 8-jährigen Beobachtungszeit bestätigt (Abb. 4.1).

Zu den Faktoren, die die Insulinresistenz erheblich verstärken, zählt die körperliche Inaktivität. Durch ein kontrolliertes Muskeltrainingsprogramm lässt sich die Insulinresistenz erheblich verbessern, wie viele Untersuchungen gezeigt haben. Noch andere verstärkende Ursachen können in Frage kommen, wie Operationen, Stress, fieberhaf-

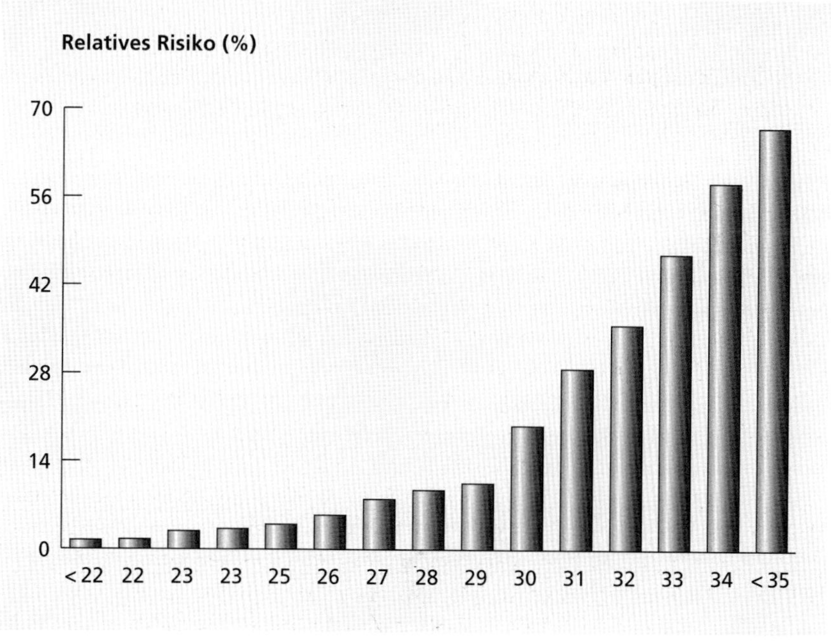

Abb. 4.1 Typ-2-Diabetes und Körpergewicht nach Colditz et al. 1990 (Nurse's Health Study; Beobachtungszeit = 8 Jahre, n = 144.000)

te Infekte, Schwangerschaft und begleitende Erkrankungen wie Leberzirrhose, Nebennierenrindenüberfunktion und in geringerem Maße auch Schilddrüsenerkrankungen.

4.2.2 Insulinsekretionsstörungen

Schon über 30 Jahre ist bekannt, dass beim Typ-2-Diabetes eine gestörte Insulin-Sekretionsdynamik vorliegt. Während beim Gesunden auf einen mahlzeitenbedingten Glukosereiz sehr rasch in der β-Zelle der Bauchspeicheldrüse Insulin freigesetzt wird und somit innerhalb weniger Minuten der Seruminsulinspiegel ansteigt, beobachtet man beim Typ-2-Diabetes eine verzögerte Freisetzung und einen nur sehr langsamen Anstieg der Seruminsulinkonzentration, die dafür auf hohem Niveau lange anhält. Da gerade die erste Phase der Insulinsekretion für die Glukoseregulierung von entscheidender Bedeutung ist, resultiert daraus eine postprandiale Hyperglykämie bei gleichzeitig hohen Seruminsulinspiegeln. Auch die physiologisch vorhandene Pulsatilität der Insulinsekretion ist beim Typ-2-Diabetes aufgehoben oder abgeschwächt. Damit geht ein Wirkverlust des Insulins einher, der durch die langandauernde Übersekretion nur scheinbar kompensiert wird.

Merke

Bei Typ-2-Diabetikern steigt der Seruminsulinspiegel deutlich verzögert an, verbleibt auf hohem Niveau und fällt nur langsam wieder ab. Die physiologische Rhythmik der Insulinsekretion ist abgeschwächt oder fehlt.

Es ist derzeit nicht einschätzbar, ob die bestehende periphere Insulinresistenz bedingt oder zumindest mitbedingt ist durch Störung der Sekretionsdynamik, oder ob die periphere Insulinresistenz die Sekretionsstörung verursacht, oder ob beide Defekte für die Entstehung des Typ-2-Diabetes verantwortlich sind. Sicher ist jedoch, dass sich beide Störungen wechselspielartig beeinflussen. Wahrscheinlich liegt bei den meisten Typ-2-Diabetikern eine primäre Insulinresistenz vor, wie man sie in der Vorstufe beim metabolischen Syndrom nachweisen kann; anders scheint die Situation beim familiär gehäuft auftretenden MODY-Diabetes (Maturity Onset Diabetes in the Young) zu sein, wo man eine primäre Störung der Insulinsekretion annimmt.

4.3 Klinik des Typ-2-Diabetes

Der Typ-2-Diabetes entwickelt sich langsam über Jahre, wahrscheinlich sogar über Jahrzehnte hinweg. Anders als beim Typ-1-Diabetes besteht die grundlegende Störung schon von Geburt an, jedoch wird das Auftreten einer Glukosestoffwechselstörung bis ins höhere Lebensalter durch einen stetig zunehmenden Hyperinsulinismus kompensiert. Die erhöhte zirkulierende Insulinmenge verursacht eine Zunahme des Körpergewichts, führt zu Störungen im Lipidstoffwechsel und wahrscheinlich auch zu erhöhten Blutdruckwerten, alles kardiovaskuläre Risikofaktoren, die verantwortlich sind für das hohe atherosklerotische Risiko der Typ-2-Diabetiker. Diese Risikokonstellation wird heute als metabolisches Syndrom umschrieben (s. Kap. 5).

Erst im höheren Lebensabschnitt führt dann die lebenslange chronische Überstrapazierung der β-Zelle zum Funktionsversagen und damit zur Entstehung einer diabetischen Stoffwechsellage. Dass dabei insulinresistenzfördernde Zustände, wie Übergewicht, körperliche Inaktivität und Fettstoffwechselstörungen gerade durch die pathogenetisch relevanten Ursachen bedingt sind, demonstriert in sehr eindrücklicher Weise den Circulus vitiosus.

Da die Entwicklung bis hin zum manifesten Typ-2-Diabetes sehr schleichend und ohne wesentliche klinische Symptomatik verläuft, findet man nicht selten bei der Erstdiagnose des Typ-2-Diabetes bereits schon bestehende Folgeerkrankungen, wie Retinopathien oder Neuropathien. Nahezu regelhaft findet man aufgrund des außerordentlich hohen kardiovaskulären Risikoprofils manifeste atherosklerotische Veränderungen an den Herzkranzgefäßen sowie an den hirnversorgenden und peripheren Gefäßen. Aus diesem Grund ist es unumgänglich, dass einer frühzeitigen Diagnostik vermehrte Aufmerksamkeit geschenkt wird.

4.4 Genetik

Der Typ-2-Diabetes ist wesentlich stärker genetisch determiniert als der Typ-1-Diabetes (Tab. 4.1). Allerdings konnten bislang der oder die entsprechenden Marker auf dem genetischen System nicht gefunden werden. Wahrscheinlich tragen wesentlich mehr Menschen die Veranlagung zum Typ-2-Diabetes in sich und der, wenn der Lifestyle des Betroffenen sich ändern und Adipositas und körperliche Inaktivität sich verstärken würde, auch zum Ausbruch kommen würde. Dies könnte die rapide, weltweite Zunahme des Typ-2-Diabetes erklären.

Tab. 4.1 Risiko für einen Typ-2-Diabetes

Ein Elternteil diabetisch	40–60 %
Ein Geschwister diabetisch	40 %
Ein eineiiges Geschwister diabetisch	90 %

Der relativ seltene MODY-Diabetes, d. h. die Manifestation eines Typ-2-Diabetes bereits im jugendlichen Alter, wird streng autosomal dominant vererbt, d. h. er folgt ganz streng den Mendelschen Vererbungsgesetzen. So haben 85 % aller MODY-Diabetiker zumindest einen Elternteil, der ebenfalls einen Typ-2-Diabetes hat und in der direkten Blutsverwandtschaft 53 % Diabetiker.

5 Das metabolische Syndrom

In den 60er-Jahren wurde erstmals das sog. „Wohlstandssyndrom" beschrieben. Man verstand damals unter diesem Begriff das zufällige Zusammentreffen von Adipositas, Hypertonie, Fettstoffwechselstörung und diabetischer Stoffwechsellage. Heute weiß man, dass es sich dabei nicht um ein zufälliges Zusammentreffen einzelner Krankheitssymptome, sondern um ein eigenständiges Krankheitsbild handelt.

Dem metabolischen Syndrom liegt eine angeborene Insulinresistenz zugrunde, die sich überwiegend an der Muskelzelle abspielt. Die Insulinresistenz ist auf der sog. Postrezeptor-Ebene lokalisiert, d. h. trotz regelhafter Funktion des Insulinrezeptors und trotz ausreichender Insulinkonzentrationen erfolgt keine adäquate intrazelluläre Glukoseeinschleusung. Hintergrund ist, dass nach Bindung des Insulins am Insulinrezeptor intrazellulär eine biochemische Signalkette induziert wird, die dazu führt, dass nicht am oder mit dem Insulinrezeptor, sondern an einer ganz anderen Stelle der Muskelzelloberfläche Glukose in die Zelle eingeschleust wird. Auf diesem intrazellulären Weg der Signalkette ist ein Defekt, der dazu führt, dass keine ausreichenden Mengen an Glukose in das Zellinnere der Muskelzelle gelangen können. Da aber die Glukose essentieller Brennstoff der Muskelzelle ist und ein dauerhafter intrazellulärer Glukosemangel in letzter Konsequenz Zelltod bedeuten würde, versucht der Organismus diesen Defekt folglich durch eine verstärkte Sekretion von Insulin in der pankreatischen β-Zelle zu kompensieren. Dadurch kann der intrazelluläre Glukosetransport zwar verbessert werden, allerdings um den Preis erhöhter Serum-Insulinkonzentrationen (Abb. 5.1).

Insulin ist nicht nur verantwortlich für den intrazellulären Glukosetransport, auch Fette und Aminosäuren werden über Insulin in die Zelle eingeschleust. Diese Transportwege sind aber ungestört, was zwangsläufig über den bestehenden Hyperinsulinismus zu einem verstärkten intrazellulären Fett- und Aminosäurentransport führt. Dies wiederum bedeutet für den Gesamtorganismus eine Gewichtszunahme, insbesondere mit Akkumulation von viszeralem Fett. Die Gewichtszunahme und die meist damit verbundene körperliche Inaktivität verschlechtern jedoch die Insulinbindung am Insulinrezeptor, so dass ein Circulus vitiosus entsteht mit immer ausgeprägterem Hyperinsulinismus und allen sich daraus entwickelnden Konsequenzen. Solange die

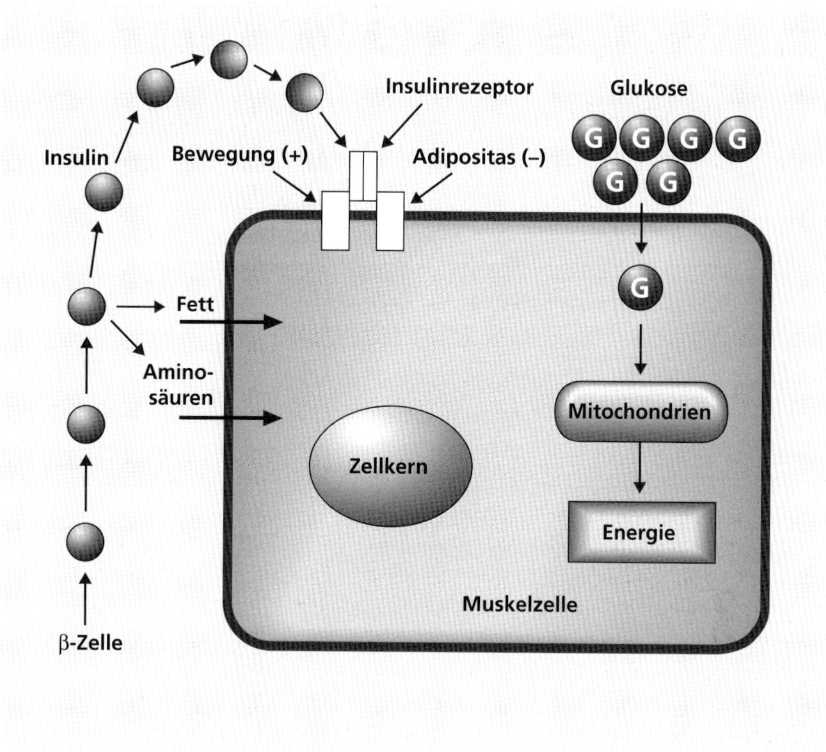

Abb. 5.1 Muskelzelle mit Insulinresistenz

β-Zelle in der Lage ist, sich diesem Mehrbedarf anzupassen, bleibt der Blutglukosespiegel im Normbereich. Erst wenn der Insulin-Mehrbedarf nicht mehr gedeckt werden kann, entwickelt sich schleichend über eine gestörte Glukosetoleranz ein manifester Diabetes mellitus Typ 2. Für die Entstehung des Typ-2-Diabetes über das metabolische Syndrom sind also zwei Faktoren verantwortlich: einmal die genetische Belastung, zum anderen aber der persönliche Lebensstil mit körperlicher Inaktivität und Überernährung (Abb. 5.2).

Der chronische Hyperinsulinismus induziert aber nicht nur eine Gewichtszunahme mit besonderer Betonung des abdominellen Fettes (androide, zentrale, viszerale, abdominelle Adipositas), sondern ist auch für die Entstehung von Fettstoffwechselstörungen und für die Hypertonie verantwortlich. Da das abdominelle Fett sehr stoffwechselaktiv ist und große Mengen von freien Fettsäuren produziert und diese in der Leber in Anwesenheit von Insulin sehr rasch zu den triglyzeridreichen VLDL (very low density lipoprotein) aufgebaut werden, entsteht eine Hypertriglyzeridämie und eine Erniedrigung der gefäßschützenden HDL (high density lipoprotein).

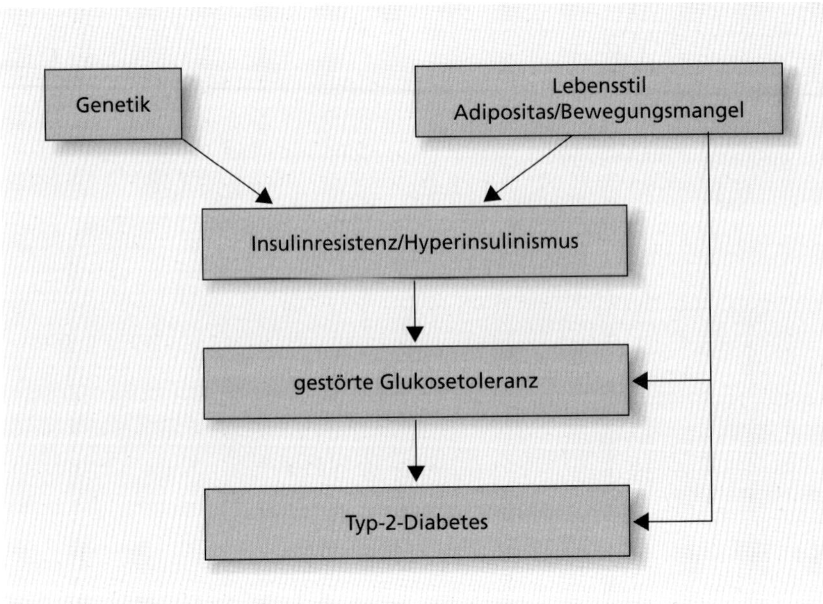

Abb. 5.2 Entstehung des Typ-2-Diabetes

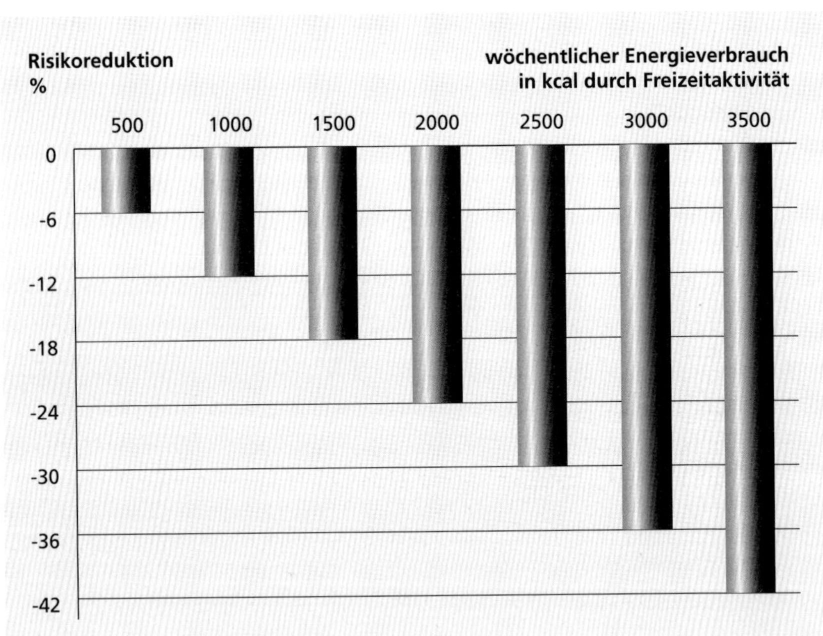

Abb. 5.3 Körperliche Aktivität und Prävention des Typ-2-Diabetes nach Helmrich et al. 1991 (Beobachtungszeit = 16,4 Jahre, n = 5990 Männer)

Hohe Konzentrationen von Insulin führen im Tubulusapparat der Niere zu einer verstärkten Rückresorption von Natrium und damit zur Volumenexpansion. Gleichzeitig reagiert das Gefäßendothel bei Hyperinsulinismus verstärkt auf den Reiz der gefäßverengenden Wirkung von Adrenalin und Noradrenalin. Sowohl die Volumenexpansion als auch die Gefäßverengung führen zum Anstieg des Blutdrucks.

Alle Einzelsymptome des metabolischen Syndroms sind atherogene Risikofaktoren, so dass letztlich über die verstärkte Atherogenese verengende Gefäßprozesse vorprogrammiert sind. Dieser Tatbestand erklärt das hohe kardiovaskuläre Risiko der Typ-2-Diabetiker. Ca. 85 % der Typ-2-Diabetiker versterben an den Folgen einer koronaren Herzkrankheit oder erleiden einen apoplektischen Insult.

Das metabolische Syndrom ist ein dynamischer Prozess, der aufgrund der genetischen Belastung bei Geburt beginnt und sich entsprechend der persönlichen Lebensweise (Übergewicht, Bewegungsmangel) ausprägt. Aus dem metabolischen Syndrom muss sich nicht zwangsweise ein Typ-2-Diabetes entwickeln, wenn Übergewichtigkeit vermieden und ausreichende körperliche Aktivität betrieben wird. Auf der anderen Seite führt bei entsprechender genetischer Belastung Adipositas, insbesondere vom abdominellen Typ, sowie Bewegungsmangel bereits im mittleren Lebensalter zur Entwicklung eines Typ-2-Diabetes. Aus den Zusammenhängen wird aber auch deutlich, dass Gewichtsreduktion und Steigerung der Muskelarbeit als die wichtigsten präventiven und therapeutischen Maßnahmen beim Typ-2-Diabetes anzusehen sind (Abb. 5.3). Sehr eindrucksvoll konnte an fast 6000 Männern über einen Beobachtungszeitraum von 16 Jahren demonstriert werden, dass entsprechende Freizeitaktivitäten sehr wohl in der Lage sind, die Insulinresistenz zu vermindern und das Auftreten eines Typ-2-Diabetes zu verhindern.

Kurz gefasst!

Wichtige Einzelerscheinungen des metabolischen Syndroms:

- Insulinresistenz,
- Hyperinsulinismus,
- abdominelle Adipositas,
- Hypertonie,
- Hypertriglyzeridämie,
- Erniedrigung der HDL,
- gestörte Glukosetoleranz – Typ-2-Diabetes,
- Atherosklerose.

6 Nichtmedikamentöse Therapiemaßnahmen

6.1 Ernährung

6.1.1 Aufgaben der Ernährung

Über die Ernährung wird dem Organismus die zur Aufrechterhaltung seiner Funktionen notwendige Energie zugeführt. Darüber hinaus dient die Ernährung auch dazu, essentielle Bausteine, die vom Organismus nicht hergestellt werden können (Vitamine, Mineralien, Spurenelemente etc.) in ausreichender Menge zur Verfügung zu stellen. Zudem benötigt der Organismus Flüssigkeit in Form von Wasser. Essen hat aber auch soziale Funktionen, soll Freude und Spaß machen und zur Lebensqualität beitragen – dies gilt auch für die Diabetes-Kost. Kein Diabetiker muss auf kulinarische Freuden verzichten. Voraussetzung ist allerdings, dass er geschult ist und geeignete Nahrungsmittel in der richtigen Menge und in der richtigen Zubereitung zu sich nimmt.

Die Ernährung soll vollwertig, abwechslungsreich und appetitlich sein und ungestörtes Stoffwechselverhalten garantieren. Für einige Krankheiten, so auch für Menschen mit Diabetes mellitus, sind Ernährungsumstellungen zwingend erforderlich. Mit der Ernährung wird gewissermaßen ein biochemischer Eingriff in den Organismus vorgenommen, um den angeborenen oder erworbenen Stoffwechseldefekt zu kompensieren. Da es in der Diabetes-Kost kaum Verbote und nur wenig Einschränkungen gibt und eigentlich nur die Hauptnährstoffe etwas anders verteilt werden müssen, kann man daraus eine schmackhafte und abwechslungsreiche Ernährung gestalten, die durchaus auch gehobenen kulinarischen Genüssen gerecht wird – und die zudem noch gesund ist. Somit kann das Essen für den Diabetiker weiterhin zu den angenehmen Dingen des Lebens gehören.

6.1.2 Grundlagen der Ernährung

Die Bestandteile der Ernährung kann man einteilen in Energielieferanten und in energiefreie Bausteine (Tab. 6.1).

Tab. 6.1 Bausteine der Ernährung

Energielieferanten	Energiefreie Bausteine
Kohlenhydrate	Vitamine
Fett	Mineralstoffe
Eiweiß	Spurenelemente
(Alkohol)	Ballaststoffe
	Wasser

Energielieferanten versorgen den Organismus mit der notwendigen Energie für die körperliche Aktivität, für die Aufrechterhaltung energieverbrauchender Stoffwechselprozesse und für die Aufrechterhaltung der Körpertemperatur. Die energiefreien Bestandteile der Ernährung liefern wichtige und lebensnotwendige Mikronährstoffe, die notwendig sind, um vitale Funktionen im Organismus zu gewährleisten. Wenn die Energiezufuhr den aktuellen Bedarf übersteigt, wird die überschüssige Energie als Depotfett gespeichert, um im Bedarfsfall zur Verfügung zu stehen. Die derzeitige Ernährungssituation in den Industrienationen ist eine Überschussernährung und verantwortlich für die weite Verbreitung der Adipositas, Entstehung des Typ-2-Diabetes, Hypertonie und anderer Erkrankungen.

Für die Praxis!

Die Energie eines Nährstoffes wird in Kilojoule (kJ), teilweise auch noch in Kilokalorien (kcal) angegeben. Kalorien kann man in Joule umrechnen. Dabei entspricht: 1 kcal = 4,18 kJ bzw. 1 kJ = 0,24 kcal.
Im praktischen Alltag ist es ausreichend, die Multiplikation bzw. die Division mit dem Faktor 4 vorzunehmen.

Nur die Hauptnährstoffe Kohlenhydrate, Fett und Eiweiß sowie Alkohol enthalten Energie (Tab. 6.1 und Tab. 6.2). Alle anderen Bestandteile der Ernährung wie Wasser, Vitamine, Mineralien und Spurenelemente sind energiefrei.

Tab. 6.2 Energiegehalt der Nährstoffe

Nährstoff	Energiegehalt	
	kJ	kcal
1 g Kohlenhydrat	17	4,1
1 g Fett	38	9,3
1 g Eiweiß	17	4,1
1 g Alkohol	30	7,3

Tab. 6.3 Energiefaktor

Tätigkeit	Energiefaktor
Leichte körperliche Arbeit z. B. sitzende Tätigkeit	30
Mittelschwere körperliche Arbeit z. B. Verkäuferin, Krankenschwester	35
Schwere körperliche Arbeit z. B. Bauarbeiter, Leistungssportler	40

Alkohol gehört zwar nicht zu den lebensnotwendigen Bestandteilen der Ernährung, ist aber ein nicht unerheblicher Energielieferant.
Das Idealgewicht ergibt sich aus der BROCA-Formel (Körpergröße (cm) minus 100) abzüglich 10 % für Männer und 15 % für Frauen. Der Energiefaktor ist abhängig von der körperlichen (beruflichen oder sportlichen) Aktivität (Tab. 6.3). Allerdings ist die BROCA-Formel in den letzten 10 Jahren zunehmend durch den Body-Mass-Index (BMI) ersetzt worden (s. Kap. 6.6.2).

Für die Praxis!

Der tägliche Energiebedarf ist abhängig vom Alter, Geschlecht, körperlicher Aktivität in Beruf und Freizeit etc.

Der Energiebedarf errechnet sich aus:
Grundumsatz + Arbeitsumsatz = Energiebedarf

Annäherungsweise kann man den Energiebedarf nach folgender Formel ermitteln:
Idealgewicht x Energiefaktor = täglicher Energiebedarf in kcal.

Beispiel

Eine 22-jährige Krankenschwester mit einer Köpergröße von 164 cm mit einem Idealgewicht von 54,4 kg.
Der täglichen Energiebedarf beträgt demnach:
54,4 x 35 = 1900 kcal/Tag

Diese Berechnung berücksichtigt allerdings das Lebensalter nicht. Den höchsten Energiebedarf hat ein 20-Jähriger. Jedes Lebensjahrzehnt reduziert den Energiebedarf um ca. 6 bis 8 %.

Üblicherweise wird der tägliche Energiebedarf geschätzt und nicht errechnet. Als Kontrolle dient die Entwicklung des Körpergewichtes in den nächsten 2 bis 3 Wochen.

6.1.3 Bestandteile der Ernährung

Kohlenhydrate, Ballaststoffe

Kohlenhydrate bestehen aus einem, mehreren oder vielen Zuckermolekülen und werden demnach Einfachzucker (*Monosaccharide*), Zweifachzucker (*Disaccharide*) oder Vielfachzucker (*Polysaccharide*) genannt.

Mehrfachzucker (Di- und Polysaccharide) müssen im Magen-Darm-Kanal zuerst über entsprechende Enzyme in Einfachzucker (Monosaccharide) gespalten werden, bevor sie von der Dünndarmschleimhaut resorbiert werden können. Dabei erfolgt die Resorption bereits im oberen Dünndarm.

Das wichtigste Monosaccharid ist die Glukose, die in vielfältiger Weise vom Organismus benötigt wird. Sie dient jedoch vor allem zur Energiebereitstellung in den Körperzellen. Für einige Körperzellen, wie die Erythrozyten, Nervenzellen und für die Nierenparenchymzellen, ist Glukose essenziell. Für die Einschleusung der Glukose in die Zelle wird Insulin benötigt.

Der nach der Nahrungsaufnahme ansteigende Blutzucker stimuliert die insulinproduzierenden β-Zellen in der Bauchspeicheldrüse und die adäquate Menge von Insulin wird freigesetzt. Während die Insulinausschüttung sehr rasch und in hoher Konzentration stattfindet und auch die Insulinspiegel sehr rasch wieder abfallen, erfolgt die Regulierung der Blutglukosekonzentration langsamer.

Übersteigt die Kohlenhydratzufuhr den aktuellen Energiebedarf, werden Kohlenhydrate in der Leber und in der Muskulatur in Form des Glykogens gespeichert. Sind die relativ kleinen Glykogenspeicher gefüllt, werden Kohlenhydrate in Fett umgewandelt und in den Fettdepots abgelagert.

Monosaccharide

Glukose wird sehr rasch resorbiert und durch Insulin in die Zellen eingeschleust und ist somit für Diabetiker in reiner Form nicht geeignet.

Obwohl Fruktose (Fruchtzucker) ein Monosaccharid ist, wird sie sehr langsam im Dünndarm resorbiert und bei Zufuhr von geringen Mengen weitgehend insulinunabhängig verwertet. Aus diesem Grund kann Fruchtzucker in kleinen Mengen vom Diabetiker zum Süßen verwendet werden.

Disaccharide

Disaccharide können verschiedenartig zusammengesetzt sein (Tab. 6.4). Wenn der Blutzuckerspiegel gut im Normalbereich eingestellt ist, ist eine Aufnahme von bis zu 50 g Haushaltszucker pro Tag vertretbar. Dazu zählen jedoch auch Zucker die natürlicherweise in Honig, Sirup und Fruchtsäften vorkommen. Für Diabetiker ist es wichtig zu wissen, dass die Menge nicht auf einmal, sondern am besten über den Tag verteilt und in Mahlzeiten oder Lebensmittel verpackt (nicht in Getränken!) verzehrt werden sollen.

Tab. 6.4 Übersicht über Disaccharide

Zusammensetzung	Bezeichnung
Glukose + Fruktose	Haushaltszucker (Saccharose)
Glukose + Glukose	Malzzucker (Maltose)
Glukose + Galaktose	Milchzucker (Laktose)

Polysaccharide

Polysaccharide werden im Gastrointestinaltrakt relativ langsam zu Glukose abgebaut, da sie aus vielen Zuckereinheiten bestehen und deren Spaltung Zeit benötigt. Dadurch kommt es auch nur zu einem verzögerten und sehr flachen Anstieg der Glukose im Blut; sie sind ideale Kohlenhydratträger für Diabetiker. Vor allem stärkehaltige Produkte wie Brot, Kartoffeln, Reis und Teigwaren, aber auch Hülsenfrüchte und einige Obst- und Gemüsesorten sind wichtige Lieferanten von Polysacchariden. Glykogen in tierischen Produkten hat nur eine untergeordnete Bedeutung, da es nur in vernachlässigbaren Mengen in der Leber und im Muskelfleisch vorkommt.

Ballaststoffe

Ballaststoffe sind für den Menschen nicht (oder nur teilweise) verdauliche pflanzliche Bestandteile. Obwohl sie nicht verwertet werden können, haben sie doch wichtige Funktionen:

Ballaststoffe verzögern die Resorption von Kohlenhydraten, dadurch kommt es
- zur Verringerung des Blutzuckeranstiegs nach dem Essen,
- zur Glättung des Blutzuckerprofils,
- zur Verbesserung der diabetischen Stoffwechsellage,
- zum Einsparen von oralen Antidiabetika bzw. von Insulin.

Ballaststoffe haben einen hohen Sättigungswert, dadurch wird
- die Gewichtsabnahme erleichtert,
- die diabetische Stoffwechsellage weiter verbessert.

Ballaststoffe binden im Darm Wasser und quellen auf, dadurch wird die Darmtätigkeit reguliert.

Diabetiker sollten sich ballaststoffreich ernähren, durch Verwendung von Vollkornprodukten, Hülsenfrüchten, reichlich Frischobst und Gemüse. Ungefähr die Hälfte der täglich benötigten Energie sollte aus Kohlenhydraten stammen. Langsam resorbierbare Kohlenhydrate (Polysaccharide), insbesondere ballaststoffreiche Kohlenhydrate, sind ideale Nährstoffe. Der tägliche Verzehr von mindestens 5 Portionen Gemüse oder

Obst und mindestens 4 Portionen Hülsenfrüchte pro Woche hilft die empfohlene Ballaststoffaufnahme umzusetzen.

Fette

Fett kommt sowohl in pflanzlichen (Öle, Nüsse), als auch in tierischen Lebensmitteln (Butter, Schmalz, Fleisch- und Wurstwaren, Molkereiprodukte) vor.

Merke

Fett ist sehr energiereich (1 g = 38 kJ, 9,3 kcal)
Es enthält mehr als doppelt soviel Joule (Kilokalorien) als die gleiche Menge Eiweiß oder Kohlenhydrate!

In einer gesunden Ernährung sollte die Fettzufuhr 25 bis 35 % der täglichen Energiezufuhr nicht übersteigen. Dies entspricht etwa 1 g Fett pro kg Normalgewicht, d. h. ca. 60 bis 80 g/Tag. Daher gilt:
- Beim Einkauf auf fettarme Produkte achten,
- Meiden von sichtbarem Fett,
- auf fettfreie, zumindest aber auf fettarme Zubereitung achten (Garen, Grillen, Dämpfen, Verwendung von beschichteten Pfannen, Tontöpfen etc.).

Große Bedeutung hat die Fettqualität; man unterscheidet dabei:
- gesättigte Fettsäuren,
- einfach ungesättigte Fettsäuren,
- mehrfach ungesättigte Fettsäuren.

Gesättigte Fettsäuren enthalten keine Doppelbindung und sind überwiegend in tierischen Fetten (Fleisch, Wurst, Molkereiprodukte) enthalten (Tab. 6.5).

Tab. 6.5 Vorkommen von gesättigten, einfach- und mehrfach ungesättigten Fettsäuren

Fettsäuretyp	Vorkommen
Gesättigte Fettsäuren	Butter, Schlachtfett, Fleisch, Wurst, nicht entrahmte Molkereiprodukte, Käse
Einfach ungesättigte Fettsäuren	Olivenöl
Mehrfach ungesättigte Fettsäuren	Maiskeim-, Sonnenblumenöl, Safloröl (Distelöl), Diätmargarine

Kurz gefasst!

Fett dient in der Ernährung vor allem als Energielieferant, daneben aber auch als

- Aroma- und Geschmacksträger,
- Lieferant von fettlöslichen Vitaminen (z. B. Vitamin A, D, E, K),
- als Baustoff für Körperzellen,
- Lieferant essenzieller Fettsäuren (z. B. Linolsäure).

Wird dem Organismus mit der Ernährung zu viel Energie vor allem in Form von Fett und Alkohol zugeführt, so wird die aktuell nicht benötigte Energie als Fett im Depotfett gespeichert. Die Fettdepots können dabei enorme Ausmaße annehmen (Adipositas).

Ein zu hoher Fettkonsum führt zu

- Übergewicht,
- Fettstoffwechselstörungen,
- Atherosklerose (z. B. Herzinfarkt),
- Hypertonie,
- Verschlechterung des Blutzuckers.

Für die Praxis!

Die verzehrte Fettmenge wird aufgeteilt in

- 1/3 Streichfett (Butter/Margarine),
- 1/3 Kochfett (zum Anbraten und Öl für Salate),
- 1/3 ist als verstecktes Fett enthalten in Fleisch- und Wurstwaren und in Molkereiprodukten.

Die Fettzufuhr sollte folgende Zusammensetzung haben:

- 1/3 gesättigte Fettsäuren,
- 1/3 einfach ungesättigte Fettsäuren,
- 1/3 mehrfach ungesättigte Fettsäuren.

Wegen ihrer cholesterinerhöhenden Wirkung und dem damit verbundenen Risiko für Gefäßerkrankungen sind Fette nur sparsam zu verwenden. In einer gesunden Ernährung muss die Zufuhr tierischer Fette auf etwa die Hälfte der üblich verzehrten Menge gesenkt werden. Fettreiche tierische Produkte (fettes Fleisch, fette Wurstwaren, nicht entrahmte Molkereiprodukte) sollten ganz gemieden werden. Einfach und mehrfach ungesättigte Fettsäuren (mit einer oder mehreren Doppelbindungen) kommen vor allem in pflanzlichen Fetten und Ölen vor und sind wegen ihrer cholesterinsenkenden Wirkung zu bevorzugen. Bezüglich der Energiedichte besteht zwischen tierischen und pflanzlichen Fetten kein Unterschied.

Merke

Butter enthält genauso viele Kalorien wie Margarine. Aus diesem Grund muss die Gesamt-Fettzufuhr, insbesondere wenn man abnehmen will, drastisch gesenkt werden.

Eiweiße

Eiweiße (Proteine) bestehen aus vielen Einzelbausteinen, den sog. Aminosäuren. Ein Großteil dieser Aminosäuren sind für den menschlichen Organismus essenziell, d. h. sie müssen ständig zugeführt werden, da der Organismus sie nicht selbst synthetisieren kann und auch keine Speicherkapazität besitzt.

Eiweiße werden benötigt für
- den Zellaufbau,
- die Hormon- und Enzymsynthese,
- das Wachstum.

Die tägliche Zufuhr sollte ca. 15 % der Energiezufuhr (60 bis 80 g/Tag) betragen. Ein Überschuss an Eiweiß führt zur Belastung der Nieren durch den im Eiweiß enthaltenden Stickstoff. Deshalb sollten Diabetiker mit manifester Nephropathie die Stickstoffzufuhr auf 0,8 g/kg Körpergewicht pro Tag begrenzen.

Eiweiß kommt in tierischen und pflanzlichen Nahrungsmitteln vor. Beispiele für tierisches Eiweiß sind Fleisch, Wurst, Fisch, Milch, Käse, Quark, Joghurt. Tierische Eiweiße sind immer fett- und cholesterinreich! (Ausnahme: entrahmte Molkereiprodukte und Fisch.) Beispiele für pflanzliche Eiweiße sind Getreide, Getreideprodukte (Brot, Reis, Teigwaren), Hülsenfrüchte, Gemüse (teilweise nur geringe Mengen).

6.2 Grundregeln der Ernährung für Diabetiker

Nur durch eine flexible und individuell angepasste Ernährungstherapie, zusammen mit einer pathophysiologisch orientierten Pharmakotherapie, kann die diabetische Stoffwechsellage kompensiert und das Ziel der Normoglykämie bei guter Lebensqualität, Reduktion diabetischer Folgeerkrankungen und Verlängerung der Lebenserwartung erreicht werden.

Während man früher die Ernährungstherapie ausschließlich am Blutzuckerverhalten orientierte und die Ernährung kohlenhydratarm aber fett- und eiweißreich gestaltete, wird heute zusätzlich die Ernährung durch Restriktion der Fettzufuhr und Erhöhung der ballaststoffreichen Kohlenhydratträger antiatherosklerotisch ausgerichtet, um somit der Haupttodesursache, nämlich der Atherosklerose, vorzubeugen.

Ernährungstherapeutische Maßnahmen sind nach wie vor bei allen Formen des Diabetes unverzichtbar. Derzeit steht kein pharmakotherapeutisches Verfahren zur Verfügung, das dem Diabetiker die Ernährungsumstellung ersparen könnte. Leider bleibt oft unberücksichtigt, dass die Diabetes-Kost eine ganz wesentliche Rolle bei der Kompensation der medikamentösen Unzulänglichkeiten spielt. Weder orale Antidiabetika (Sulfonylharnstoffe, Acarbose, Metformin) noch die Insulintherapie, sei sie auch noch so differenziert, wie z. B. die Insulinpumpentherapie, erlaubt einen Verzicht auf diätetische Maßnahmen. Im Gegenteil, durch die medikamentöse Therapie wird oft erst eine konsequente Ernährungstherapie zwingend, um unkontrollierte hyper- und hypoglykämische Zustände zu vermeiden.

Die Effektivität der Diabetes-Kost ist evaluiert. Heute wird eine kohlenhydratreiche, fettarme und relativ eiweißarme Kostform empfohlen, die darüber hinaus glukosefrei und reich an Ballaststoffen ist und deren Energiemenge sich an den aktuellen Erfordernissen und am Therapieziel orientiert. Zumindest beim Typ-2-Diabetes ist in aller Regel eine hypokalorische Ernährung notwendig.

Zusammenfassung

Die Ernährung bei Diabetes hat mehrere Aufgaben:

- Sicherstellung einer bedarfsgerechten, qualitativ vollwertigen Ernährung,
- Bereitstellung adäquater Energiemengen für Gewichtskonstanz bzw. Gewichtsreduktion,
- Reduzierung des postprandialen Blutzuckeranstiegs,
- Glättung des Blutzuckertagesverlaufs,
- Prävention der Atherosklerose,
- Kompensation der Unzulänglichkeiten der antidiabetischen Pharmakotherapie.

Für die Praxis!

Wichtige Regeln für die Diabetes-Kost:

- Relativverteilung der Nährsubstrate: 50 kcal % Kohlenhydrate, 25 – 35 kcal % Fett, 12 – 15 kcal % Eiweiße,
- kaloriengerechte Ernährung,
- Meiden von Nahrungsmitteln vom Glukosetyp,
- Berechnung der Kohlenhydrate in Broteinheiten (BE) oder Gramm Kohlenhydrate,
- Bevorzugung von ballaststoffreichen Kohlenhydraten (idealerweise mindestens 40 g/Tag),
- Aufteilung der Mahlzeiten in 5 – 7 Einzelmahlzeiten,
- fettarme Nahrungsmittel bevorzugen und auf fettarme Zubereitung achten,
- Fettverteilung: $^1/_3$ mehrfach ungesättigte Fettsäuren; $^1/_3$ einfach ungesättigte Fettsäuren; $^1/_3$ gesättigte Fettsäuren,
- Zurückhaltung beim Alkohol (Hypoglykämie-Risiko!, Energie!),
- individuelle Ernährungsgewohnheiten soweit wie möglich berücksichtigen.

Die Diabetes-Kost entspricht einer gesunden, wünschenswerten, qualitativ vollwertigen Ernährung, wie sie auch für die gesamte Bevölkerung empfohlen wird. Die heute empfohlene Diabetes-Kost orientiert sich nicht nur an der Blutzuckerhomöostase, sondern sie entspricht auch den Richtlinien einer antiatherosklerotischen Kost. Berücksichtigt man, dass über 80 % der Typ-2-Diabetiker und über 50 % der Typ-1-Diabetiker an Komplikationen der Atherosklerose versterben (Herzinfarkt, apoplektischer Insult, arterielle periphere Verschlusskrankheit), so hat eine frühzeitige Prävention der Atherosklerose vorrangige Bedeutung. Nicht alle diätetischen Einzelmaßnahmen sind für jeden Patienten gleich wichtig. Die ernährungstherapeutischen Maßnahmen müssen für jeden einzelnen Patienten, entsprechend des individuellen Therapieziels, festgelegt werden. Trotz der notwendigen medizinischen und patientenbedingten Individualisierung muss natürlich das Grundprinzip der evaluierten Diabetes-Kost erhalten bleiben.

6.3 Berechnung der Kohlenhydrate

Bei einem Teil der Diabetiker, vor allem aber beim Typ-1-Diabetiker, ist eine Berechnung der Kohlenhydrate notwendig. Typ-2-Diabetiker können in aller Regel darauf verzichten; für sie ist die Energieberechnung viel wichtiger.

Zur Berechnung der Kohlenhydrate hat sich in Deutschland die Berechnung nach Broteinheiten (BE) bewährt und ist auch gesetzlich in der Diätverordnung (Diät-VO) vorgeschrieben. Leider beobachtet man derzeit eine Tendenz, andere Berechnungsgrößen wie Berechnungseinheit oder Kohlenhydrateinheit (KHE) einzuführen. Dies führt nur zur Verwirrung und ist zudem für Lebensmittel, die in den Verkehr gebracht werden oder für Kostformen, die gegen Entgelt abgegeben werden (z. B. Krankenhauskost), nicht erlaubt.

Merke

Die Broteinheit (BE) ist in der Deutschen Diätverordnung in §20 genau festgelegt.

1 BE = 12 g Kohlenhydrate

Mit BE-Austauschtabellen lässt sich die Menge der Kohlenhydrate ermitteln und die einzelnen Kohlenhydratträger gegeneinander austauschen. Dies erleichtert dem Diabetiker die Handhabung ganz erheblich.

Allerdings sagt der BE-Gehalt eines Lebensmittels nichts über das Blutzuckerverhalten nach dessen Verzehr aus. Wie schnell ein Kohlenhydrat resorbiert wird und wie hoch der Blutzucker ansteigt, lässt sich aus der BE-Angabe nicht ermitteln. Auch ob das Lebensmittel grundsätzlich für Diabetiker geeignet oder z. B. wegen seines hohen Fettgehaltes ungünstig ist, ist aus der BE-Angabe alleine nicht ersichtlich. Dennoch haben sich BE-Austauschtabellen wegen der einfachen Handhabung und der Möglichkeit, ohne große Rechnerei Nahrungsmittel auszutauschen, bewährt.

Merke

Bei Verwendung einer BE-Austauschtabelle ist nicht nur auf die BE, sondern auch auf die Kalorienzufuhr zu achten! Beispiel: Eine Broteinheit Trinkmilch enthält 170 kcal, während eine Broteinheit Kartoffeln nur 40 kcal enthält.

6.3.1 Auszug aus einer BE-Austauschtabelle

Eine ausführliche BE-Austauschtabelle befindet sich im Anhang dieses Buches. Tabelle 6.6 liefert einen Auszug aus einer BE-Austauschtabelle.

Tab. 6.6 Auszug aus einer BE-Austauschtabelle

1 Broteinheit ist enthalten in			
Nahrungsmittel	**Kalorien**	**Nahrungsmittel**	**Kalorien**
25 g Brötchen	70	110 g Apfel	60
30 g Grahambrot	60	170 g Apfelsine	60
30 g Leinsamenbrot	60	80 g Banane	60
30 g Roggenbrot	65	110 g Birne	60
25 g Weißbrot	60	200 g Erdbeeren	60
25 g Weizenmischbrot	60	170 g Himbeeren	60
20 g Knäckebrot	60	120 g Apfelsaft, ungesüßt	60
45 g Reis, gekocht	40	120 g Orangensaft, ungesüßt	60
15 g Weizenmehl	50	250 g Milch (3,5 %)	170
15 g Roggenmehl	45	250 g entrahmte Milch (1,5 %)	120
60 g Nudeln, gekocht	66	250 g entrahmter Joghurt	120
60 g Kartoffeln, roh	40		

Um die einzelnen Nahrungsmittel abwiegen zu können, benötigt jeder Diabetiker eine *in Gramm genau wiegende Küchenwaage!*

Bei genügend Erfahrung kann man auch gelegentlich abschätzen, jedoch sollte man Diabetiker immer wieder dazu anhalten, regelmäßig nachzuwiegen.

Für die Praxis!

Kohlenhydratarme oder ballaststoffreiche Gemüsesorten können ohne BE-Berechnung in normalen Portionsgrößen von bis zu 200 g verzehrt werden. Beispiele: Aubergine, Blumenkohl, grüne Bohnen, Broccoli, Champignons, Chicorée, Chinakohl, Eisbergsalat, Endiviensalat, Feldsalat, Fenchel, Gurken, Grünkohl, Karotten, Kohlrabi, Kopfsalat, Lauch, Mangold, Paprika, Radicchio, Rettich, Rhabarber, Rosenkohl, Rotkohl, Sauerkraut, Spargel, Spinat, Staudensellerie, Tomate, Weißkohl, Wirsing, Zucchini, Zwiebel. Diese Gemüsesorten sind zudem noch kalorienarm: 100 g Gemüse enthalten nur ca. 20 kcal.

6.3.2 Glykämischer Index

Die Berechnung nach Broteinheiten erlaubt keine Aussage über das Blutzuckerverhalten nach der Mahlzeit. Einige Kohlenhydrate führen zu einem ungünstigen, steilen und raschen Anstieg des Blutzuckers, andere Kohlenhydrate werden wegen ihres hohen Ballaststoffgehaltes langsam resorbiert und verursachen nur einen wünschenswerten verzögerten Blutzuckeranstieg (Abb. 6.1). Der glykämische Index (GI) berücksichtigt die postprandiale blutzuckererhöhende Wirkung im Verhältnis zur selben Menge Glukose (Tab. 6.7). Dabei wird die Blutzuckerwirksamkeit von Glukose gleich 100 % angenommen und die Blutzuckerwirksamkeit des kohlenhydrathaltigen Nahrungsmittels in Prozent davon ausgedrückt.

In der Praxis ist die Kohlenhydrat-Berechnung nach dem glykämischen Index sehr umständlich und meist auch unpraktikabel und hat sich als Berechnungsmaß nicht durchsetzen können. Der glykämische Index berücksichtigt nicht

- die Kalorienmenge,
- Art des Kohlenhydrates,
- Ballaststoffgehalt,
- gleichzeitig verzehrte andere Nährstoffe,
- Essgeschwindigkeit,
- Magenentleerungszeit,
- küchentechnische Aufbereitung.

Tab. 6.7 Glykämischer Index: Beispiele von Nahrungsmitteln

Nahrungsmittelbeispiele	Glykämischer Index (%)
Glukose	100
Malzzucker, Honig, Reis, Cornflakes, Cola	90 – 100
Weißbrot, Graubrot, Knäckebrot, Plätzchen, Bier	70 – 90
Haferflocken, Salzkartoffeln, Bananen, Vollkornbrot, Haushaltszucker, ungesüßte Obstsäfte	50 – 70
Milch, Joghurt, Obst, Hülsenfrüchte	30 – 50
Fruchtzucker, Hülsenfrüchte, Frischkornmüsli, Nüsse	10 – 30

Für die Praxis!

Es hat sich bewährt, die Kohlenhydrate in folgende Gruppen einzuteilen:

- Schnelle BE: Traubenzucker, gesüßte Obstsäfte, Limonaden, Honig,
- mittelschnelle BE: Obst,
- mittellangsame BE: Weißbrot, Graubrot,
- langsame BE: Vollkornprodukte, Milchprodukte, Gemüse.

Schnelle BE sind in der Diabetes-Kost wegen ihres raschen Blutzuckeranstiegs zu meiden, in hypoglykämischen Situationen jedoch u. U. lebensrettend.

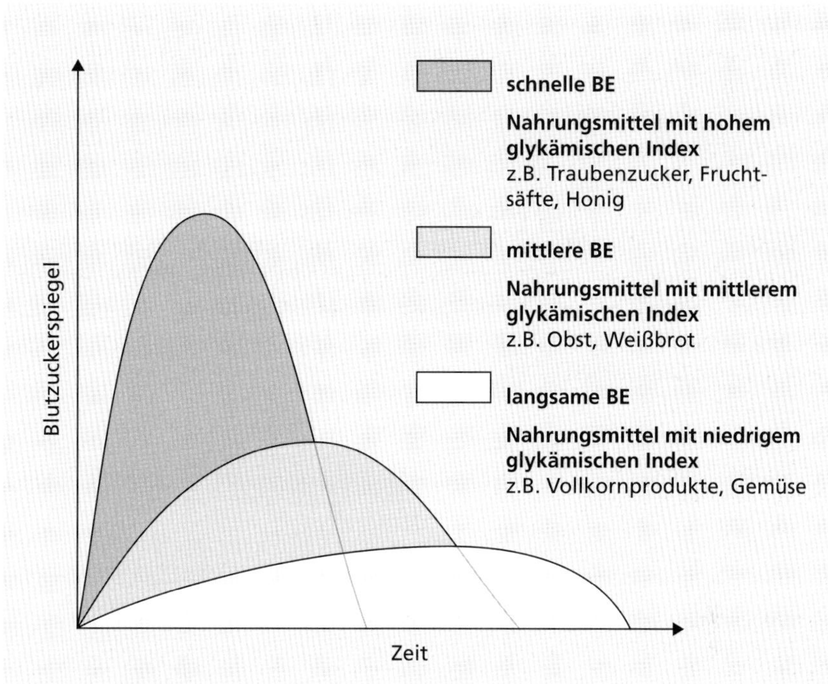

Abb. 6.1 Glykämischer Index

6.3.3 Verteilung der Kohlenhydrate (BE)

Die Kohlenhydratmenge (BE-Anzahl) sollte möglichst gleichmäßig in 5 bis 7 Einzelmahlzeiten über den Tag verteilt werden. Diese theoretische Forderung lässt sich aber im Alltag kaum realisieren, da zu den Hauptmahlzeiten (Frühstück, Mittagessen, Abendessen) zwangsläufig aufgrund der Größe der Mahlzeiten, immer mehr Kohlenhydrate gegessen werden. Bei einer 1500-kcal-Diabeteskost mit 50 kcal % Kohlenhydraten könnte z. B. eine realistische Verteilung folgendermaßen aussehen:

Mahlzeit – BE
1. Frühstück – 3
2. Frühstück – 1,5
Mittagessen – 4,5
nachmittags – 1,5
Abendessen – 3
Spätmahlzeit – 1,5
Als Faustregel gilt (aber nur bei 50 kcal % Kohlenhydraten):
Kalorien : 100 = BE-Anzahl

Eine starre BE-Vorgabe und eine starre zeitliche Einhaltung der Mahlzeiten ist nur bei konventioneller Insulintherapie und bei Sulfonylharnstofftherapie (insbesondere bei Glibenclamid) notwendig. Bei allen anderen Therapieformen kann die Handhabung durch den Patienten flexibler gestaltet werden ohne dass dabei allerdings die Gesamt-BE-Zufuhr dauerhaft erhöht wird.

6.3.4 Wie kann ein Diabetiker süßen?

Ein Diabetiker muss auf die angenehme Geschmacksrichtung „süß" nicht gänzlich verzichten. Zum Süßen von Speisen und Getränken hat der Diabetiker im Wesentlichen zwei Möglichkeiten: die Verwendung von Zuckeraustauschstoffen oder von Süßstoffen. Beide Alternativen haben Vor- und Nachteile.

Zuckeraustauschstoffe

Zuckeraustauschstoffe sind Kohlenhydrate und müssen nach der derzeitig gültigen Fassung der Diätverordnung als Broteinheiten (BE) berechnet werden. Sie können wegen ihrer nur sehr geringen blutzuckersteigernden Wirkung zum Süßen, anstelle von Haushaltszucker, eingesetzt werden. Folgende Zuckeraustauschstoffe stehen zur Verfügung: Fruchtzucker (Fruktose), Sorbit, Xylit, Isomalt, Maltit, Mannit, Lactit. Ein Teil dieser Zuckeraustauschstoffe wird ausschließlich industriell verwendet und die Produkte werden oft als zuckerfrei bezeichnet. Größere Mengen können abführend wirken. Zuckeraustauschstoffe haben keinen nennenswerten Vorteil für Diabetiker und sollten nicht empfohlen werden.

Merke

Zuckeraustauschstoffe enthalten, bezogen auf das Gewicht, genauso viel Energie (Kalorien) wie Glukose bzw. Haushaltszucker (1 g = 4 kcal (17 kJ)).

Fruchtzucker. Kommt in vielen Früchten und Gemüsesorten vor. Fruchtzucker ist um ca. 20 % süßer als Haushaltszucker und kann in der Küche genauso eingesetzt werden. In höherer Dosierung treten Bauchschmerzen, Blähungen und Durchfall auf. Wegen der gastrointestinalen Nebenwirkungen soll die Einzeldosis 25 g und die Tagesdosis 60 g nicht übersteigen.

Sorbit. Kommt natürlicherweise in vielen Früchten vor. Seine Süßkraft ist nur halb so stark wie die von Haushaltszucker. Wie Fruchtzucker ist auch Sorbit koch- und backfest. Gastrointestinale Nebenwirkungen (abdominelle Schmerzen, Blähungen, Durchfall) treten schon bei Einzeldosen von 15 bis 20 g und bei Tagesdosen von 30 g auf. Sorbit wird von der Lebensmittelindustrie bei der Herstellung diätetischer Lebensmittel in sehr großem Umfang verwendet (z. B. Sionon).

Xylit und Isomalt. Xylit kommt in einigen Früchten, Beeren und Gemüsearten vor. Xylit hat dieselben Eigenschaften wie Sorbit. Die Toleranzgrenzen scheinen aber geringfügig höher zu liegen. Xylit wird praktisch nur von der Lebensmittelindustrie verwendet und ist kaum im Handel erhältlich. Isomalt und die anderen Zuckeraustauschstoffe finden derzeit nur Verwendung in der Lebensmittelindustrie.

Süßstoffe

Süßstoffe sind chemische Substanzen, die eine Süßkraft besitzen, die 10- bis 500-mal stärker ist als die von Haushaltszucker. Sie werden in unveränderter Form über die Nieren ausgeschieden. Eine Ausnahme bildet das Dipeptid Aspartam, dessen beide Bausteine Asparaginsäure und Phenylalanin weiter verstoffwechselt werden. Süßstoffe sind kalorienfrei und haben keinen Einfluss auf den Blutzucker. Lediglich Aspartam enthält ganz geringe, nicht anrechnungspflichtige Energiemengen. In Tabelle 6.8 sind die wichtigsten Süßstoffe und ihre Süßkraft dargestellt.

Für die Praxis!

Süßstoffe sind gesundheitlich unbedenklich; von der Weltgesundheitsorganisation (WHO) werden jedoch folgende Obergrenzen empfohlen:

Süßstoff	Tägliche Höchstdosis
Saccharin	75 Stück
Aspartam	167 Stück
Acesulfam K	56 Stück
Cyclamat	75 Stück

Süßstoffe müssen weder bei der Kalorien- noch bei der BE-Berechnung berücksichtigt werden! Da sie energiefrei sind eignen sie sich als Süßungsmittel ganz besonders für übergewichtige Diabetiker, anstelle von Zuckeraustauschstoffen. Sie stehen handelsüblich als Tabletten zum Auflösen in heißen Getränken, in flüssiger und pulverisierter Form zum Kochen und Backen zur Verfügung.

Tab. 6.8 Handelsübliche Süßstoffe

Süßstoff	Süßkraft im Vergleich zu Saccharose
Saccharin	400 – 500-fach
Cyclamat	10 – 30-fach
Aspartam	200-fach
Acesulfam K	200-fach

Die Deutsche Diabetesgesellschaft (DDG) erlaubt in ihren Leitlinien 10 % der täglichen Energieaufnahme (entsprechend 30 – 40 g) in Form von Saccharose, wenn diese in festen Nahrungsmitteln eingebunden sind, nicht jedoch in freier Form in Getränken. (www.awmf-leitlinien.de)

6.4 Mahlzeitenfrequenz

Bei den mit Insulin oder mit Sulfonylharnstoff behandelten Diabetikern sind Zwischenmahlzeiten von ganz entscheidender Bedeutung; für diätetisch, mit Acarbose, Metformin, Glitazone oder DPP-4-Inhibitoren behandelte Patienten sind Zwischenmahlzeiten u. U. sinnvoll, aber nicht in jedem Fall unbedingt nötig.

Zwischenmahlzeiten bedeutet, dass man die pro Tag zur Verfügung stehende Energiemenge gleichmäßig auf 5 bis 7 Einzelmahlzeiten verteilt. Zwischenmahlzeiten dienen in erster Linie dazu Hypoglykämien zu vermeiden, bergen aber die Gefahr, dass die tägliche Energiezufuhr überhöht wird.

Kurz gefasst!

Zwischenmahlzeiten führen zur

- Verringerung des Blutzuckeranstiegs nach dem Essen,
- Glättung des Blutzuckertagesprofils,
- Reduzierung einer überschießenden Insulinsekretion,
- Erleichterung der Gewichtsabnahme,
- vorteilhaften Effekten auf den Stoffwechsel.

Für die Praxis!

Beispiel für Aufteilung der Tagesenergie:

Mahlzeit	Energiezufuhr
1. Frühstück	20 %
2. Frühstück	10 %
Mittagessen	30 %
Nachmittags	10 %
Abendessen	20 %
Spätmahlzeit	10 %

6.5 Getränke

6.5.1 Alkoholfreie Getränke

Kalorien- und kohlenhydratfreie Getränke sind uneingeschränkt und ohne Anrechnung erlaubt. Dazu zählen

- Mineralwasser,
- Kaffee und Tee ohne Milch und Zucker,
- kalorienfreie und kalorienreduzierte Limonaden mit dem Zusatz light oder kalorienarm. (Vorher Inhaltsangabe genau lesen!)

Kohlenhydrathaltige Getränke, sofern sie keinen Zucker enthalten, sind unter Anrechnung der Kohlenhydrate und der Kalorien erlaubt, z. B.

- Milch,
- naturreine, zuckerfreie Fruchtsäfte,
- Limonaden und Fruchtsaftgetränke, die mit Zuckeraustauschstoffen oder Süßstoffen gesüßt sind.

Fruchtsaftgetränke führen meist zu einer raschen Blutzuckererhöhung und sind, wenn sie mit Zuckeraustauschstoffen gesüßt sind, auch noch sehr kalorienreich. Sie sind somit für übergewichtige Diabetiker allenfalls mit Einschränkung und in sehr kleinen Mengen erlaubt. Mit Zucker gesüßte Getränke sind für Diabetiker nicht geeignet. Dazu zählen

- „Normale" Limonaden und Cola-Getränke,
- alle nicht näher bezeichneten Fruchtsaftgetränke,
- alle Getränke, die keine Kohlenhydrat- oder BE-Angaben aufweisen.

6.5.2 Alkoholische Getränke

Alkohol kann die körpereigene Glukoseneubildung blockieren, selbst Hypoglykämien verursachen und die Wirkung von Insulin und Sulfonylharnstoffen verstärken. Alkoholbedingte Hypoglykämien sind wegen der abgeschwächten Hypoglykämie-Wahrnehmung und wegen des häufig erst nach Stunden auftretenden blutzuckersenkenden Effekts ganz besonders gefährlich.

Merke

Alkohol darf nie ohne gleichzeitige Kohlenhydrataufnahme getrunken werden.

Für die Praxis!

Regeln für den Genuss von Alkohol bei Diabetikern:

- Alkohol nur in kleinen Mengen und immer Kohlenhydrate dazu essen,
- keine Kohlenhydrate (BE) weglassen und dafür alkoholische Getränke trinken,
- kein Alkohol vor, während oder nach körperlicher Aktivität,
- bei Übergewicht ganz auf Alkohol verzichten,
- viele Alkoholika sind für Diabetiker verboten!

Darüber hinaus muss beachtet werden, dass Alkohol bei bestimmten Erkrankungen, wie z. B. Lebererkrankungen verboten ist oder andere Krankheiten, wie z. B. Fettstoffwechselstörungen, Bluthochdruck verschlimmern kann. Wegen des hohen Kaloriengehaltes ist Alkohol (1 g Alkohol = 7,3 kcal) bei Übergewicht nicht empfehlenswert.

Bier. Je nach Biertyp ist der Malzzucker- und Alkoholgehalt unterschiedlich. Malzzucker besteht aus zwei Molekülen Glukose, wird sehr schnell resorbiert und führt zu einem rasch ansteigenden, hohen Blutzucker! In 0,3 Liter Bier sind folgende Mengen enthalten: siehe Tabelle 6.9.

Tab. 6.9 Malzzucker- und Alkoholgehalt in Bier

Biertyp	Malzzucker	Alkohol
Alkoholfreies Bier	17 g	1 g
Weizenbier	14 g	12 g
Pils, Export, Altbier	12 g	12 g
Leichtbier	6 g	7 g
Diabetiker-Pils (Diät-Pils)	2 g	10 g

Sowohl normale Biere und ganz besonders alkoholfreie Biere sind für Diabetiker nicht geeignet. Im Hinblick auf den Malzzuckergehalt ist das Diabetiker-Bier noch am besten, allerdings ist der Alkoholgehalt zu beachten!

Unter Beachtung der Kalorien und der BE kann man, wenn sonst nichts gegen die Alkoholzufuhr spricht, zum Essen einmal am Tag 0,3 Liter Diabetiker-Bier (und mit Einschränkungen auch Leichtbier) erlauben.

Wein. Unter Beachtung der Alkoholwirkung und der Kalorien kann bis zu 1/4 Liter eines trockenen Weiß- oder Rotweines (< 4 g Zucker/Liter) einmal am Tage zum Essen getrunken werden. Ausländische Weine sind, wenn sie nicht süß schmecken, fast immer trocken ausgebaut, d. h. der Restzuckergehalt ist niedrig.

Sekt/Champagner. Nur Sekt bzw. Champagner mit der Bezeichnung „extra brut" oder „extra herb" sind erlaubt. Sie haben einen Zuckergehalt von weniger als 6 g/Liter. Sekt/Champagner mit folgenden Bezeichnungen „Brut-herb", „extra-dry" – „extra trocken", „sec-trocken-dry", „demi-sec – halbtrocken – medium dry" und „doux – mild – dolce" sind wegen ihres hohen Zuckergehaltes von 15 bis 50 g/Liter ungeeignet.

Liköre, Portwein und Sherry. Sie sind wegen ihres Zuckergehaltes völlig ungeeignet.

Schnäpse, Whisky, Cognac. Sie sollten wegen ihres hohen Alkoholgehaltes und den damit verbundenen Gefahren nur äußerst zurückhaltend und nur in kleinsten Mengen bei gleichzeitig ausreichender Kohlenhydratzufuhr getrunken werden.

6.6 Bedeutung der Gewichtsreduktion beim Typ-2-Diabetes

Erhöhtes Körpergewicht ist ganz wesentlich verantwortlich für die Entstehung des Typ-2-Diabetes und ein erhöhtes Körpergewicht verschlechtert zudem die Insulinresistenz, so dass u. U. mehr blutzuckersenkende Medikamente notwendig werden. Andererseits wird durch eine Gewichtsabnahme die diabetische Stoffwechsellage ganz entscheidend verbessert! Allerdings sollte man keine unrealistische Gewichtsabnahme anstreben. Es ist in vielen Untersuchungen belegt, dass bereits eine Gewichtsabnahme von wenigen Kilogramm die Blutzuckereinstellung deutlich verbessern kann.

Für den Typ-2-Diabetes ist die Gewichtsreduktion das wichtigste Ziel. Dieses Ziel kann nur erreicht werden, wenn die Ernährung wenig Energie enthält, d. h. wenn man bei der Auswahl der Nahrungsmittel kalorienreiche Produkte meidet und kalorienarme, aber sättigende Nahrungsmittel bevorzugt.

6.6.1 Normalgewicht

In der Vergangenheit wurde zur Berechnung des Normal- und Idealgewichtes der BROCA-Index verwendet da er leicht errechenbar ist und selbst vom Patienten ermittelt werden kann. Heute wird der Body-Mass-Index (BMI) eingesetzt, der eine wesentlich bessere Abschätzung erlaubt und zudem – im Gegensatz zum BROCA-Index – international verwendet wird.

6.6.2 Body-Mass-Index (BMI)

Der Body-Mass-Index (BMI) hat den BROCA-Index abgelöst und errechnet sich nach folgender Formel:

$$\text{BMI} = \frac{\text{Körpergewicht (kg)}}{\text{Körperlänge}^2\ (\text{m}^2)}$$

Einfacher als die Berechnung des BMI erfolgt die Bestimmung durch Verwendung von Nomogrammen. Übergewichtigkeit wird dann angenommen, wenn der BMI über 25 kg/m^2 beträgt. Ab einem BMI von größer 30 kg/m^2 liegt immer eine behandlungsbedürftige Adipositas vor (s. Tab. 6.10).

Tab. 6.10 WHO-Klassifikation des Übergewichts bei Erwachsenen

Klassifikation	BMI (kg/m²)	Risiko
Untergewicht	Unter 18,5	
Normalbereich	18,5 – 24,9	Normal
Übergewicht	25,0 – 29.9	Leicht erhöht
Adipositas I	30,0 – 34,9	Deutlich erhöht
Adipositas II	35,0 – 39,9	Massiv erhöht
Adipositas III	Über 40,0	Vital bedrohlich

Für die Praxis!

Der Body-Mass-Index (BMI) errechnet sich nach folgender Beziehung:

$$\frac{\text{Körpergewicht in kg}}{\text{Körpergröße in m}^2}$$

Menschen mit einer großen Muskelmasse werden jedoch mit dem BMI oft falsch als „übergewichtig“ eingestuft. Es ist deshalb immer zu überprüfen, ob das erhöhte Körpergewicht überwiegend durch die Fett- oder durch Muskelmasse bedingt ist.

Auch die Fettverteilung spielt – insbesondere bei der Entstehung des Typ-2-Diabetes – eine wesentliche Rolle. Die überwiegende Akkumulation von abdominalem Fett (sog. androide, abdominale oder zentrale Fettverteilung) führt zu wesentlich mehr metabolischen Komplikationen (ganz besonders zum Typ-2-Diabetes) als die Ansammlung der Fettmassen in der Hüft- oder Gesäßregion (gynoide oder periphere Fettverteilung). Zur Ermittlung wird mittels eines flexiblen Metermaßes der Bauchumfang und der Hüftumfang in Zentimeter gemessen.

Merke

Von einer abdominalen (androiden, zentralen) Adipositas wird dann gesprochen, wenn die Taillen-Hüft-Relation (WHR = waist-to-hip ratio) bei Frauen > 0,85 und bei Männern > 1,0 beträgt.

Praktisch genauso aussagekräftig ist der Taillenumfang, einfach durchführbar und kann von dem Patienten selbst vorgenommen werden. Die Risikoabschätzung ist in Tabelle 6.11 dargestellt.

Tab. 6.11 Risikoabschätzung nach dem Taillenumfang

	Risikoerhöhung	
	Mäßig	Deutlich
Frauen	>80 cm	>88 cm
Männer	>94 cm	>102 cm

6.7 Körperliche Bewegung

Neben der Ernährung ist die Muskelarbeit ein zentrales Element der Therapie. Dies gilt in besonderem Maße für den Typ-2-Diabetes. Durch die körperliche Aktivität wird nicht nur vermehrt Glukose verbrannt und damit die Blutglukosekonzentration gesenkt, sondern langfristig auch die Insulinempfindlichkeit erhöht und der Hyperinsulinismus vermindert. Im Ergebnis führt dies zur besseren Einstellbarkeit und zu einem geringeren Verbrauch von Antidiabetika.

Jeder Diabetiker muss einem Bewegungsprogramm zugeführt werden. Die Intensität und die Dauer der körperlichen Belastung muss dabei individuell festgelegt werden und ist abhängig von der körperlichen Fitness, vom Alter, von Begleiterkrankungen etc. Unter körperlicher Aktivität ist jedoch nicht Leistungssport zu verstehen, sondern Freizeitaktivitäten, die Freude und Spaß machen, mit der Familie, Freunden und Bekannten. Kurze Leistungen mit maximalem Einsatz sind ungünstig und belasten mehr als sie nützen. Diabetiker sollen Muskelarbeit bringen, die auf Ausdauer ausgerichtet ist, und nicht zur völligen Erschöpfung führt. Für den Typ-1-Diabetes sind regelmäßige sportliche Aktivitäten wie Rad fahren, Joggen, Schwimmen etc. die idealen Bewegungsarten. Typ-2-Diabetiker weisen jedoch meist schon eine latente oder manifeste koronare Herzkrankheit auf und dürfen ohne vorherige Bestimmung der Trainingsfrequenz mittels eines Belastungs-EKGs wegen des erhöhten kardialen Risikos keiner exzessiven sportlichen Leistung zugeführt werden. Ein täglicher Spaziergang von 30 bis 60 Minuten ist jedoch jedem Typ-2-Diabetiker auch ohne vorherige kardiale Untersuchung zumutbar.

Kurz gefasst!

- Sportliche Aktivitäten verbessern die Einstellbarkeit des Blutzuckers und verringern den Verbrauch von Antidiabetika.
- Diabetiker sollten Sport im Sinne von Freizeitsport ohne körperliche Höchstleistungen gemäß ihrer körperlichen Fitness und ihres Alters betreiben.
- Typ-2-Diabetiker sollten größere körperliche Aktivitäten erst nach eingehender ärztlicher Kontrolle beginnen.

Neben der Steigerung der Insulinempfindlichkeit führt Muskelarbeit aber auch zur Verbesserung des Fettstoffwechsels mit Erniedrigung der Triglyzeride und des LDL-Cholesterins und Erhöhung der kardioprotektiven HDL-Fraktion, zur Stabilisierung des Blutdruckverhaltens, zur Normalisierung des Körpergewichtes und Verbesserung des körperlichen Wohlbefindens. Die körperliche Aktivität muss aber regelmäßig erfolgen und fest in den Tagesablauf eingeplant sein, um hypoglykämische Reaktionen zu vermeiden.

Wegen der Gefahr der Hypoglykämie muss jeder Diabetiker eingehend geschult sein, vor, während und nach der sportlichen Aktivität Blutzuckerselbstkontrollen durchzuführen und jederzeit seine Not-BE griffbereit haben sowie seinen Diabetikerausweis mit sich zu führen.

Bestimmte Sportarten, die mit einer Selbst- oder Fremdgefährdung einhergehen können, sollen wegen des Hypoglykämie-Risikos von Diabetikern nicht durchgeführt werden. Hierzu zählt z. B. alpines Klettern, Tauchen und Motorsport (s. auch Kap. 26).

7 Schulung und Schulungsmodelle

Die Schulung des Patienten ist unabdingbare Voraussetzung für eine gute Stoffwechselführung, für die Vermeidung von Akut- und Folgeerkrankungen und für eine gute Lebensqualität. Ziel der Schulung ist, dem Diabetiker Wissen zu vermitteln, ihn aktiv in die Behandlung einzubeziehen und ihm den selbstbewussten und selbstverantwortlichen Umgang mit seiner Erkrankung zu ermöglichen. Dies bedeutet, dass der Diabetiker zusammen mit dem Arzt und Pflegepersonal in einem partnerschaftlichen Verhältnis gemeinsam seine Probleme löst.

Der Patient muss lernen, welchen Einfluss die Nahrung auf seinen Blutzucker hat, was und wie viel er essen kann und wie er seine Insulintherapie bzw. die Behandlung mit oralen Antidiabetika richtig anwendet, wie er selbst seine Stoffwechsellage durch Blutzucker- bzw. Urinzuckerselbstbestimmungen kontrollieren kann und wie alltägliche Probleme zu lösen sind. Durch entsprechende Schulung und Training wird er zur Selbsthilfekompetenz und auch Reflexionskompetenz hingeführt, was sich positiv auf Lebensqualität und Selbstbestimmung auswirkt.

7.1 Schulungsabschnitte

Bei der Schulung des Diabetikers muss man drei Phasen unterscheiden, die alle entsprechend berücksichtigt werden müssen:

- Die Erstschulung unmittelbar nach Manifestation der Erkrankung,
- die strukturierte Schulung und intensives Training des Patienten,
- das Refreshing, als fortlaufende Weiterbildung, um Erlerntes wieder aufzufrischen und neues Wissen zu erwerben.

7.1.1 Die Erstschulung des Diabetikers

Mit der Diagnosestellung eines Diabetes mellitus muss der Patient über die Konsequenzen und über die Behandlung seiner Erkrankung aufgeklärt werden. Dabei ist zu berücksichtigen, dass viele neu manifestierte Diabetiker sich nach der Konfrontation mit ihrer Diagnose in einer Abwehrhaltung befinden und in dieser Situation kaum in der Lage sind, Wissensinhalte aufzunehmen und an einer Schulung teilzunehmen. Nicht selten wird die Diagnose im Rahmen einer anderen schweren Erkrankung gestellt, z. B. während der Hospitalisationsphase wegen eines akuten Herzinfarktes.

Kurz gefasst!

Ziel der Erstschulung ist es, das Wichtigste und Nötigste zu vermitteln. Der insulinbehandelte Diabetiker muss dabei die Blutzuckerselbstkontrolle, den Umgang mit Insulin und die Injektionstechnik, die Grundzüge einer adäquaten Ernährung, die wichtigsten Akutkomplikationen und insbesondere die Behandlung und Prävention der Hypoglykämie erlernen.

In dieser Situation ist es wohl keinem Patienten möglich, aufmerksam einer Schulung zu folgen, da ihn seine Herzprobleme viel zu sehr belasten und beschäftigen. Da diese erste Schulungsmaßnahme beim insulinspritzenden Diabetiker doch relativ umfangreich ist und vor allem rasch vermittelt werden muss, aber auch weil bei den meist jungen Patienten oft psychologische Probleme vorhanden sind, empfiehlt es sich grundsätzlich, diese Schulung unter stationären Bedingungen durchzuführen.

Beim neuentdeckten Typ-2-Diabetes ist eine stationäre Erstschulung meist nicht erforderlich. Der Schulungsumfang ist auch wesentlich kleiner und umfasst in aller Regel zunächst nur die Ernährungsumstellung, Hinweise zur Gewichtsreduktion und zu körperlicher Aktivität sowie die Urinzuckerselbstkontrolle, gegebenenfalls auch zur Blutzuckerselbstkontrolle. Obwohl die Erstschulung beim Typ-2-Diabetes nicht den Umfang wie beim Typ-1-Diabetes hat, darf sie keineswegs unterbleiben, denn gerade die Erstinformation wirkt prägend auf das weitere Patientenverhalten. Die Verhaltensänderung läuft dabei in mehreren Stufen ab, wobei die sachgerechte Information ein wesentliches Moment in der Krankheitsbewältigung darstellt (Abb. 7.1).

7.1.2 Die strukturierte Schulung

Eine strukturierte Schulung wird mit einem entsprechenden Curriculum durchgeführt, das für jede einzelne Unterrichtsstunde einen detaillierten schriftlichen Stoffplan enthält. Die Inhalte der Schulung sind erarbeitet und auch weitgehend standardisiert; dennoch ist es empfehlenswert, dass jedes Schulungsteam sein eigenes Curriculum erstellt. Dies hat den großen Vorteil, dass sich alle Mitglieder des Teams mit „ihrem“ Curriculum identifizieren und in einer einheitlichen Sprache mit dem Patienten reden.

Diese Schulung umfasst mindestens 12 bis 16 Unterrichtsstunden. Für Typ-1- und Typ-2-Diabetiker mit intensivierter Insulintherapie ist jedoch eine umfangreiche Schulung von mindestens 18 bis 24 Stunden notwendig. Die Schulung erfolgt in Gruppen von 8 bis 12 Teilnehmern, denn dann ist der so wichtige gruppendynamische Effekt am besten: Die Diabetiker erfahren von anderen Patienten Aufmunterung, Hilfestellungen und Motivation.

Beim aktivem Tun in der Gruppe, wie z. B. beim Erlernen der Selbstkontrolle, bei der Handhabung des Insulins und beim Einüben der Injektionstechnik, in der Lehrküche und beim Einkaufstraining, gelingt es sehr gut, die ganze Gruppe einzubeziehen und mögliche Barrieren zwischen den einzelnen Patienten abzubauen. Trotzdem dürfen auch in der Gruppenschulung die Probleme des Einzelnen nicht unberücksichtigt bleiben. Spezielle Situationen oder persönliche Probleme müssen in Einzelgesprächen bzw. im Einzelunterricht mit dem Patienten erörtert werden. Hierzu gehören z. B. schulische Probleme von Kindern, berufliche Schwierigkeiten aufgrund des Diabetes, Schwangerschaft, Partnerprobleme und Impotenz.

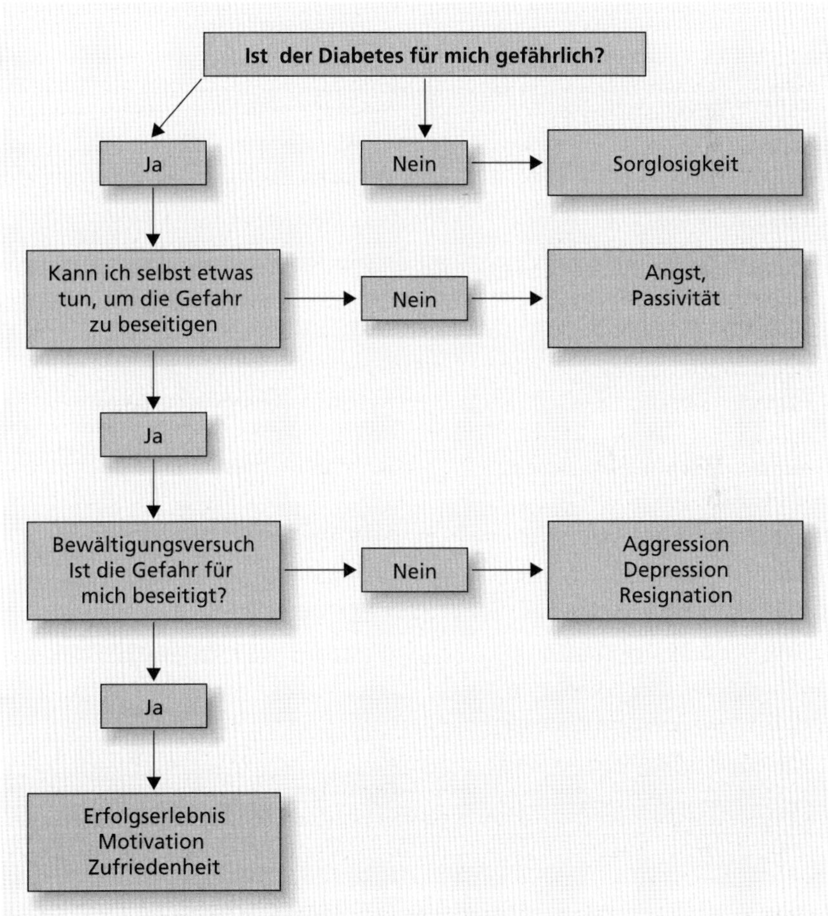

Abb. 7.1 Ablauf der Krankheitsbewältigung (modifiziert nach M. Toeller)

Grundsätzlich sollten Typ-1- und Typ-2-Diabetiker getrennt geschult werden, nicht nur, weil die Anforderungen und die Inhalte teilweise anders sind, sondern weil auch dadurch vom Alter homogenere Gruppen erreicht werden. Die wichtigsten Schulungsinhalte sind in Tabelle 7.1 dargestellt.

Vor Beginn der Schulung muss das Schulungsteam sich über jeden einzelnen Patienten ausführlich informieren, um die entsprechenden Hintergrundinformationen gegenwärtig zu haben und um die Inhalte der Schulung zu planen. Ggf. wird der eine oder andere Schulungsinhalt, der für die ganze Gruppe unbedeutend ist, in Einzelgesprächen vermittelt.

Tab. 7.1 Schulungsinhalte für Typ-1- und Typ-2-Diabetiker

Schulungsinhalte für Typ-1-Diabetiker und Typ-2-Diabetiker mit ICT	**Schulungsinhalte für Typ-2-Diabetiker ohne Insulintherapie**
Was ist Diabetes?	Was ist Diabetes?
Grundlagen der Ernährung	Grundlagen der Ernährung
Spezielle Ernährung	Spezielle Ernährung
BE-Berechnung	Kalorienberechnung
Umgang mit Insulin	Gewichtsreduktion
Injektionstechnik	Körperliche Bewegung
Insulinanpassung	Orale Antidiabetika
Blutzuckerselbstkontrolle	Hypoglykämie
Vermeidung und Behandlung von Hypoglykämien	Hyperglykämie
Hyperglykämie	Folgeerkrankungen
Folgeerkrankungen	Verhalten in Ausnahmesituationen (Fieber, Erbrechen, Durchfall)
Verhalten in Ausnahmesituationen (Fieber, Erbrechen, Durchfall)	Verhalten auf Reisen
Verhalten auf Reisen	Fußpflege
Diabetes und Beruf	Blutdruckselbstkontrolle
Diabetes und Sport	Notwendige Kontrolluntersuchungen
Fußpflege	Hinweis auf Selbsthilfeorganisationen
Soziales, Beruf, Führerschein, Impotenz	
Notwendige Kontrolluntersuchungen	
Hinweis auf Selbsthilfeorganisationen	
Ggf. Diabetes und Schwangerschaft und Kontrazeption	

7.1.3 Schulungsmodelle

Es gibt verschiedene Modelle der Diabetikerschulung; die verbreitetste Formen sind die Schulungsprogramme des Deutschen Ärzteverlages.

Von der Deutschen Diabetes Gesellschaft sind folgende evaluierte Schulungsprogramme zugelassen:

Für Typ -1-Diabetes:
- Behandlungs- und Schulungsprogramm für die intensivierte Insulintherapie (Deutscher Ärzteverlag GmbH),
- Diabetes bei Kindern – ein Behandlungs- und Schulungsprogramm (Deutscher Ärzteverlag GmbH).

Für Typ -2-Diabetes:
- Behandlungs- und Schulungsprogramm für Typ-2-Diabetiker, die nicht Insulin spritzen (Deutscher Ärzteverlag GmbH),
- Behandlungs- und Schulungsprogramm für Typ-2-Diabetiker, die Insulin spritzen (Deutscher Ärzteverlag GmbH),
- Behandlungs- und Schulungsprogramm für Typ-2-Diabetiker, die Normalinsulin spritzen (Deutscher Ärzteverlag GmbH),
- MEDIAS 2 Schulungs- und Behandlungsprogramm für Menschen mit Diabetes, die nicht Insulin spritzen (Deutsche Diabetes Akademie Bad Mergentheim) Dieses Programm ist auch in einer türkischen Ausgabe erhältlich.

Daneben gibt es zusätzliche Schulungsprogramme für besondere Fragestellungen z. B. für Hypoglykämiewahrnehmung, diabetischen Fuß, Neuropathie, erektile Dysfunktion etc.

Zusätzlich gibt es weitere Programme wie LINDA die z. T. von der Industrie zur Verfügung gestellt werden

7.1.4 Das Refreshing

Das einmal Erlernte muss immer wieder aufgefrischt und durch neue Informationen ergänzt werden. Mit dem Refreshing passt man sich bei der Vermittlung von Inhalten auch dem individuellen Krankheitsverlauf des Diabetes an. Es wird auch abhängig sein vom Auftreten von Komplikationen oder von Änderungen der Therapie, z. B. beim Typ-2-Diabetiker, wenn Insulinpflichtigkeit eingetreten ist.

Wiederauffrischung kann in kleinen Schritten bei jedem Arztbesuch oder in der Gruppe in einer Schulungseinheit erfolgen.

7.2 Das Schulungsteam

Je nach Klinik und Praxis besteht das Schulungsteam aus verschiedenen Teilnehmern, wobei die kleinste Einheit der behandelnde Arzt und der Patient ist. Einige Beispiele: In diabetologischen Schwerpunktpraxen besteht das Behandlungs- und Schulungsteam aus mindestens drei Personen: Arzt, Patient und spezielle Pflegekraft bzw. Diabetesberaterin.

In spezialisierten Akutkrankenhäusern und in Reha-Kliniken werden zudem noch alle Krankenschwestern, die mit Diabetikern zu tun haben, Diätassistentinnen und weiteres Hilfspersonal mit in das Behandlungs- und Schulungsteam einbezogen. In Reha-Kliniken wird das Team noch ergänzt durch den Psychologen und den Sporttherapeuten. Jede Mitarbeiterin und jeder Mitarbeiter, der in die Behandlung oder Pflege des Diabetikers einbezogen ist, muss entsprechend ausgebildet und qualifiziert sein.

Aufgabe eines Behandlungs- und Schulungsteams ist, dass gemeinsam alle patientenrelevanten Themen besprochen und erörtert werden und dass die Schulung und auch die Therapie gemeinsam erfolgt. Regelmäßige Teamkonferenzen sind dabei unabdingbar. Bei den regelmäßigen Besprechungen muss auch das eigene Schulungskonzept ständig hinterfragt und ggf. Verbesserungen und Änderungen vorgenommen werden. Dies ist aber nur möglich, wenn begleitend eine ständige Evaluierung durchgeführt wird.

7.3 Teilstationäre Konzepte

Für viele Diabetiker ist eine stationäre Schulung nicht notwendig. Unter Beachtung der individuellen Situation bieten sich für viele Patienten teilstationäre Schulungskonzepte an, wenn eine ambulante Schulung nicht möglich ist. Grundsätzlich kann man dabei zwischen Diabetes-Tagesklinik und Diabetes-Nachtklinik unterscheiden.

7.3.1 Diabetes-Tagesklinik

Die Indikationen für eine tagesklinische Behandlung und Schulung können vielfältig sein:

- Diabetikerschulung,
- Einleitung oder Optimierung einer antidiabetischen Therapie,
- Einleiten einer Insulintherapie bei Typ-2-Diabetes,
- Umstellung der Insulintherapie beim Typ-2-Diabetes,
- Einleiten einer intensivierten Insulintherapie bei vor bestehender konventionellen Insulintherapie,
- umfangreichere diagnostische Maßnahmen, die ambulant nicht oder nur mit großem zeitlichen Aufwand erbracht werden können,
- Nachbehandlung nach einem stationären Aufenthalt,
- Vermeidung einer vollstationären Behandlung.

Die Aufnahme in eine Tagesklinik erfolgt in aller Regel vor dem Frühstück. Im Laufe des Tages wird der Teilnehmer einer mehrstündigen Schulung zugeführt und am späten Nachmittag geht der Patient wieder nach Hause, um die tagsüber erlernten Kenntnisse und Fähigkeiten direkt umzusetzen. Am nächsten Morgen treffen sich die Teilnehmer wieder in der Tagesklinik, um die nächsten Schulungsblöcke zu absolvieren. Die Schulung erfolgt im Gruppenunterricht meist über 8 bis 14 Tage. Gleichzeitig mit der Schulung werden die Blutzuckereinstellung bzw. die medikamentöse Umstellung durchgeführt und die erforderlichen Untersuchungen veranlasst. Frühstück und Mittagessen erhält der Teilnehmer in der Tagesklinik, während er das Abendessen zu Hause einnimmt. Der Vorteil liegt darin, dass dem Patienten von Anfang an ein hohes Maß an Selbstverantwortung übertragen wird und dass der Tagesablauf wesentlich realistischer gestaltet ist. Dies kommt in ganz besonderem Maß den Bedürfnissen älterer Diabetiker entgegen.

7.3.2 Diabetes-Nachtklinik

Im Gegensatz zu einer Diabetes-Tagesklinik kommen die Teilnehmer in eine Nachtklinik erst am späten Nachmittag oder in den frühen Abendstunden und nehmen das Abendessen in der Klinik ein. Die Unterrichtseinheiten werden in den Abendstunden bis etwa 22.30 Uhr absolviert. Der Patient schläft in der Nachtklinik und verlässt morgens nach dem Frühstück die Klinik, um seiner beruflichen Tätigkeit oder dem häuslichen Alltag nachzugehen. Eine Behandlung und Schulung in einer Diabetes-Nachtklinik bringt vor allem denjenigen Diabetikern Vorteile, die nächtliche Probleme mit dem Blutzucker haben, wie z. B. Hypoglykämien oder ein ausgeprägtes Dawn-Phänomen. Darüber hinaus kommt die Schulung und Behandlung in einer Nachtklinik den Alltagsbedingungen am besten nach und erlaubt eine „realistische“, d. h. alltagsgerechte Einstellung. Die Nachtklinik erlaubt zudem den Berufstätigen einen geordneten Arbeitsablauf ohne Fehlzeiten am Arbeitsplatz und ist somit auch aus volkswirtschaftlicher Sicht ausgesprochen ökonomisch.

8 Psychologische Aspekte

Das Bewusstsein, an einer chronischen, d. h. nicht heilbaren Erkrankung zu leiden, stellt eine gravierende Belastungssituation für den Betroffenen dar. Diese Belastungssituation ist für Diabetiker in mehrerer Hinsicht besonders ausgeprägt, da der Diabetes eine Umstellung in vielen Lebensbereichen notwendig macht. Er hat nicht nur eine veränderte körperliche Situation, die viele Einschränkungen mit sich bringt, zu bewältigen, sondern er muss auch aktiv handeln, um sich eine gute Lebensqualität zu sichern und drohende Folgeerkrankungen zu vermeiden. Die Vorstellung vom eigenen zukünftigen Leben verändert sich schlagartig und bedarf eines längeren Bewältigungsprozesses. Besonders schwerwiegend sehen viele Diabetiker die Beschränkungen bei der Nahrungsaufnahme und den Zwang zu einem zeitlich genau eingeteilten Tagesablauf. Darüber hinaus belastet die Angst vor sozialer Isolation und möglicher späterer Hilflosigkeit.

Es verwundert deshalb nicht, dass reaktive Verstimmungen und Depressionen bei Diabetikern etwa doppelt so häufig vorkommen wie in der Durchschnittsbevölkerung. Die Verstimmungen können sich äußern in Antriebsarmut, vermindertem Selbstwertgefühl, Selbstaufgabe und sozialer Isolation. Eine depressive Stimmungslage ist häufig und wird nicht selten vom Therapeuten verkannt. Ob dabei somatische Störungen, etwa bei den neuroendokrinen Funktionen mitverantwortlich sind, ist bislang unklar. Nicht selten, insbesondere bei Typ-1-Diabetikern, sind Essstörungen. Neben periodischen Heißhungerphasen, bulimischen Fressattacken mit und ohne induziertem Erbrechen beobachtet man anorektische Zustände vor allem bei Frauen mit Typ-1-Diabetes.

Ein besonders schwieriges Problem sind Hypoglykämie-Ängste, die wahrscheinlich darauf beruhen, dass in der Hypoglykämie kognitive Funktionen vorübergehend ausfallen und dass dadurch Diskriminierungen befürchtet werden, aber auch weil Hypoglykämien regelhaft zu körperlichen Missempfindungen führen.

8.1 Krankheitsverarbeitung

Die Krankheitsbewältigung läuft typischerweise in mehreren Phasen ab und führt im günstigsten Fall zur Akzeptanz der Krankheit. In Tabelle 8.1 sind die Stadien der Krankheitsverarbeitung dargestellt.

Bei der Krankheitsverarbeitung spielt die Persönlichkeit des Diabetikers eine entscheidende Rolle. So werden durchaus nicht immer alle Stadien durchlebt, je nach Lebenssituation können auch frühere Stadien nochmals durchlaufen werden.

Tab. 8.1 Stadien der Krankheitsverarbeitung

Stadium I	Verleugnen	Patient will seine Krankheit nicht wahrhaben
Stadium II	Auflehnung	Patient lehnt sich gegen seine Krankheit und deren Folgen auf
Stadium III	Verhandeln	Patient versucht die „Schuld" an seiner Krankheit anderen anzulasten
Stadium IV	Depression	Patient zieht sich innerlich zurück und wirkt depressiv
Stadium V	Akzeptanz	Patient erkennt, dass er mit dem Diabetes gut leben und seine Zukunft aktiv gestalten kann.

Die Kenntnis der Krankheitsverarbeitung ist auch insofern bedeutsam, da in den einzelnen Phasen der Krankheitsverarbeitung die Führung und Motivation des Patienten anders erfolgen muss und dass Informationen und Hinweise vom Patienten anders akzeptiert und verinnerlicht werden. Für das gesamte Pflegeteam bedeutet dies, den Patienten in seiner emotionellen Situation dort abzuholen, wo er sich gerade befindet. Jedes Stadium hat eine andere Zielsetzung und oft scheitern die Bemühungen um eine Verhaltensänderung dadurch, dass zur falschen Zeit die falsche Information vermittelt wurde. Der dynamische Prozess der Krankheitsverarbeitung muss in der Diabetikerschulung berücksichtigt werden. Oft ist es sinnvoller, einen Kompromiss auf einer niedrigeren Stufe zu verwirklichen und zu einem späteren Zeitpunkt, wenn der Patient in seiner Krankheitsverarbeitung weiter fortgeschritten ist, zu erweitern, um ihm langsam Schritt für Schritt die notwendige Schulung zu vermitteln (s. Kap. 7).

8.2 Psychotherapeutische bzw. verhaltenstherapeutische Maßnahmen

Eine psychotherapeutische bzw. verhaltenstherapeutische Begleitung ist sinnvoll, wenn Auffälligkeiten vorliegen. Gründe für solche Maßnahmen sind:

- Verminderte Krankheitsakzeptanz,
- Essstörungen,
- Übergewicht,
- Angstzustände (z. B. Hypoglykämie-Angst),

- depressive Verstimmungen,
- Impotenz,
- Raucherentwöhnung,
- Wahrnehmungstraining (z. B. für Hypoglykämie-Wahrnehmung),
- Stressbewältigung,
- vermindertes Selbstwertgefühl,
- familiäre und berufliche Probleme,
- Schuldgefühle.

8.3 Complianceförderung und Selbsthilfekompetenz

Jeder Diabetiker muss lernen Eigenverantwortung zu übernehmen; seine Selbsthilfekompetenz muss kontinuierlich gestärkt werden. Neben der unumgänglichen Schulung mit der Vermittlung von Wissen und Fertigkeiten, bedarf es einer engen und kooperativen Zusammenarbeit mit allen Mitgliedern des Diabetesteams. Dabei kommt dem Pflegepersonal nicht nur eine wichtige Aufgabe bei der Wissensvermittlung zu, sondern auch die Funktion als Vertrauens- und Bezugsperson. Wissensvertiefung und Motivationsverstärkung und damit Hilfe zur Selbsthilfekompetenz und Complianceförderung kann bei jeder pflegerischen Maßnahme durchgeführt werden. So führen kleine verbale Aufmunterungen, vor allem aber Lob (z. B. bei Gewichtsabnahme oder wenn der Patient erstmals selbstständig sein Insulin injiziert hat etc.) zu einer Verstärkung der Motivation und letztendlich zur Verbesserung der Compliance. Bei dieser sehr wichtigen und differenzierten Aufgabe kann der Zeitdruck oft hinderlich sein. Niemals sollte man aber dem Patienten gegenüber spüren lassen, dass sein Anliegen oder seine Frage lästig ist. Vielmehr sollte man ihn aufmuntern, Fragen zu stellen und mit seinen Problemen das Pflegepersonal anzusprechen. Geschickterweise nennt man ihm schon bei Aufnahme auf der Station diejenigen Schwestern und Pfleger, die sich mit dem Diabetes gut auskennen. Wenn wegen einer anderen, nicht aufschiebbaren Aufgabe nicht sofort auf die Probleme und Fragen des Patienten eingegangen werden kann, dann sollte man dies dem Patienten sagen, ihm aber gleichzeitig einen Termin für ein Gespräch geben. Jeder Patient hat für diese Vorgehensweise Verständnis.

9 Selbstkontrolle und Kontrolluntersuchungen

9.1 Selbstkontrolle

Die Selbstkontrolle ist ein unverzichtbarer Eckpfeiler der Diabetestherapie. Selbstkontrolle ist unentbehrlich für eine gute Stoffwechsellage, führt zur Übernahme von Eigenverantwortung, fördert die Motivation, stärkt die Selbsthilfe- und Reflexionskompetenz, vermeidet Akutkomplikationen und vermindert das Risiko diabetischer Folgeerkrankungen. Somit ist die Selbstkontrolle ganz wesentlich verantwortlich für eine gute Lebensqualität und Lebenserwartung.

Jeder Diabetiker muss in irgendeiner Form eine Selbstkontrolle durchführen, die Art und Weise ist aber abhängig vom Therapieziel und von der Therapieart.

Kurz gefasst!

Als Selbstüberwachungsmaßnahmen stehen zur Verfügung:

- Körpergewicht,
- Harnglukose,
- Blutglukose,
- Ketonkörper im Urin,
- Blutdruck.

Die Häufigkeit der Blut- und Harnzuckerkontrolle hängt vom Diabetestyp, der Medikation und der individuellen Situation ab. Die in Tabelle 9.1 angegebene Häufigkeit kann allenfalls als eine Minimalanforderung angesehen werden.

Tab. 9.1 Häufigkeit der Selbstkontrolle

	Harnzucker	Blutzucker
Intensivierte Insulintherapie	Entbehrlich	4 × täglich
Insulinpumpentherapie	Entbehrlich	4 × täglich
Konventionelle Insulintherapie	3 × wöchentlich	1 × wöchentlich NüBZ und ppBZ
Orale Antidiabetika	3 × wöchentlich	Meist entbehrlich
Diätetisch eingestellt	3 × wöchentlich	Entbehrlich

9.1.1 Körpergewicht

Für jeden Diabetiker, gleichgültig ob Typ-1 oder Typ-2, gehört die regelmäßige Gewichtskontrolle zu den unumgänglichen Selbstüberwachungsmaßnahmen. Das Körpergewicht wird wöchentlich einmal, unbekleidet, morgens nüchtern und unter vergleichbaren Bedingungen gemessen. Häufigere Messungen sind zum einen nicht notwendig, zum anderen führen sie wegen wechselnder Darmfüllung eher zur Verunsicherung und gelegentlich auch zu Frustrationen.

9.1.2 Harnglukose

Die Messung der Harnzuckerausscheidung ist einfach, schnell, schmerzfrei und kostengünstig. Allerdings lässt sich mittels der Harnzuckerausscheidung keine Therapieanpassung durchführen und die Hypoglykämie kann nicht erfasst werden. Die Harnzuckerausscheidung ist abhängig von der Nierenschwelle, die ausgesprochen variabel sein kann.

Kurz gefasst!

Vorteile und Nachteile der Harnzuckerselbstkontrolle:

Vorteile
- einfache Handhabung,
- schmerzfrei,
- kostengünstig,
- fördert die Diätdisziplin,
- motivationsfördernd,
- Führungshilfe,
- Komaprophylaxe.

Nachteile
- keine Hypoglykämieerkennung,
- keine Therapieanpassung möglich,
- unterschiedliche Nierenschwelle,
- korreliert oft nicht mit dem Blutzucker,
- „unsauber".

Die Messung der Glukoseausscheidung im Urin eignet sich in vorzüglicher Weise für alle diätetisch und mit nicht insulinotropen Antidiabetika eingestellten Typ-2-Diabetiker. Auch für insulinspritzende Typ-2-Diabetiker unter einer konventionellen Insulintherapie oder unter einer Sulfonylharnstoff-Therapie ist sie geeignet, allerdings nur dann, wenn keine gehäuften Hypoglykämien zu verzeichnen sind. Nach dem Nichterfassen der Hypoglykämie macht die unterschiedliche Nierenschwelle die meisten Probleme. Die gesunde Niere scheidet Glukose ab etwa einer Blutzuckerkonzentration von 160 mg/dl aus. Dabei ist die Nierenschwelle abhängig von der Funktion der Glomeruli, dem Lebensalter und eventuellen Vorschädigungen der Nieren. Eine Harnzuckerausscheidung kann bei älteren Diabetikern durchaus erst bei Blutzuckerkonzentrationen von 250 mg/dl auftreten, sodass das Therapieziel der Normoglykämie damit nicht sicher kontrolliert werden kann.

Die Bestimmung der Glukosurie erfolgt im morgendlichen Spontanurin sowie ca. 2 Stunden postprandial, am besten durch Eintauchen des Harnglukoseteststreifens in den Harnstrahl.

Die zur Verfügung stehenden Teststreifen basieren heute auf enzymatischen Methoden und sind nur begrenzt haltbar. Deshalb ist immer auf das Verfallsdatum zu achten. In Tabelle 9.2 sind die handelsüblichen Teststreifen aufgelistet.

Tab. 9.2 Handelsübliche Harnglukoseteststreifen (Auswahl)

Handelsname	Firma	Bemerkungen
Clinistix®	Bayer	Zur groben Messung
Diastix®	Bayer	Zur genauen Messung
Diabur-Test	Hestia	Zur genauen Messung

9.1.3 Blutglukose

Die Blutglukosebestimmung erlaubt die genaue Beurteilung des aktuellen Blutzuckers und damit die Einschätzung der gegenwärtigen Stoffwechselsituation. Sie stellt derzeit die beste Form der Selbstkontrolle dar, da bei entsprechender Schulung des Patienten eine unmittelbare Anpassung der Therapie möglich ist. Neben den vielen Vorteilen der Blutzuckerselbstbestimmung sind aber auch einige Nachteile, wie Traumatisierung, gelegentlich auch Neurotisierung und die Kosten zu nennen.

Die verfügbaren Teststreifen erlauben eine quantitative Bestimmung mit einem Messgerät. Das Marktangebot ist mittlerweile sehr groß und damit auch sehr unübersichtlich geworden. Für die Messgeräte dürfen nur die dafür vorgesehenen Teststreifen/Sensoren verwendet werden. Ebenso wie die Teststreifen, die zur Messung der Urinzuckerausscheidung zur Verfügung stehen, haben auch Blutzuckermessstreifen ein Verfallsdatum, müssen trocken und vor Frost geschützt aufbewahrt werden.

Für Diabetiker sowohl unter einer intensivierten konventionellen Insulintherapie, als auch unter der Insulinpumpentherapie ist die Blutzuckerselbstkontrolle unabdingbar, da nur dadurch eine Insulinselbstanpassung möglich ist. Dabei sind mindestens viermal täglich Blutzuckerbestimmungen erforderlich, und zwar morgens nüchtern, vor dem Mittagessen, vor dem Abendessen und unmittelbar vor dem Zubett gehen. Auf diese vier Messungen darf keinesfalls verzichtet werden, da damit eine unmittelbare Gefährdung verbunden sein kann. Die Werte sollten in ein Blutzuckertagebuch aufgeschrieben werden: Sie sind eine wichtige Grundlage für das ärztliche und pflegerische Gespräch.

Kurz gefasst!

Vorteile und Nachteile der Blutzuckerselbstmessung:

Vorteile
- Erfassung des aktuellen Blutzuckers,
- Hypoglykämien werden erfasst,
- Therapieselbstanpassung,
- Blutzucker unter Alltagsbedingungen,
- motivationsfördernd,
- fördert die Handlungs- und Reflexionskompetenz,
- gute Führungshilfe,
- reduziert das Risiko von Akut- und Folgeerkrankungen.

Nachteile
- schmerzhaft,
- kann zu Neurotisierung führen,
- vordergründig kostenintensiv.

Die Blutzuckerselbstkontrolle muss im Rahmen der Schulung systematisch mit dem Patienten eingeübt und trainiert werden: Das Prinzip der Messung sollte erklärt, die Vorgehensweise praktisch eingeübt und auf mögliche Fehlerquellen aufmerksam gemacht werden. Es ist wichtig, dass das Pflegeteam von Zeit zu Zeit die Blutzuckerselbstkontrolle überprüft. So können frühzeitig sich einschleichende Fehler erkannt und behoben werden. Die in Deutschland durchgeführte ROSSO-Studie an über 3.000 neuentdeckten Typ-2-Diabetiker konnten eindeutig nachweisen, dass durch die Blutzuckerselbstkontrolle die Morbidität innerhalb von 6,5 Jahren um 33 % und die Mortalität um 40 % gesenkt werden.

Kurz gefasst!

Häufige Fehler bei der Blutzuckerbestimmung mit Teststreifen:

- Zu kleiner Blutstropfen,
- verschmierter Blutstropfen,
- verfallene Teststreifen,
- falsche Codierung,
- verschmutzte Fotozelle im Gerät,
- falsche Einwirkdauer,
- Aufbewahrung der Teststreifen in unverschlossener Dose.

9.1.4 Blutzuckermessgeräte

In den letzten Jahren hat sich eine fulminante Entwicklung bei den Blutzuckermessgeräten vollzogen: immer kleinere Messgeräte, weniger Blutbedarf, kürzere Messzeiten und verschiedenste EDV-Möglichkeiten. Sie werden deshalb nicht nur zur Patientenselbstkontrolle, sondern auch in der ärztlichen Praxis, auf Intensivstationen und im Notfalleinsatz verwendet. Verwendung finden zwei Messprinzipien: die reflektometrische oder die elektrosensorische Messung. In Tabelle 9.3 und Tabelle 9.4 sind die wichtigsten Geräte, deren Eigenschaften und deren Messprinzip zusammenfassend dargestellt.

Es muss jedoch darauf hingewiesen werden, dass die Genauigkeit der Messung nicht zu vergleichen ist mit der Labormethode. Die Abweichungen können durchaus 10 % und mehr betragen. Stiftung Warentest hat im Heft 4/2007 Blutzuckermessgeräte getestet. Die meisten Geräte bekamen in der Wertung die Note „gut" – teilweise sogar „sehr gut". Einige erreichten sogar Laborqualität. Praktisch alle Geräte besitzen eine Speicherfunktion (bis 500 Werte) und stehen in mg/dl oder mmol/l zur Verfügung, wobei einige Geräte zwischen den beiden Konzentrationsangaben umgeschaltet werden können. Viele Geräte müssen nicht mehr codiert werden. Für Blinde stehen sogar sprechende Geräte zur Verfügung.

Tab. 9.3 Kenndaten der wichtigsten Testsysteme zur Blutzuckerselbstkontrolle

Messgerät	Hersteller	Messbereich mg/dl	Messzeit s	Blutmenge µl	Codierung	Gewicht mit Batterie g
Accu-Chek Aviva	Roche Diagnostik	10 – 600	5	0,6	Code-Chip	60
Accu-Chek Compact Plus	Roche Diagnostik	10 – 600	5	1,5	Automatisch	147
Ascensia Breeze 2	Bayer Vital	10 – 600	5	1,0	Automatisch	103
Ascensia Contour	Bayer Vital	20 – 600	5	0,6	Automatisch	53
Ascensia Elite	Bayer Vital	20 – 600	30	2,0	Automatisch	50
Ascensia Elite XL	Bayer Vital	20 – 600	30	2,0	Automatisch	60
Freestyle Freedom	Abbott	20 – 500	5	0,3	Knopfdruck	40,6
Freestyle Freedom Lite	Abbott	20 – 500	5	0,3	Automatisch	42,3
Freestyle Lite	Abbott	20 – 500	5	0,3	Automatisch	39,7
GlucoMen Visio	Menari	20 – 600	10	0,8	Code-Chip	39
One Touch Ultra 2	Lifescan	20 – 600	5	1,0	Knopfdruck	43
One Touch Ultra Easy	Lifescan	20 – 600	5	1,0	Knopfdruck	35
One Touch UltraSmart	Lifescan	20 – 600	5	1,0	Knopfdruck	75
Precision Xceed	Abbott	20 – 500	3	1,5	Knopfdruck	42

Tab. 9.4 Speichermöglichkeiten, PC-Schnittstellen etc. der wichtigsten Blutzuckermessgeräte

Messgerät	Speicher	Batterie	Pc-Schnittstelle	Programm
Accu-Chek Aviva	500 Werte, Mittelwerte	1x CR 2032	Ja	Accu-Chek Compass
Accu-Chek Compact Plus	500 Werte, Mittelwerte, höchster u. niedrigster Wert	2x AAA	Ja	Accu-Chek Compass
Ascensia Breeze 2	420 Werte	1x CR 2025	Ja	
Ascensia Contour	240 Werte	2x CR 2032	Ja	Diabass
Ascensia Elite	20 Werte	2 CR 2032	Nein	
Ascensia Elite XL	120 Werte	2x CR 2032	Ja	Diabass
Freestyle Freedom	250 Werte	1x CR 2032	Ja	Diabass
Freestyle Freedom Lite	400 Werte, Mittelwerte	2x CR 2032	Ja	Diabass
Freestyle Lite	400 Werte, Mittelwerte	1x CR 2032	Ja	
GlucoMen Visio	250 Werte	1x CR 2032	Ja	
One Touch Ultra 2	500 Werte	2x CR 2032	Ja	
One Touch Ultra Easy	50 Werte	2x CR 2032	Nein	
One Touch UltraSmart	3000 Werte	2x AAA	Ja	In Touch, Diabass
Precision Xceed	450 Werte	1x CR 2032	Ja	Precision Link, Diabass

Für einige Patienten hat sich die Blutabnahme am Unterarm bewährt – allerdings bleiben oft an der Einstichstelle störende Hämatome zurück, so dass diese Methode nicht generell empfohlen wird. Die Blutzuckermessgeräte in der ärztlichen Praxis oder im Krankenhaus unterliegen dem Eichgesetz, weshalb regelmäßige Qualitätskontrollen durchzuführen und zu dokumentieren sind.

Auch unter Berücksichtigung der eingeschränkten ökonomischen Ressourcen sollten denjenigen Diabetikern, die auf eine regelmäßige Blutzuckermessung angewiesen sind, Messgeräte an die Hand gegeben werden. Diese sind heute kostengünstig, führen zu einer besseren Compliance und Motivation und erlauben eine sichere Ablesung aufgrund der digitalen Anzeige. Bei der Auswahl des Testgerätes sollte der Patient selbst entscheiden mit welchem Gerät er am besten zurecht kommt. Die Kosten für die Geräte und die Teststreifen werden für Insulinbehandelte und geschulte Diabetiker von der gesetzlichen Krankenkasse übernommen.

9.1.5 Ketonkörpermessung im Urin

Die Messung der Ketonkörperausscheidung im Urin erlaubt eine zuverlässige Aussage beim Typ-1-Diabetes darüber, ob bereits eine Stoffwechseldekompensation eingetreten ist. Zur Vermeidung des ketoazidotischen Komas ist die Überprüfung der Ketonkörperausscheidung im Urin notwendig bei Situationen wie z. B.:

- Typ-1-Diabetiker mit permanenten BZ-Werten > 250 mg/dl,
- in der Schwangerschaft bei BZ-Werten > 180 mg/dl,
- bei fieberhaften Infekten,
- bei BZ-Werten > 250 mg/dl und geplanter sportlicher Aktivität,
- bei Polyurie und Polydipsie,
- bei Ausfall der Insulinpumpen/Katheterverstopfung/Dislokalisation und BZ-Werte > 200 mg/dl.

9.2 Kontrolluntersuchungen

Neben der allgemeinen körperlichen Untersuchung sind laborchemische und apparative Untersuchungen in regelmäßigen Abständen zur Überprüfung der Einstellung und frühzeitigen Erkennung von diabetischen Folgeerkrankungen notwendig. Die in Tabelle 9.5 angegebenen Häufigkeiten der einzelnen Maßnahmen müssen immer individuell festgelegt werden und können durchaus öfter notwendig werden. Auch können noch weitere Untersuchungen angezeigt sein, wenn Beschwerden oder Symptome vorliegen oder wenn bereits Folgeerkrankungen eingetreten sind. Die angegebenen Untersuchungsfrequenzen stellen eine Mindestanforderung dar und sollten im Interesse des Patienten unbedingt eingehalten werden.

Tab. 9.5 Häufigkeit von Kontrolluntersuchungen

Untersuchung	Häufigkeit
Blutdruck	Bei jedem Arztbesuch
HbA_{1c}	Vierteljährlich
Mikroalbumin	Vierteljährlich
Spritzstellen(bei Insulin-spritzenden Diabetikern)	Vierteljährlich
Besprechung des Blutzucker-Tagebuchs	Vierteljährlich
Urinstatus	Halbjährlich
Fußpulse	Halbjährlich
Vibrationsempfinden	Halbjährlich
Cholesterin, HDL, LDL, Triglyzeride	1 × pro Jahr
Kreatinin	1 × pro Jahr
Leberenzyme	1 × pro Jahr
EKG, Belastungs-EKG	1 × jährlich
Ultraschall – Abdomen	1 × jährlich
Augenhintergrund	1 × jährlich (nach 5-jähriger Diabetesdauer halbjährlich)
Diabetische Fußkontrolle	Viertel-halbjährlich

10 Typ-1-Diabetes: Klinik und Therapiestrategien

10.1 Klinik

Der Typ-1-Diabetes hat eine mehr oder weniger lange klinisch stumme immunologisch ausgelöste Vorphase, die letztendlich zum Untergang der β-Zellen führt (s. Kap. 3.2). Die Manifestation tritt dann auf, wenn mehr als 80 % der β-Zellen zerstört sind. Ein akut auftretender erhöhter Insulinbedarf, wie z. B. bei Infekten, Polytrauma oder Operationen, ist nicht selten als manifestationsauslösender Faktor nachweisbar. Der auf dem Boden der β-Zell-Zerstörung resultierende absolute Insulinmangel bedarf immer und ohne Ausnahme einer lebenslangen Insulintherapie. Damit unterscheidet sich der Typ-1-Diabetes grundlegend vom Typ-2-Diabetes, der eine periphere Insulinresistenz aufweist und durch einen begleitenden Hyperinsulinismus charakterisiert und somit primär nicht insulinpflichtig ist. Die Manifestation des Typ-1-Diabetes erfolgt meist vor dem 35. Lebensjahr mit einem Häufigkeitsgipfel zwischen dem 14. und 20. Lebensjahr. Grundsätzlich kann aber der Typ-1-Diabetes auch im höheren Lebensalter auftreten (LADA-Diabetes = Latent Autoimmune Diabetes in Adults) und kann dann fälschlicherweise als schlanker Typ 2 eingeordnet werden.

Klinisch ist die Manifestation häufig begleitet mit den Kardinalsymptomen der dekompensierten Hyperglykämie: Polyurie, Polydipsie, Abgeschlagenheit, Müdigkeit und Gewichtsverlust. Zudem sind die Typ-1-Diabetiker lebensbedrohlich gefährdet durch eine Ketoazidose bis hin zum ketoazidotischen Coma diabeticum, welches vor der Einführung der Insulintherapie 1922 innerhalb ganz kurzer Zeit bei zwei Drittel der Patienten zum Tode führte. Aufgrund der erheblichen Wasserverschiebungen können Sehstörungen durch Änderung des Brechungsindexes auftreten (Refraktionsanomalie), die jedoch nach Normalisierung der Blutglukose innerhalb von 8 bis 14 Tagen wieder verschwinden.

Mit dem Auftreten des Typ-1-Diabetes sind keine oder nur noch geringe Mengen von körpereigenem Insulin und C-Peptid stimulierbar (Glukagon-Test). 70 bis 90 % der Patienten weisen positive Inselzell- (ICA)- oder GADA-Antikörper auf. Diese Untersuchungen sind jedoch nur dann gerechtfertigt, wenn unter Berücksichtigung der Klinik die Diagnose unklar bleibt.

Nicht selten beobachtet man nach Einleiten einer Insulintherapie und wenige Tage nach Normalisierung der Blutglukose einen Rückgang des Insulinbedarfs; gelegentlich wird sogar überhaupt kein Insulin mehr benötigt. Durch das Erreichen einer raschen Normoglykämie, aber auch durch den Wegfall insulinsteigernder Noxen (Infekt, Stress) erholt sich die β-Zellfunktion zum Teil wieder. Diese sog. Remissionsphase („Honeymoon" -Periode) kann mehr oder weniger lang anhalten, gelegentlich sogar über viele Monate. Dies führt bei vielen Patienten zu der Überzeugung, dass sie nun vom Diabetes geheilt seien und sie entziehen sich der weiteren Kontrolle. Da natürlich keine Heilung des Typ-1-Diabetes möglich ist, muss mit aller Konsequenz dem Patienten im Rahmen der initialen Schulung klargemacht werden, dass die Insulinfreiheit nur vorübergehend ist. Im übrigen hat sich bewährt, solchen Patienten ganz geringe Mengen von Insulin (2 bis 4 I. E.), d. h. nicht zur Hypoglykämie führende Mengen weiter zu spritzen, um sie somit unter der Kontrolle zu behalten.

Der weitere Verlauf des Typ-1-Diabetes wird vor allem durch zwei Größen bestimmt: der Einstellungsqualität und der Dauer der Erkrankung. Dabei kommt der Einstellungsqualität ganz erhebliche Bedeutung zu. Wie die große DCCT-Studie (Diabetes Control and Complication Trial) eindeutig belegt hat, treten die gefürchteten diabetischen Folgeerkrankungen bei dauerhafter Normoglykämie – die allerdings nur durch eine intensivierte Insulintherapie erreichbar ist – wesentlich weniger häufig auf. In diesem Zusammenhang von schicksalsbestimmender Bedeutung ist die diabetische Nephropathie, da sie ganz wesentlich die Morbidität und Mortalität des Typ-1-Diabetikers bestimmt. So konnte in der DCCT-Studie nachgewiesen werden, dass eine Senkung des mittleren HbA_{1c} von 8,9 % auf 7,3 % über 9 Jahre zu einer hochsignifikanten Reduktion der Nephropathie um 44 % führt. Ähnliches gilt für die anderen diabetischen Folgeerkrankungen.

Da weitere begleitende Erkrankungen, wie z. B. Fettstoffwechselstörungen und die Hypertonie, aber auch Rauchen, Fehl- und Überernährung sowie körperliche Inaktivität die diabetischen Folgeerkrankungen beschleunigen, sollte sich eine gute Stoffwechselführung nicht nur auf die Normalisierung der Blutglukose beschränken.

Leider werden auch heute noch die Therapieziele nur in einem geringen Prozentsatz erreicht, sodass nach wie vor die diabetischen Folgeerkrankungen das weitere Schicksal und damit die Lebenserwartung des Patienten bestimmen. Bedauerlicherweise wird auch heute noch unter herkömmlicher, konventioneller Insulinersatztherapie nur 75 % der durchschnittlichen Lebenserwartungsnorm erreicht. Die Ergebnisse der DCCT-Studie lassen jedoch erwarten, dass bei konsequentem Einsatz einer intensivierten Insulintherapie mit dem Ziel der normnahen Blutzuckereinstellung zukünftig die Prognose verbessert werden kann.

10.2 Therapieziele

Das primäre Ziel bei der Behandlung des Typ-1-Diabetes ist die dauerhafte und lebensbegleitende Normoglykämie. Dies bedeutet, dass die Blutzuckerwerte soweit wie möglich der nichtdiabetischen Population angeglichen werden müssen. Verbunden mit diesem Ziel sind das Wohlbefinden und die volle Leistungsfähigkeit.

Beim Stoffwechselgesunden wird der Blutzucker in sehr engen Grenzen zwischen 80 und 150 mg/dl (4,4 und 8,3 mmol/l) reguliert. Zwar sind postprandiale Blutzuckererhöhungen beim Gesunden entsprechend des Verzehrs von Kohlenhydraten durchaus physiologisch, aber aufgrund der enormen Sekretionsleistung der β-Zelle nur von einem relativ geringen Ausmaß (bis maximal 150 mg/dl (8,3 mmol/l)). Bei Diabetikern sind die postprandialen Blutzuckeranstiege größer und der mittlere Blutzucker schwankt um einen höheren Mittelwert mit stärkeren Ausschlägen.

Andererseits sind niedrige HbA_{1c}-Werte nur dann als gute Blutzuckereinstellung zu bewerten, wenn keine gehäuften Hypoglykämien zu verzeichnen sind. Nicht nur zu hohe, sondern auch zu niedrige Blutzuckerkonzentrationen sind als schlechte Diabeteseinstellung zu bewerten. Für den praktischen Alltag kann man sich an den Werten aus Tabelle 10.1 orientieren.

Die European IDDM Policy Group legte 1998 die in Tabelle 10.1 dargestellten Kriterien fest. Dabei ist beachtenswert, dass nicht nur die Blutglukose, sondern auch die Blutfette in die Bewertung eingingen.

Tab. 10.1 Kriterien einer normnahen Blutzuckereinstellung (Blutzucker im kapillaren Blut)

	Sehr gute Einstellung		**Gute Einstellung**		**Ungenügende Einstellung**	
	(mg/dl)	**(mmol/l)**	**(mg/dl)**	**(mmol/l)**	**(mg/dl)**	**(mmol/l)**
Nüchtern	~100 (80 – 120)	~5,6 (4,4 – 7,2)	<130 (–150)*	<7,2 (–8,3)*	> 140	>7,7
1 Std. pp	<150 (–180)*	<8,3 (–10,0)	<180 (–220)*	<10,0 (–12,2)*	> 220	>12,2
2 Std. pp	<130 (–150)*	<7,2 (–8,3)*	<150 (–180)*	<8,3 (–10,0)*	> 180	>10,0
3 – 5 Std. pp	~100 (80 – 130)	~5,6 (4,4 – 7,2)	<130 (–150)*	<7,2 (–8,3)*	> 150	> 8,3
HbA_{1c}	< 6,5 %		<7,5 %		> 7,5 %	
Hypoglykämien	Selten		Selten		Häufig	
Cholesterin, gesamt	< 180		<200		>200	
Triglyzeride	<150		<150		>150	
LDL-Chol.	<100		<130		>130	

*bis zu 20 % Ausreißer tolerabel

Unabdingbare Voraussetzung jeder Insulintherapie ist die vorherige Festlegung des Therapieziels. Dieses Ziel muss individuell, entsprechend der Lebenssituation des Patienten und in Absprache mit dem Patienten definiert werden. Nicht nur die berufliche und familiäre Situation muss dabei Berücksichtigung finden, sondern auch die Kooperationsfähigkeit, die manuellen und intellektuellen Fähigkeiten und der Wunsch des

Patienten. Diese sehr anspruchsvolle und auch aufwendige Maßnahme kann nur dann erreicht werden, wenn die Vorgaben eindeutig, klar und verständlich mit dem Patienten vorab besprochen werden. Da der Typ-1-Diabetiker noch eine lange Lebenserwartung vor sich hat, ist die Normoglykämie und normale HbA_{1c}-Werte (< 7,0 % (53 mmol/mol)) von oberster Priorität. Auf das Körpergewicht, den Blutdruck und die Blutfette muss ebenfalls geachtet werden, weil sie in entscheidendem Maße für die Folgeerkrankungen verantwortlich sind. Ähnliches gilt auch für das Rauchen. Von den Richtlinien, wie sie von nationalen und internationalen Institutionen (z. B. Deutsche Diabetes Gesellschaft, Fachkommissionen, EASD, WHO etc.) herausgegeben werden und die im Übrigen alle konform sind, darf nur im begründeten Einzelfall abgewichen werden. Dies sind z. B.:

- Der Karzinompatient mit nur noch begrenzter Lebenserwartung. Sofern die Normoglykämie für ihn nur mit Schwierigkeiten und unter Verlust von Lebensqualität zu erreichen ist, kann man höhere Blutzuckerwerte akzeptieren, sofern Symptomfreiheit (keine Polyurie, keine Polydipsie, keine Müdigkeit etc.) besteht.
- Der multimorbide, pflegebedürftige Patient, der auf fremde Hilfe bei der Mahlzeitenzubereitung und beim Insulinspritzen angewiesen ist. Hier lässt sich in aller Regel über die Fremdhilfe kein perfektes Timing herstellen, sodass akzeptable Blutzuckerwerte meist illusorisch sind. Äußere Sachzwänge bestimmen hier die Situation.
- Der demente Patient oder der Patient mit weit fortgeschrittener Zerebralsklerose oder anderen Hirnleistungsdefekten. Dieser Patient ist nicht schulbar und eine Verhaltensänderung nicht zu erzielen. Bei ihm wird man sich auf eine Koma-Prophylaxe beschränken müssen, sofern nicht Angehörige die Therapie übernehmen.
- Der Patient mit schwerer autonomer Neuropathie mit erschwerter oder aufgehobener Hypoglykämie-Wahrnehmung. Um das Risiko bedrohlicher Hypoglykämien zu reduzieren, wird man hier eine Blutzuckereinstellung auf höherem Niveau vornehmen, obwohl wahrscheinlich tief-normoglykämische Blutzuckerwerte einen günstigen Einfluss auf die Neuropathie ausüben würden. Gerade hier wird besonders deutlich, wie wichtig die Festlegung des individuellen Zielbereiches ist.

10.3 Ernährungstherapie

Eine konsequente Ernährungsumstellung ist beim Typ-1-Diabetes zur Kompensation der Unzulänglichkeiten der Insulintherapie notwendig. Trotz den enormen Fortschritten der letzten Jahrzehnte und der Einführung neuer Insulinstrategien und Insulinpräparationen (intensivierte Insulintherapie, Insulinpumpentherapie, Humaninsulin, Lyspro-Insulin etc.) ist heute immer noch keine physiologische Insulintherapie möglich.

Nach wie vor muss das Insulin subkutan in der Peripherie verabreicht werden mit allen daraus resultierenden Konsequenzen (zu hohe Insulinmengen, Hyperinsulinismus, falsche zeitliche Verteilung etc.). Aus diesem Grund ist es unverzichtbar, auf eine konsequente, diabetesgerechte Ernährung zu achten. Eine Ernährungsumstellung gelingt jedoch nur dann, wenn der Patient ausreichend geschult ist.

Kurz gefasst!

Fehler bei der Insulintherapie:

- Falscher Ort,
- zu hohe Insulinmenge,
- falsche Wirkprofile (z. B. Depot-Insuline),
- falsche zeitliche Verteilung,
- falscher Spritz-Ess-Abstand,
- Verwendung tierischer Insuline.

Der Typ-1-Diabetiker muss grundsätzlich seine Kohlenhydrate berechnen, da die Insulinzufuhr darauf abgestimmt werden muss. Hierzu werden die Kohlenhydrate als Broteinheiten (BE) oder in Gramm Kohlenhydrate ermittelt. Die Broteinheit ist nach der derzeitig gültigen Diätverordnung vorgegeben (1 BE = 12 g KH), und zwar gleichgültig, ob die Kohlenhydrate insulinabhängig oder insulinunabhängig verwertet werden. Berechnet der Patient mit Gramm Kohlenhydrate, ist er im Umgang mit Nährwerttabellen und bei Verwendung der Broteinheit mit BE-Austauschtabellen zu schulen. Solange der Typ-1-Diabetiker normalgewichtig ist und unter seiner Ernährungsweise auch über längere Zeit Gewichtskonstanz zeigt, muss der täglichen Energieaufnahme nicht unbedingt ein hoher Stellenwert beigemessen werden. Auch die Fettzufuhr kann dann etwas liberaler gehandhabt werden, allerdings nur unter der Prämisse der Gewichtskonstanz bei Normalgewichtigkeit und unter Berücksichtigung der Antiatherogenität der Ernährung.

Das freizügige Erlauben von Saccharose führt nicht nur zu Problemen mit dem Körpergewicht, sondern fördert durch die notwendig werdenden höheren Insulindosen einen Hyperinsulinismus. Darüber hinaus wird durch die Liberalisierung der Saccharose die Ernährungstherapie des Diabetes aufgeweicht und etablierte Schulungsinhalte aufgegeben.

Das Prinzip der häufigen kleinen Mahlzeiten hat natürlich vorrangige Bedeutung für Typ-1-Diabetiker, die unter einer konventionellen Insulintherapie stehen. Bei der intensivierten Insulintherapie, insbesondere bei Verwendung kurzwirkender Insulinanaloga, sind häufige kleine Mahlzeiten aus ernährungsphysiologischer Sicht zwar wünschenswert, aber nicht unbedingt zwingend. Hier kann man durchaus den Bedürfnissen des Patienten entgegenkommen.

So genannte „Extra-BE" vor, bei oder nach körperlicher Aktivität sind für normalgewichtige Typ-1-Diabetiker ausgesprochen wichtig, nicht jedoch für den über gewichtigen insulinspritzenden Diabetiker. Zur Prävention der Hypoglykämie eignet sich hier besser die vorherige Reduzierung der Insulinmenge. Auch für den Typ-1-Diabetiker gilt im Hinblick auf seine Ernährung, dass nicht alle „Standards" der Ernährung erfüllt sein müssen. Entsprechend des notwendigen Insulinregimes und entsprechend der individuellen Situation muss das Optimale für jeden Patienten erreicht werden. Dies bedeutet aber, dass jeder einzelne Diabetiker von ernährungstherapeutischer Seite individuell beraten und geschult werden muss.

Dies gilt in ganz besonderer Weise für zu restriktive Maßnahmen bei der täglich erlaubten Energiemenge, bei übergroßen Mengen an empfohlenen Ballaststoffen (> 40 g/d) und bei Empfehlungen von Nahrungsmitteln bzw. Nahrungsmittelgruppen, die traditionell vom Patienten nicht akzeptiert werden.

10.4 Insuline

10.4.1 Historischer Überblick

Nach den bahnbrechenden Untersuchungen von Banting und Best im Jahre 1921 stand kommerziell Insulin seit 1922 zu Verfügung. Obwohl es sich damals um mehr oder weniger ungereinigte alkoholische Extrakte aus tierischen Bauchspeicheldrüsen handelte, hat die Handelseinführung von Insulin die Situation der Diabetiker dramatisch verändert. Während vor 1921 die durchschnittliche Lebenserwartung der Diabetiker bei 14 Monaten lag und der Tod im Coma diabeticum unausweichlich war, konnte nun die Lebenserwartung der Diabetiker erheblich verbessert werden. Die damals zur Verfügung stehenden Insuline enthielten keine Verzögerungssubstanzen und mussten mehrmals täglich injiziert werden. Unabdingbar waren ganz enge Blutzucker- und Urinzuckerkontrollen – eine im Grundsatz sehr moderne Insulintherapie, die jedoch aufgrund der damals aufwendigen und langwierigen chemischen Analysen äußerst zeitintensiv und umständlich war. Die heute übliche Trockenchemie mit Teststäbchen wurde erst in den 70er Jahren entwickelt.

Mitte der 30er Jahre erfolgte dann die Einführung von Verzögerungssubstanzen (Surfen, Zink und NPH) und das Insulin wurde nahezu unverändert bis Ende der 60er Jahre beibehalten. Mit der Einführung der Verzögerungsinsuline wurden die bislang verwendeten kurzwirksamen Insuline Alt-Insuline genannt, eine irreführende Bezeichnung, die sich leider vielerorts bis in die heutigen Tage gehalten hat. Ende der 60er Jahre wurden neue Reinigungsverfahren entwickelt, die es erlaubten, einen Großteil von allergieauslösenden Begleitproteinen aus der Insulinpräparation zu entfernen. Diese Insuline trugen die Bezeichnung „C“ (z. B. Depot Hoechst CS), wobei das „C“ für chromatographiert stand, oder die Bezeichnung „MC“ für Monokomponente. Mit diesen neuen hochgereinigten Insulinen konnte eine dramatische Reduzierung der vorher sehr häufigen Insulinallergien erreicht werden. Letztendlich war es jedoch das Ziel, Insulinpräparate zu entwickeln, die in ihrer Struktur genau dem menschlichen Insulin entsprachen.

Dies gelang Mitte der 70er Jahre durch chemische Modifikation von Schweineinsulin (sog. semi-synthetisches Humaninsulin) und kurze Zeit später durch gentechnologische Verfahren (sog. biosynthetisches Humaninsulin). Heute stehen ausschließlich gentechnologisch hergestellte Insuline zur Verfügung. Neuere Entwicklungen gehen dahin, durch molekulare Änderungen am Insulinmolekül, den Wirkungseintritt bzw. die Wirkdauer zu verändern. Diese sog. Insulin-Analoga werden sicherlich zukünftig die Insulintherapie weiter bestimmen. Derzeit sind drei schnellwirkende Insulin-Analoga (Humalog®, NovoRapid® und Apidra®) im Handel. Beim Humalog® (Insulin lispro) konnte durch Vertauschen der beiden Aminosäuren Lysin und Prolin ein wesentlich rascherer Wirkungseintritt erzielt werden, so dass der sonst übliche Spritz-Ess-Abstand entfallen konnte. Das Insulinaspartat (NovoRapid®) und Insulinglulisin (Apidra®) haben praktisch die identische Wirkweise wie das Insulin lispro. Die dringend notwendigen Langzeitinsuline mit bis zu 24-stündiger Wirkdauer sind ebenfalls entwickelt worden. Hier gibt es aktuell Lantus®, (Insulin glargin) und Levemir® (Insulin detemir)

10.4.2 Insulinpräparationen

Mit den unterschiedlichen heute zur Verfügung stehenden Insulinpräparationen ist eine flexible, vor allem aber eine individualisierte Insulintherapie möglich, die praktisch jeder Situation gerecht wird. Die vielen im Handel befindlichen Insulinpräparate haben andererseits aber die Insulintherapie unübersichtlich gemacht. Um Verwechslungen zu vermeiden, muss sich jeder, der insulinspritzende Diabetiker betreut, eingehend mit den verschiedenen Präparaten auseinandersetzen. Die Insulinpräparationen unterscheiden sich im Wirkungseintritt, in der Wirkungsdauer und in der Wirkungskinetik sowie in ihren zugefügten Verzögerungssubstanzen. Alle Insulinpräparate enthalten Konservierungsmittel (z. B. Metacresol oder Phenol).

Zusätzlich werden verschiedene Puffersubstanzen und sonstige Additive zugesetzt, um Haltbarkeit und Stabilität zu erreichen. Dies ist insofern von Bedeutung, da Allergien nicht nur auf das Fremdeiweiß Insulin, sondern auch auf die Zusätze auftreten können. Heute sind jedoch allergische Reaktionen sehr selten.

Kurzwirksame Insuline

Die im klinischen Jargon noch übliche Bezeichnung Alt-Insulin ist nicht korrekt und sollte nicht mehr verwendet werden. Kurzwirksame Insuline können sowohl intravenös als auch subkutan appliziert werden.

Die Wirkungsdauer ist abhängig von der verabreichten Dosis und beträgt bei subkutaner Verabreichung zwischen 4 und 8 Stunden. Hohe Dosen führen zu einer längeren Wirkdauer. Die Zeit zwischen der subkutanen Applikation und dem Wirkungseintritt ist ebenfalls dosisabhängig und beträgt zwischen 20 und 30 Minuten. Somit muss auch bei Verabreichung von Normal-Insulinen ein Spritz-Ess-Abstand von wenigstens 10 bis 20 Minuten eingehalten werden. Hohe Dosen führen zwar einerseits zu einem raschen Wirkungseintritt, anderseits aber auch zu einer längeren Wirkdauer und damit zur Gefahr von Hypoglykämien, die Stunden später auftreten können.

Kurzwirksame Insuline finden heute vor allem Verwendung als mahlzeitenbezogenes Insulin und als schnellwirkende Komponente in Mischinsulinen, bei der kontinuierlichen subkutanen Gabe über Insulinpumpen und bei der kontinuierlichen intravenösen Verabreichung über Perfusor oder pumpengesteuert in der Infusionstherapie. Im Hinblick auf das Wirkprofil sind alle im Handel befindlichen Normal-Insuline der verschiedenen Firmen (Sanofi-Aventis, Lilly, Novo-Nordisk, Berlin-Chemie) identisch. Normal-Insulin ist in jedem Verhältnis mit NPH-Insulinen in der Spritze stabil mischbar.

Kurz gefasst!

Kurzwirksame Insuline enthalten keine Verzögerungssubstanzen, sind klar und müssen vor Gebrauch nicht aufgemischt werden. Sie werden üblicherweise als Normal-Insuline bezeichnet.

Schnellwirkende Insulin-Analoga

Lispro-Insulin (Humalog®) ist ein gentechnologisch gewonnenes Insulin-Analogon, bei dem die beiden Aminosäuren Lysin und Prolin in der B-Kette des Insulinmoleküls ausgetauscht sind. Beim Aspart-Insulin (NovoRapid®) ist an der Position 28 der B-Kette des Insulinmoleküls die Aminosäure Prolin durch Asparaginsäure ersetzt worden. 2004 wurde Insulin Glulisin (Apidra®) eingeführt. Bei diesem schnellwirkenden Insulinanalogon wurde in der B-Kette in Position 29 Glutaminsäure gegen Lysin, sowie in Position 3 Asparagin gegen Lysin ausgetauscht. Dadurch wird die sonst übliche Aggregation von sechs Insulinmolekülen vermieden und eine rasche Insulinfreisetzung nach subkutaner Applikation erreicht. Im Endeffekt führt dies dazu, dass der Spritz-Ess-Abstand entbehrlich wird, die Insulinwirkung nahezu sofort einsetzt und die hypoglykämische Wirkung bereits nach zwei bis drei Stunden vorüber ist.

In aller Regel führt dies nicht zu einer besseren Blutzuckereinstellung, aber der Patientenkomfort wird durch Wegfall des Spritz-Ess-Abstandes wesentlich verbessert und durch die kürzere Wirkdauer eine bessere Steuerung ermöglicht. Die bei üblichem Normal-Insulin relativ häufigen Hypoglykämien in den späten Vormittagsstunden, insbesondere wenn die Zwischenmahlzeit vergessen wird, sieht man aufgrund des anderen Wirkprofils bei Lispro-Insulin, Glulisin und Aspart-Insulin nicht. Beide Insulinanaloga sind in jedem Verhältnis mit NPH-Insulin mischbar, jedoch ist die Mischung nicht lange stabil, sodass unmittelbar nach dem Mischen injiziert werden muss. Seit geraumer Zeit stehen industriell gefertigte stabile Präparate zur Verfügung z. B. Humalog Mix®25 und Humalog Mix®50. Diese Insuline enthalten neben der schnell wirkenden Insulin lispro Komponente einen Anteil von 75 % (Humalog Mix® 25) bzw. 50 % (Humalog Mix® 50) Insulin Protaminsuspension welches eine intermediäre Wirkdauer besitzt. Des weiteren gibt es NovoMix®30, welches 30 % schnell wirkendes Insulinaspartat und 70 % intermediär wirkendes Protamin-Kirstallsuspension enthält.

Verzögerungsinsuline

Unter Verzögerungsinsuline (auch als Intermediärinsuline oder Basal-Insulin bezeichnet) versteht man Insuline, bei denen durch Zugabe von Verzögerungssubstanzen (Surfen, Zink, NPH) eine langsamere Insulinfreisetzung im subkutanen Fettgewebe erfolgt und dadurch die Insulinwirkung länger anhält. Je nach Dosis beträgt die Wirkdauer 8 bis 16 Stunden. Der Wirkungseintritt erfolgt nach ca. 30 bis 45 Minuten und mit dem Wirkmaximum ist nach 4 bis 5 Stunden zu rechnen.

Aus gutem Grund werden heute ausschließlich NPH-verzögerte Insuline verwendet. Sie bieten mehrere Vorteile: Sie sind in jedem Verhältnis mit Normal-Insulin mischbar, sind ausgezeichnet verträglich und gut steuerbar und bieten somit gute Voraussetzungen für die Verwendung bei der intensivierten Insulintherapie. Sie werden üblicherweise als basales Insulin eingesetzt, d. h. sie decken den nicht mahlzeitenbezogenen Insulinbedarf ab. Aus diesem Grund werden sie auch Basal-Insuline genannt. Sie haben die früher üblichen sauren surfenverzögerten Depot-Insuline völlig abgelöst. Auch die zinkverzögerten Insuline sind heute nicht mehr gebräuchlich, da diese Insuline, wie auch die surfenverzögerten Depot-Insuline mit Normal-Insulin nicht mischbar sind.

NPH-verzögerte Insuline sind trüb und müssen vor Gebrauch durch Rollen zwischen den Händen aufgemischt werden. Bei Verwendung von Pens erfolgt das Aufmischen durch Schwenken des Pens.

Für die Praxis!

NPH-verzögerte Insuline sind trübe Suspensionen und müssen vor Gebrauch durchmischt werden. Am besten rollt man das Insulinfläschchen vor Gebrauch zwischen den Handflächen mehrmals hin und her. Wegen der möglichen Schaumbildung sollten die Insulinfläschchen nicht geschüttelt werden. Zum Homogenisieren von Insulinsuspensionen sind Pens vor jedem Gebrauch so oft langsam zu kippen bzw. um 180° zu schwenken (ca. 10x) bis eine homogene Suspension vorliegt. Nur so ist eine gleichmäßige Dosierung gewährleistet. Verzögerungsinsuline sind nur für den subkutanen (selten intramuskulären) Gebrauch bestimmt. Sie dürfen nie intravenös verabreicht werden!

Langwirkende Insulinanaloga

Mit den klassischen NPH-verzögerten Basalinsulinen ist es schwierig eine konstante Basalrate über 24 Stunden zu erzielen. Auch bei 2 – 3maliger Verabreichung gelingt es in aller Regel nicht eine gleichmäßige Versorgung zu erreichen. Besonders deutlich wird dies während der Nacht. In Abhängigkeit von der Dosishöhe kann es bei Anwendung von NPH-Insulin mit dem Wirkungsmaximum nach 4 – 6 Stunden entweder zu niedrigen oder zu hohen Nüchternblutzuckerwerten kommen. Insbesondere bei zu hoher Dosis des NPH-Insulins besteht die Gefahr nächtlicher Hypoglykämien.

Die Herstellung eines 24-Stunden Langzeitinsulins mit gleichmäßiger Wirkung ohne ausgeprägtes Wirkmaximum gelang durch Veränderung am Insulinmolekül. Beim Glargin-Insulin (Lantus®) wurde am C-terminalen Ende der B-Kette 2 Argininmoleküle angehängt und in Position A21 Asparagin durch Glycin ersetzt. Beim Insulin Detemir (Levemir®) wurde in der B-Kette in Position 29 eine Fettsäure (Myristinsäure) angekoppelt und in Position 30 Threonin abgetrennt. Beide Insuline zeichnen sich durch eine gleichmäßig konstante Wirkweise mit sehr geringem Hypoglykämierisiko aus. Eine große Anzahl von Studien hat die Überlegenheit der langwirkenden Insulinanaloga eindrucksvoll dokumentiert.

Mischinsuline (Kombinationsinsuline)

In Abbildung 10.1 ist vereinfacht die Kinetik der verschiedenen Insulinzubereitungen dargestellt.

Im Anhang sind alle handelsüblichen Insuline tabellarisch dargestellt.

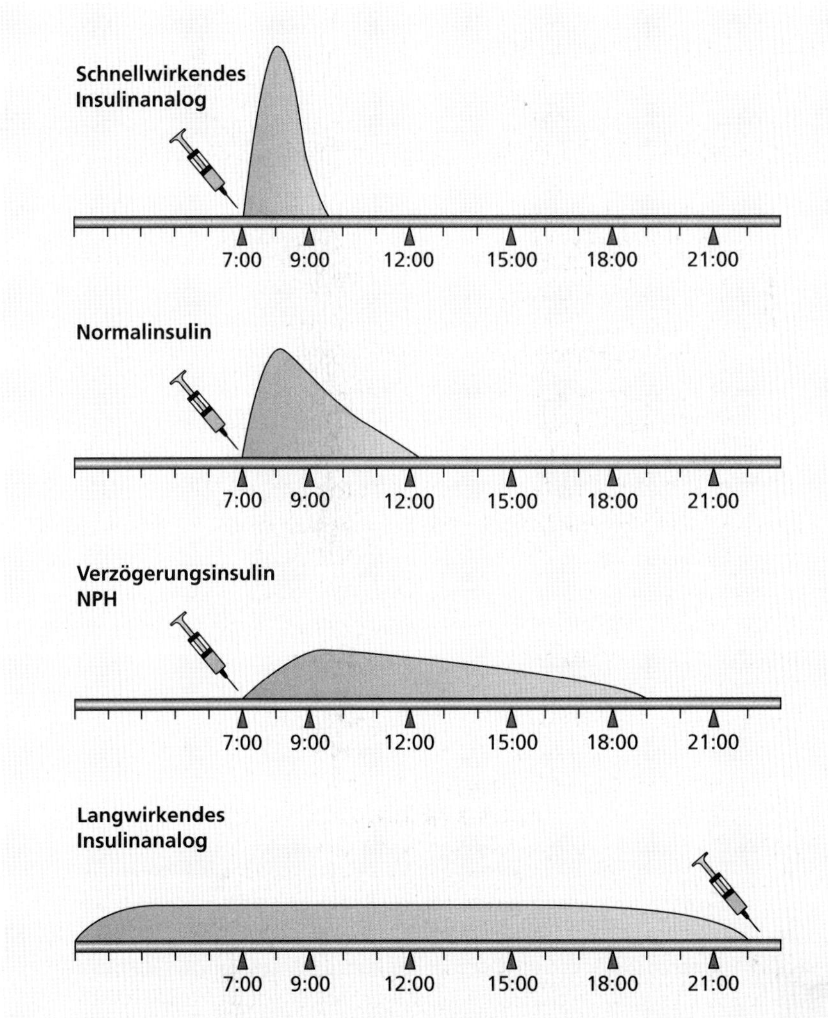

Abb. 10.1 Pharmakokinetik verschiedener Insulinzubereitungen (vereinfacht, nach Schaefer/Schulz, Manuale zur pharmazeutischen Betreuung, 2001, Govi-Verlag)

Da NPH-verzögerte Insuline stabil in jedem Verhältnis mit Normal-Insulin mischbar sind, können solche Mischungen auch industriell hergestellt werden. Die Insulinhersteller bieten feste Mischungen mit unterschiedlichem Normal-Insulin-Anteil zwischen 15 und 50 % an. In der Praxis haben sich bei den Patienten, die für eine intensivierte Insulintherapie nicht in Frage kommen, vor allem die Kombinationsinsuline mit 30 % Normal-Insulin-und 70 % NPH-Insulin-Anteil bzw. die Mischung 25 : 75 bewährt. Sie werden üblicherweise zweimal täglich 30 Minuten vor dem Frühstück bzw. Abendessen verabreicht und decken durch den relativ hohen Normal-Insulin-Anteil den postprandialen Blutzuckeranstieg sehr gut ab.

10.4.3 Insulinwirkstärke

Die Wirkstärke von Insulin wird in internationalen Einheiten (I. E.) gemessen. International üblich ist die Wirkstärke U-100, d. h. in 1 ml Insulinlösung sind 100 I. E. Insulin enthalten. Auch in Insulin-Pens und in Insulinpumpen werden, wegen des kleinen Füllvolumens, U-100- (100 I. E. in 1 ml) Insuline verwendet. U-100-Insuline dürfen nur mit den dafür vorgesehen U-100-Insulinspritzen aufgezogen werden und niemals mit einer U-40-Spritze. Auch aus einer Pen-Insulin-Patrone darf nicht mit einer U-40-Spritze Insulin entnommen werden (Patronen enthalten 100 I. E. in 1 ml s. o.). Nur Insuman Rapid in der Durchstechflasche steht noch als U-40 (dabei enthält 1 ml 40 E Insulin) zur Verfügung und darf natürlich nur mit einer U-40 Spritze aufgezogen werden.

10.4.4 Insulinspritze

Insulin wird mit besonders geeichten Insulinspritzen appliziert. Es handelt sich dabei um einen Einmalartikel, der nur einmal benutzt werden sollte. Insulinspritzen sind für eine bestimmte Insulinwirkstärke geeicht. Deshalb dürfen U-40-Insuline nur mit entsprechenden U-40-Spritzen und U-100-Insuline nur mit U-100-Spritzen aufgezogen werden.

Für die Praxis!

Aufziehen von Insulinsuspensionen (trübe Lösungen = alle NPH-verzögerten Insuline): Vor dem Aufziehen durch Rollen zwischen beiden Händen aufmischen. Nach Desinfektion der Gummikappe des Insulinfläschchens in der Insulinspritze entsprechend der gewünschten Insulindosis Luft aufziehen und die Luft in das Insulinfläschchen einbringen. Das Insulinfläschchen dann auf den Kopf stellen und die gewünschte Insulinmenge blasenfrei aufziehen.

10.4.5 Insulin-Pen

Die Insulinapplikation hat sich durch Einführung des Pens wesentlich vereinfacht. Und ist in der Routine mittlerweile unverzichtbar. Beim Insulin-Pen handelt es sich um ein mechanisches Gerät mit integrierter Insulinpatrone nicht unähnlich einem Füllfederhalter (Abb. 10.2). Alle Insulinhersteller bieten solche Pens an, allerdings mit unter-

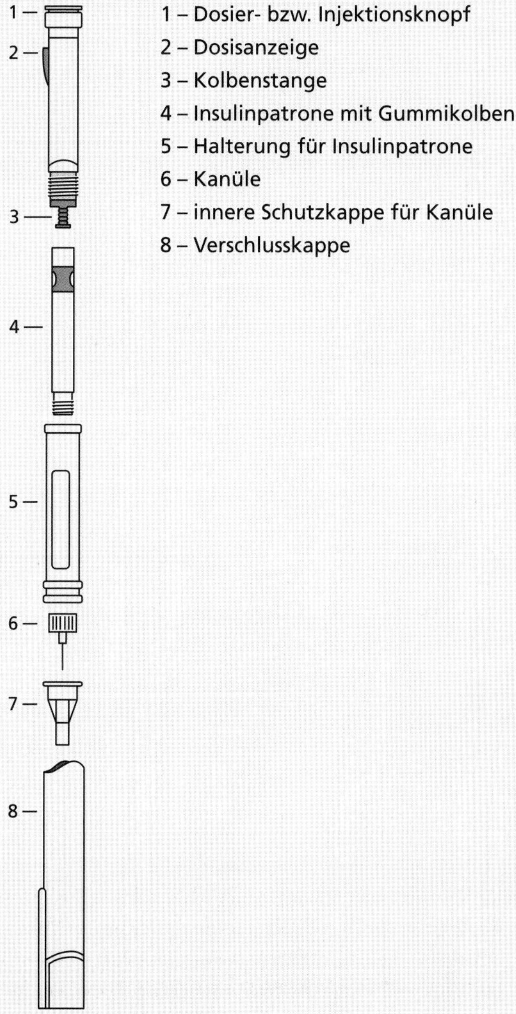

Abb. 10.2 Aufbau eines Pens (nach Kircher, Arzneiformen richtig anwenden, 2007, Deutscher Apotheker Verlag)

schiedlicher Handlichkeit und mit unterschiedlichem Design (Abb. 10.3). Im normalen Alltag sind alle Pens in ihrer Zuverlässigkeit und Genauigkeit vergleichbar. Pens enthalten immer nur einen Insulintyp. Ein Pen, mit dem man Normal- und Basal-Insulin mischen kann, steht derzeit nicht zur Verfügung.

Die Insulinpatronen enthalten 3 ml Insulin. Da in den Pens nur U-100-Insuline Verwendung finden, stehen300 I. E. Insulin zur Verfügung.

Die aufgeschraubte oder aufgesteckte Kanüle ist meist 12 mm lang und kann mehrmals verwendet werden. Es stehen auch kürzere Nadeln mit 8 mm und 10 mm zur Verfügung. Über eine Wählscheibe kann die gewünschte Insulindosis in Schritten von 1 oder 2 I. E. eingestellt werden und auf Knopfdruck wird die voreingestellte Insulinmenge abgegeben.

Pens haben sich in den letzten 10 Jahren in der Insulintherapie bestens bewährt und sind als Applikationshilfe unverzichtbar geworden. Sie haben sich nicht nur bei der intensivierten Therapie etabliert, sondern auch beim älteren Patienten unter konventioneller Insulintherapie mit ein- oder zweimaliger Insulinapplikation, da Dosierungsfehler z. B. wegen eines eingeschränkten Sehvermögens oder wegen eines Tremors nahezu ausgeschlossen sind.

Neben den Pens, bei denen die Insulinpatrone gewechselt werden kann, gibt es auch ein System im Sinne einer Insulinfertigspritze (Fertigpens), bei dem ein Wechseln der Patrone nicht möglich ist. Es handelt sich bei diesem System um einen Einmalartikel. Die Entsorgung des Plastikeinmalartikels übernimmt der Hersteller kostenfrei.

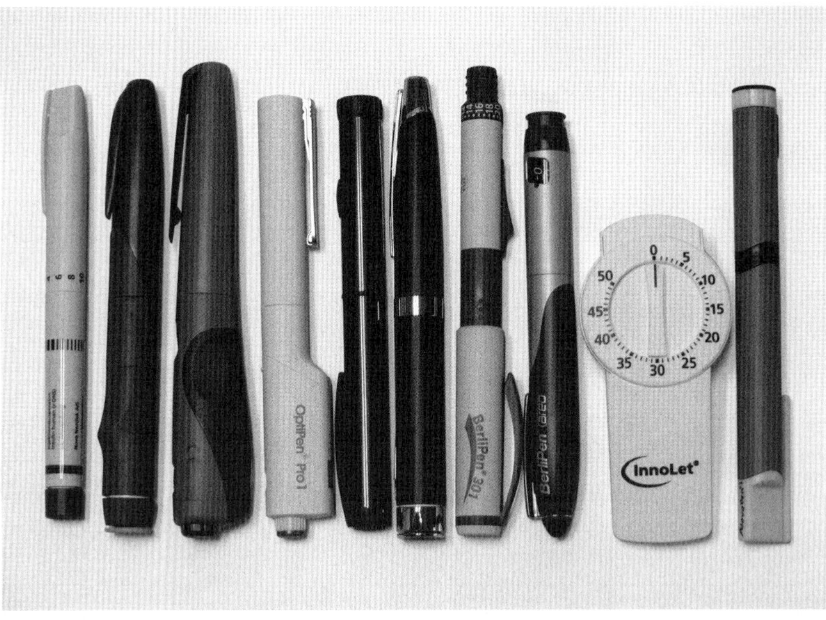

Abb. 10.3 Verschiedene Pens und Fertigpens

10.4.6 Mischen von Insulin

NPH-verzögerte Insuline können zusammen mit Normal-Insulin in der Insulinspritze aufgezogen werden. Dies hat insbesondere bei der intensivierten Insulintherapie Bedeutung, da dadurch zeitgleiche Mehrfachinjektionen mit verschiedenen Insulinen vermieden werden können. Bei der sog. freien Mischung ist es wichtig, dass zuerst die entsprechende Dosis von Normal-Insulin und dann die Basal-Insulindosis, nach Rollen des Basal-Insulin-Fläschchens zwischen den Handflächen, aufgezogen wird. Wenn dabei geringe Mengen von Normal-Insulin über die Kanüle in das Basal-Insulin-Fläschchen verbracht werden, hat dies wegen des NPH-Überschusses im Basal-Insulin keine gravierenden Folgen. Umgekehrt, wenn Basal-Insulin in das Normal-Insulin eingebracht wird, wirkt das enthaltene NPH dort als Verzögerungssubstanz und verändert die Insulinkinetik ganz erheblich.

10.4.7 Applikation von Insulin

Verzögerungsinsuline können subkutan und intramuskulär, Normal-Insulin noch zusätzlich intravenös und intraperitoneal verabreicht werden. Die intravenöse Applikation von Normal-Insulin wird üblicherweise nur bei der Komatherapie und ggf. im Rahmen einer kompletten parenteralen Ernährung durchgeführt, wobei die Verabreichung pumpengesteuert, meist über einen Perfusor, erfolgt.

Die intraperitoneale Insulinapplikation findet gelegentlich bei der Insulinpumpentherapie und im Rahmen der Peritonealdialyse Verwendung. Die intramuskuläre In-

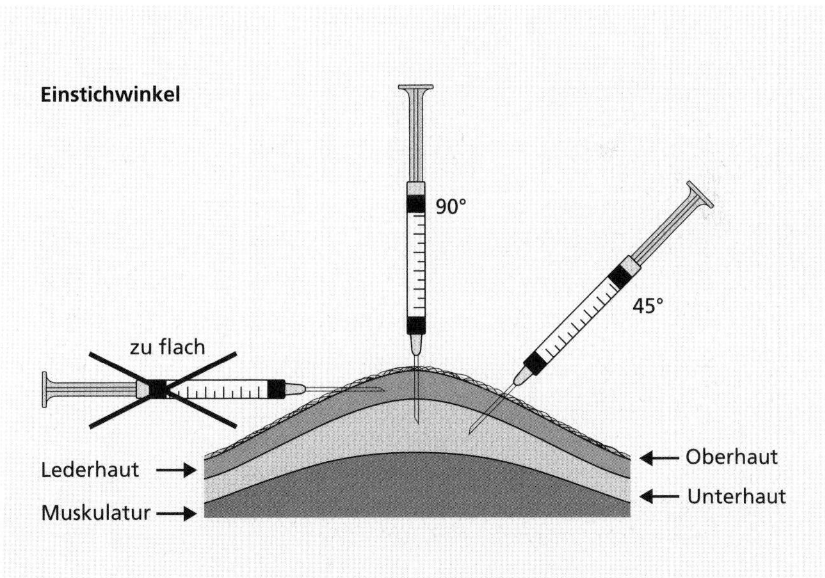

Abb. 10.4 Einstichwinkel bei subkutaner Insulinapplikation (nach Schaefer/Schulz, Manuale zur pharmazeutischen Betreuung, 2001, Govi-Verlag)

jektion kann u. U. wegen des raschen Wirkungseintritts indiziert sein, stellt aber keinesfalls ein Routineverfahren dar, da je nach Durchblutungsgrad der Muskulatur, die Insulinresorption sehr variabel sein kann. Für die übliche Insulintherapie ist die subkutane Verabreichung die Regel. Wegen des unterschiedlichen Resorptionsverhaltens zwischen subkutanem Fettgewebe und Muskulatur muss auf eine saubere und sichere subkutane Applikation geachtet werden. Diese gelingt nur dann sicher, wenn eine Hautfalte abgehoben wird und die Injektion in einem Winkel von 45° erfolgt. Nur bei ausgeprägtem subkutanem Fettgewebe kann auch im Winkel von 90° injiziert werden (s. Abb. 10.4.). Die Applikation mit einem Pen erfolgt immer in einem Winkel von 90°. Das senkrechte Aufsetzen ohne Abheben einer Hautfalte ist fehlerhaft und führt zu einer intramuskulären Injektion mit rascher Insulinresorption. Sehr stark wechselnde Blutzuckerwerte werden nicht selten durch uneinheitliche Injektionstechniken verursacht.

Eine Desinfektion der Hautstelle ist bei normaler Körperpflege nicht notwendig und kann, über kleinste Spuren von Alkohol, der über die Kanüle ins subkutane Fettgewebe gelangt, zu allergieähnlichen Hautreaktionen führen.

Für die subkutane Insulinapplikation stehen die Abdominal-, Oberschenkel-, Hüft- und mit Einschränkung die Oberarmregion zu Verfügung. Allerdings ist die Resorption von Insulin aus diesen Arealen sehr unterschiedlich. Am gleichmäßigsten und am schnellsten wird Insulin aus der Bauchregion resorbiert. Die Resorption aus der Oberschenkelregion ist verhältnismäßig langsam; der Oberarm liegt im Resorptionsverhalten zwischen der Abdominal- und Oberschenkelregion. Allerdings gelten diese Angaben nur in Ruhe. Durch kräftigen Einsatz der Oberschenkelmuskulatur, z. B. durch

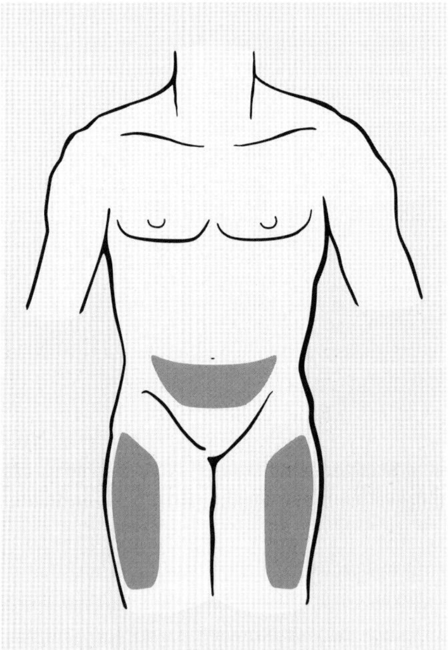

Abb. 10.5 Spritzenkalender

rasches Gehen oder Treppen steigen wird die Insulinresorption deutlich gesteigert und der initiale Effekt verstärkt. Da diese Effekte unübersichtlich und auch nicht immer reproduzierbar sind, kann man sie für die Einstellung nicht nutzen. Für die übliche Einstellung hat sich – auch wegen der guten Zugänglichkeit und wegen der gleichmäßigen und kalkulierbaren Resorption die Abdominalregion – bewährt. Die langsame Resorption am Oberschenkel am ruhenden Organismus kann man allenfalls für die spätabendliche Basal-Insulin-Dosis nutzen, um damit eine längere Insulinwirkung zu erreichen.
Um Hautirritationen und dadurch bedingte Unregelmäßigkeiten der Insulinresorption zu vermeiden, muss ein gewisser „Spritzenkalender" eingehalten werden. Dieser Spritzenkalender (Abb. 10.5) muss so gestaltet sein, dass nach einer Woche die Injektion wieder an der gleichen Stelle erfolgt.

Kurz gefasst!

- In der Regel wird Insulin subkutan verabreicht.
- Zu bevorzugende Applikationsstellen sind die Abdominal-, die Oberschenkel- und die Hüftregion, mit Einschränkungen auch die Oberarmregion.
- Die Applikation erfolgt durch Abheben einer Hautfalte und in einem Winkel von 45 oder 90°.
- Ein Spritzenkalender vermeidet Hautirritationen.

10.4.8 Lagerung von Insulin

Insulin ist ein Eiweißkörper, der bei hohen Temperaturen, aber auch bei Temperaturen unter dem Gefrierpunkt so verändert wird, dass ein Wirkverlust eintritt. Übervorräte an Insulin sollten im Kühlschrank bei Temperaturen zwischen 2 und 8 °C aufbewahrt werden. Am besten eignet sich hierfür das Butter- oder Gemüsefach. Auf keinen Fall darf Insulin anfrieren, es würde sofort seine Wirksamkeit verlieren.
Das im Gebrauch befindliche Insulinfläschchen oder der Pen kann jedoch durchaus bei Zimmertemperatur aufbewahrt werden, allerdings nicht direkt auf der Heizung und nicht direkt dem Sonnenlicht ausgesetzt. Temperaturen über 30 °C sollten vermieden werden, da dadurch die Wirksamkeit des Insulins beeinträchtigt wird. Nach Anbruch sind Insulinfläschchen und Pens in der Regel 28 Tage haltbar. Die Angaben der einzelnen Hersteller sind zu beachten.

10.5 Insulintherapie

Insuline, bei denen das Verfallsdatum überschritten ist, dürfen nicht mehr verwendet werden.

Die Insulintherapie ist eine Substitutionstherapie, die bei den meisten Patienten lebenslang durchgeführt werden muss. In den letzten 20 Jahren hat man sich ständig bemüht, die Insulinsubstitution so physiologisch wie möglich zu gestalten. Durch immer ausgefeiltere Insulinregimes hat man diesem Grundsatz Rechnung getragen. Trotz dieser Bemühungen steht heute leider kein Regime zur Verfügung, das auch nur annäherungsweise die physiologischen Gegebenheiten einer intakten β-Zelle nachahmen kann. Aus applikationstechnischen Gründen wird das Insulin in das subkutane Fettgewebe gespritzt und nicht intravenös und erst recht nicht an diejenige Körperstelle, wo das Insulin als erstes benötigt wird, nämlich unmittelbar vor die Leber. Durch die subkutane Applikation tritt eine erhebliche Änderung der Insulinkinetik ein. So wird z. B. das Normal-Insulin, das bei intravenöser Gabe durchaus in der Wirkungsdynamik mit dem körpereigenen Insulin aus der β-Zelle vergleichbar ist, bei subkutaner Verabreichung, wegen der langsamen Resorption, letztlich zu einem Depot-Insulin. Die in der Therapie so unverzichtbaren Depot-Insuline sind unserem Organismus fremd und unphysiologisch. Kein Insulinregime kann die rasche, mehrphasige Insulinfreisetzung der β-Zelle imitieren, und keine Insulinsubstitution – auch nicht die intensivierte Insulintherapie oder Insulinpumpentherapie – kann bedarfsgerechte Seruminsulinprofile simulieren.

Die zwangsläufigen und derzeit nicht vermeidbaren Fehler der Insulintherapie müssen durch die Ernährung kompensiert werden. Es ist daher verständlich, dass ein einfaches und sehr unphysiologisches Insulinprofil, wie man es z. B. bei ein- oder zweimaliger Applikation eines Verzögerungsinsulins erhält, eine sehr differenzierte Ernährungstherapie mit mengen- und zeitgleicher Kohlenhydratzufuhr notwendig macht. Anderseits kann durchaus die Ernährungstherapie bei einer ausgefeilten Insulintherapie in einigen Punkten gelockert werden – ohne dass sie jedoch ganz entbehrlich wird.

Merke

Die Insulintherapie muss durch eine Ernährungstherapie unterstützt werden.

10.5.1 Konventionelle Insulintherapie

Unter einer konventionellen Insulintherapie (CT) versteht man die zweimalige Gabe eines Verzögerungs- oder Kombinationsinsulins vor dem Frühstück und vor dem Abendessen (Abb. 10.6). Die konventionelle Insulintherapie ist starr und unflexibel und muss bezüglich der Insulindosis, der Zeit und der Nahrungs-(Kohlenhydrat-)

zufuhr exakt eingehalten werden. Üblicherweise werden morgens 2/3 und abends 1/3 des Insulintagesbedarfs verabreicht. Je nach Insulinempfindlichkeit werden etwa 0,6 bis 1,0 I. E. pro kg Körpergewicht benötigt. Die Insulinverteilung und die Insulinmenge sind aber individuell sehr unterschiedlich und hängen auch von verschiedenen exogenen und endogenen Faktoren ab. Durch die Verwendung von Kombinationsinsulinen, mit einem Normal- und NPH-Anteil, kann der initiale Effekt verstärkt werden, was dem relativ raschen postprandialen Blutzuckeranstieg eher entspricht. Allerdings wird mit Zunahme des Normal-Insulin-Anteils der NPH-Anteil verringert und dadurch das Insulin in seiner Wirkdauer kürzer. Als „Routine-Insulin" für die konventionelle Insulintherapie hat sich ein Kombinationsinsulin mit 25 bis 30 % Normal-Insulin-Anteil bewährt. Da die Basalkomponente der Mischinsuline aus der trüben NPH-Suspension besteht müssen die Kombinationsinsuline vor ihrem Gebrauch aufgemischt werden!

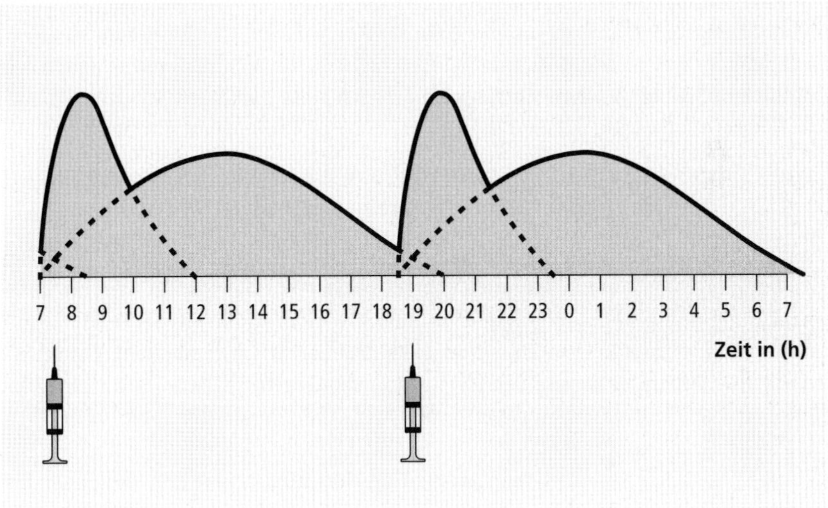

Abb. 10.6 Konventionelle Insulintherapie mit einem Kombinationsinsulin

Eine normnahe Blutzuckereinstellung ist mit der konventionellen Insulintherapie nur selten möglich. Am ehesten gelingt es noch bei den Typ-2-Diabetikern, die über eine relativ gute Insulinrestsekretion verfügen. Für die Typ-1-Diabetiker hingegen ist die konventionelle Insulintherapie nicht die Therapiestrategie der ersten Wahl, da das Ziel der Normoglykämie praktisch nie erreicht werden kann. Analysiert man die Blutzuckertagesprofile von Diabetikern unter einer konventionellen Insulintherapie, so liegen diese im Mittel bei ca. 200 mg/dI (11,0 mmol/l). Versucht man durch höhere Insulingaben den Blutzucker weiter zu normalisieren, nimmt das ohnehin relativ hohe Risiko von prolongierten Hypoglykämien deutlich zu.

Das Hypoglykämie-Risiko der konventionellen Insulintherapie darf nicht unterschätzt werden. Insbesondere in den späteren Vormittagsstunden, dann nämlich, wenn die maximale Insulinwirkung einsetzt und gleichzeitig aufgrund des zirkardianen Rhythmus die Insulinempfindlichkeit zunimmt, beobachtet man gehäuft hypoglykämische Reaktionen. Dies unterstreicht die Wichtigkeit der zeit- und mengengerechten Zwischenmahlzeit in den Vormittagsstunden.

Ein weiteres Problem der konventionellen Insulintherapie ist der erhöhte Nüchternblutzucker. Dies ist insofern nicht verwunderlich, da abends die Insulininjektion nicht selten schon um 18.00 Uhr erfolgt und die Insulinmenge nicht für die ganze Nacht ausreichend ist. Eine Erhöhung der abendlichen Insulindosis führt aber zwangsläufig zum Risiko nächtlicher Hypoglykämien.

Wegen der begrenzten Einstellbarkeit von insulinabhängigen Diabetikern wird die Indikation zur konventionellen Insulintherapie heute nur noch dann gesehen, wenn wegen mentaler oder manueller Probleme eine intensivierte Insulintherapie nicht in Frage kommt, oder wenn wie beim Hochbetagten die Normoglykämie nicht das Therapieziel darstellt.

Darüber hinaus konnte in der DCCT (Diabetes Control und Complication Trial) eindeutig gezeigt werden, dass unter einer konventionellen Insulintherapie im Vergleich zu einer intensivierten Insulintherapie mit mehr als zwei Insulininjektionen pro Tag, nicht nur die HbA_{1c}-Konzentrationen deutlich schlechter lagen, sondern diabetische Folgeerkrankungen in einem signifikant höheren Prozentsatz auftraten.

10.5.2 Intensivierte konventionelle Insulintherapie

Die intensivierte konventionelle Insulintherapie (ICT) ist durch mehrmalige (mindestens dreimalige) Insulinapplikationen charakterisiert. Normal-Insulin wird mahlzeitenabhängig und glukoseabhängig unmittelbar vor der Mahlzeitenaufnahme und Basal-Insulin, je nach Regime ein-, zwei- oder dreimal täglich verabreicht. Die intensivierte Insulintherapie kommt den physiologischen Gegebenheiten weitaus näher als die konventionelle Insulintherapie und stellt heute die „Standardtherapie“ beim Typ-1-Diabetes dar. So konnte in der DCCT –Studie (Diabetes Control Complication Trial) eindeutig nachgewiesen werden, dass durch eine intensivierte konventionelle Insulintherapie weitaus weniger diabetesspezifische Folgeerkrankungen auftraten als unter einer konventionellen Insulintherapie mit zweimaliger Verabreichung eines Kombinationsinsulins. Verschiedene Insulininjektionsschemata sind entwickelt worden, die alle ihre Berechtigung haben (Tab. 10.2).

Tab. 10.2 Mögliche Insulininjektionsschemata

Zeit der Insulinapplikation				
Variante	**Morgens**	**Mittags**	**Abends**	**Spät (22 Uhr)**
I	N	N	N	V
II	N+V	N	N	V
III	N+V		N	V
IV	N+V	N+V	N	V

N=Normalinsulin; V=Verzögerungsinsulin

Basal-Insulin

Bei der intensivierten Insulintherapie dient das Basal-Insulin zum Abdecken des physiologischen Insulingrundbedarfs, der auch ohne Mahlzeitenzufuhr benötigt wird. Der Basal-Insulinbedarf liegt bei den meisten Diabetikern bei knapp der Hälfte des gesamten Insulintagesbedarfs (Abb. 10.7); er ist allerdings von einigen Variablen abhängig. Im Mittel kann davon ausgegangen werden, dass bei endogenem Insulinmangel die notwendige Basal-Insulinmenge bei ca. 0,8 bis 1 I. E. pro Stunde liegt, d. h. innerhalb 24 Stunden 20 bis 24 I. E. Basal-Insulin benötigt werden.

Es hat sich bewährt, das Basal-Insulin um 22.00 Uhr als bedtime-Dosis zu verabreichen, da damit sehr gut das sog. Dawn-Phänomen beeinflusst werden kann. Im Insulinmangel, der häufig wegen der relativ kurzen und dosisabhängigen Wirkzeit dann zu verzeichnen ist, wenn das Insulin zum Abendessen injiziert wird, kann der Blutzuckeranstieg ungebremst erfolgen, sodass daraus hohe Nüchtern-Blutzuckerkonzentrationen resultieren.

Wird das NPH-verzögerte Basal-Insulin erst vor dem Zubettgehen appliziert, fällt das Wirkungsmaximum genau in die Zeit des hormonell-bedingten Blutzuckeranstiegs und der Nüchternblutzucker steigt nicht an.

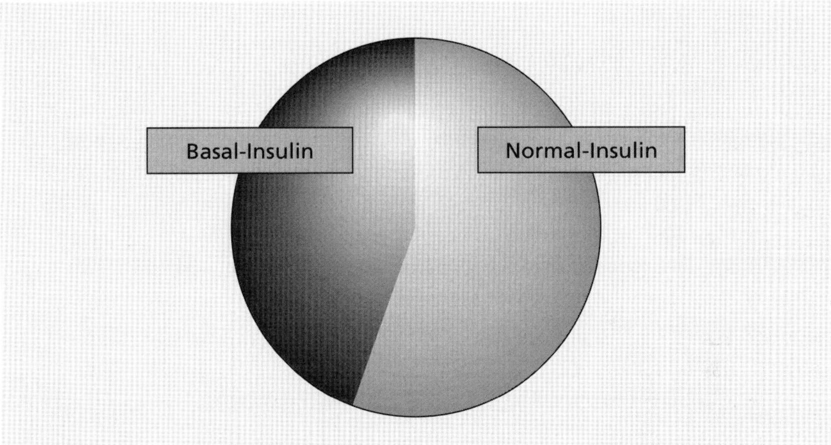

Abb. 10.7 Verteilung von Basal- und Normal-Insulin

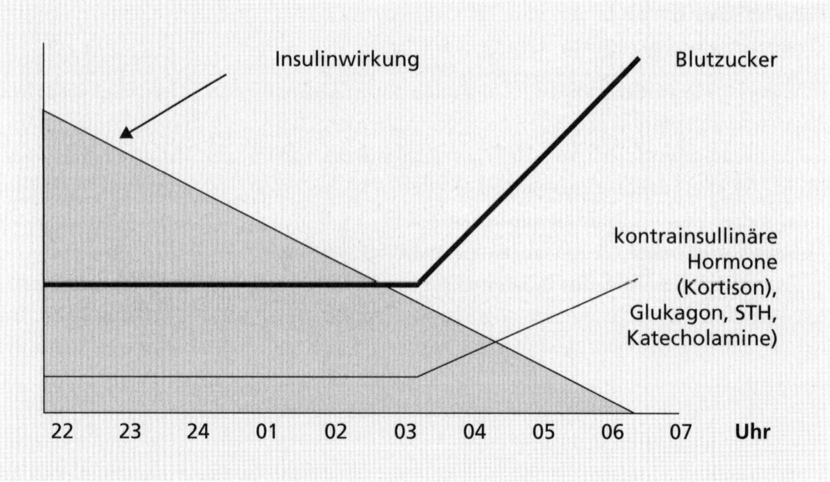

Abb. 10.8 Dawn-Phänomen

Merke

Unter dem Dawn-Phänomen versteht man den morgendlichen Blutzuckeranstieg, der meist gegen 3 bis 4 Uhr morgens einsetzt und durch die physiologische Ausschüttung von sog. kontrainsulinären Hormonen (z. B. Kortison, Adrenalin, Noradrenalin) begründet ist (Abb. 10.8). Beim Stoffwechselgesunden führt der dadurch induzierte Blutzuckeranstieg zu einer Stimulierung der β-Zelle und die vermehrte Insulinausschüttung normalisiert die Blutglukose. Die vermehrte Bereitstellung von Energie (Glukose) und die Stimulation des Herz-Kreislaufsystems (Adrenalin, Noradrenalin) leiten die Aufwachphase ein und bereiten den Organismus auf die Tagesanforderungen vor.

Die richtige Wahl der Basal-Insulinmenge kann dadurch geprüft werden, dass man unter der Basal-Insulingabe über 24 Stunden bei Nahrungskarenz den Blutzucker engmaschig kontrolliert. Alle gemessenen Blutzuckerwerte müssen dann im Nüchternblutzuckerbereich liegen.

Normal-Insulin

Das vom Basal-Insulin getrennt verabreichte Normal-Insulin hat zwei Funktionen. Zum einen soll es die mit der Nahrung aufgenommenen Kohlenhydrate (prandiales Insulin) abdecken und zum anderen dient es auch zur Korrektur erhöhter Blutzuckerwerte (Korrektur-Insulin), wobei die Korrektur zusammen mit dem prandialen Insulin erfolgt. Damit erkennbar wird, ob mit dem prandialen Insulin auch eine Blutzuckerkorrektur notwendig ist, ist vor der Mahlzeit eine Blutzuckerselbstkontrolle unerlässlich.

Der prandiale Insulinbedarf unterliegt tageszeitlichen Schwankungen, die überwiegend hormonell im physiologischen Biorhythmus begründet sind.

Morgens ist man relativ insulinresistent, gegen Mittag nimmt dann die Insulinempfindlichkeit zu und gegen Abend wird wieder etwas mehr Insulin pro BE benötigt.

Für die Praxis!

Mittlerer prandialer Insulinbedarf:

Morgens zum Frühstück	1,5–2,5 I. E. pro BE
Mittags zum Mittagessen	0,5–1,5 I. E. pro BE
Abends zum Abendessen	1,0–1,5 I. E. pro BE

Zu der prandialen Insulinmenge wird die Korrekturdosis addiert, wobei man im Durchschnitt damit rechnen kann, dass eine I. E. den Blutzucker um 40 mg/dl (2,2 mmol/l) (sog. „40er Regel") senkt. Vor allem die Korrekturdosis, aber auch die prandiale Insulinmenge muss für jeden einzelnen Patienten individuell ermittelt werden. Die angegebenen Mengen sind Richtwerte, die zwar für einen großen Teil der Diabetiker zutreffen, aber nicht immer für den Einzelfall relevant sein müssen.

Die Blutzuckerzielwerte vor der Mahlzeitenaufnahme liegen im Idealfall im Bereich des Nüchternblutzuckers, d. h. zwischen 80 und 120 mg/dl (4,4–6,6 mmol/l).

Ziel der intensivierten Insulintherapie ist es, möglichst physiologische Verhältnisse zu schaffen mit geringen Blutzuckerschwankungen innerhalb des normoglykämischen Bereichs und ohne wesentlichen Hyperinsulinismus. Damit wird das Blutzuckerverhalten möglichst an die Situation eines Nichtdiabetikers angepasst.

BE-Faktor

Als BE-Faktor wird diejenige Menge von Insulin bezeichnet, die für die Verstoffwechselung von einer Broteinheit (BE) erforderlich ist. Der BE-Faktor ist von Patient zu Patient unterschiedlich und oft auch zu den verschiedenen Tageszeiten. Der BE-Faktor findet nur beim Typ-1-Diabetes Verwendung – beim Typ 2-Diabetes beobachtet man leider häufig bei Verwendung des BE-Faktors eine unerwünschte Gewichtszunahme.

Der BE-Faktor lässt sich definieren:

$$\text{BE-Faktor} = \frac{\text{Gespritzte Einheit an Normalinsulin}}{\text{Anzahl der gegessenen BE}}$$

Er muss für jeden Patienten individuell ermittelt werden. Vorraussetzung sind dabei folgende Blutzuckwerte:

Vor der Mahlzeit	80 – 140 mg/dl (4,4 – 7,7 mmol/l)
3 Std. bzw. 5 Std. nach der Mahlzeit	80 – 140 mg/dl (4,4 – 7,7 mmol/l)

(3 Std. bei schnellwirkendem Insulinanalogon; 5 Std. bei Normal-Insulin)

Beispiel

$$\text{BE-Faktor} = \frac{\text{6 E Normal-Insulin}}{\text{4 gegessene BE}} = 1{,}5$$

Somit ergibt sich pro BE 1,5 E Normal-Insulin

Als Faustregel ergeben sich zu den verschiedenen Tageszeiten folgende BE-Faktoren:

Morgens:	1,5 – 3,0
Mittags:	0,5 – 1,5
Abends:	1,0 – 2,5
Spät:	0,5 – 1,5

Beispiel

Bei einem normalgewichtigen Typ-1-Diabetiker wurde für die Abendmahlzeit ein BE-Faktor von 2 errechnet. Beim gewünschten Verzehr von 5 BE müsste er 10 Einheiten Normalinsulin vor der Abendmahlzeit spritzen.

Um dieses sehr differenzierte Vorgehen realisieren zu können, muss der Patient intensiv und eingehend geschult werden. Trotz dieser hohen Anforderungen, die an den Patienten gestellt werden müssen, kommen die meisten insulinspritzenden Diabetiker mit der intensivierten Insulintherapie sehr gut zurecht und gewinnen Freiheiten im Tagesablauf, wie sie mit einer konventionellen Insulintherapie nie zu erreichen sind. Der geschulte Diabetiker kann die Essensportionen variieren, Mahlzeiten verschieben und meist, insbesondere bei Verwendung des kurzwirksamen Insulin lispro, Insulinaspartat und Insulinglulisin, auf Zwischenmahlzeiten verzichten. Ungeachtet dessen profitiert der Patient von einer intensivierten Insulintherapie gegenüber der konventionellen Insulintherapie durch eine bessere Stoffwechseleinstellung mit deutlich weniger Folgeerkrankungen und einer Steigerung der Lebensqualität.

10.5.3 Insulinpumpentherapie

Insulinpumpen (Insulindosiergeräte) sind kleine, ca. 100 g schwere, tragbare Infusionsgeräte über die mittels eines speziellen Kathetersystems das Insulin aus dem Reservoir in das subkutane Fettgewebe gepumpt wird (CSII = kontinuierliche subkutane Insulininfusion). Im Prinzip besteht eine Insulinpumpe aus folgenden Komponenten: Insulinreservoir, elektrische Pumpe, Batterie, Elektronik, Tastatur und anschließbarem Katheter (Abb. 10.9).

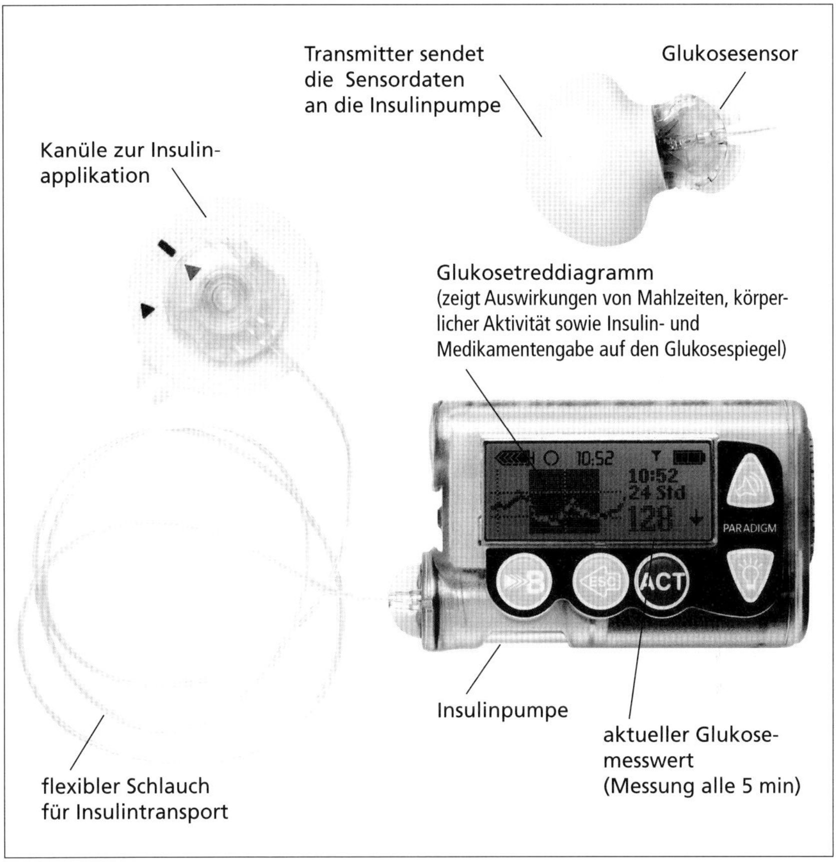

Abb. 10.9 MiniMed Paradigm® Insulinpumpe

Zum Einsatz kommen ausschließlich speziell entwickelte Normal-Insuline („Pumpeninsuline"), die durch Zusätze besonders stabilisiert sind. Dies ist notwendig, da über den langen Kontakt mit Plastikmaterialien (Reservoir, Katheter) und die lange Verweildauer bei Körpertemperatur das übliche Normal-Insulin auskristallisieren und zu Katheterverstopfungen führen würde.

Über die mikroprozessorgesteuerte Insulinpumpe lassen sich sehr exakt kleine, vor allem aber sehr kurzfristige Änderungen der Insulinzufuhr programmieren. Man unterscheidet dabei die so genannte *Basalrate*, die kontinuierlich über 24 Stunden Insulin in das subkutane Fettgewebe abgibt und die *Bolusrate*, die entsprechend der zu den Mahlzeiten aufgenommenen Kohlenhydratmenge manuell über die Tastatur zusätzlich abgerufen wird.

Über einen speziellen Katheter, der regelmäßig vom Patienten selbst gewechselt werden muss, gelangt das Insulin in das subkutane Fettgewebe. Die kleine und sehr scharf geschliffene Katheternadel ist fest am Ende des Katheters eingeschweißt. Es sind auch Katheter im Handel, die am Ende weiche Teflonnadeln besitzen, die mittels eines speziellen Mandrins eingelegt werden müssen.

Seit einiger Zeit gibt es ein System, welches die kontinuierliche Glukosemessung mit der Insulinpumpentherapie kombiniert (MiniMed Paradigm® REAL-Time System). Dabei erfolgt die Messung mit einem Glukosesensor alle 5 Minuten. Der Sensor ist mit einem Transmitter verbunden der die Daten drahtlos an die Insulinpumpe übermittelt, von dieser die Blutzuckerwerte dann abgelesen werden können. Die Einstellung auf dieses System sollte von speziell geschulten Diabetologen übernommen werden. (Abb. 10.9)

Basalrate

Wie bei der intensivierten Insulintherapie deckt die Basalrate den mahlzeitenunabhängigen Grundbedarf der Insulinversorgung ab. Die Zufuhr erfolgt kontinuierlich über 24 Stunden und kann in der Regel in Schritten von 0,1 I. E. pro Stunde sehr fein dosiert werden. Durch die Möglichkeiten unterschiedlicher vorprogrammierbarer Basalraten kann die basale Insulinmenge dem Tagesablauf angepasst werden. Dies hat vor allem Bedeutung bei einem ausgeprägten Dawn Phänomen, mit seinem erhöhten frühmorgendlichen Insulinbedarf.

Der Vorteil der kontinuierlichen Normal-Insulinzufuhr als „Basal-Insulin" ist in erster Linie in der Verwendung von nicht verzögertem Insulin, in der konstanten Lage der Nadel im subkutanen Fettgewebe und dem vergleichbar kleinen Insulindepot im subkutanen Fettgewebe zu sehen. Das kleine subkutane Insulindepot hat den Vorteil, dass eine rasche Anpassung der Dosis möglich ist, birgt aber andererseits die Gefahr der raschen ketoazidotischen Entgleisung, wenn aus irgendeinem Grund die kontinuierliche Insulinzufuhr unterbrochen wird.

Für die Praxis!

Im Mittel beträgt die Basalrate bei den meisten Patienten 1 I. E./Stunde. Die gesamte Basalrate, die innerhalb von 24 Stunden verabreicht wird, sollte 50 % des Insulintagesbedarfes nicht überschreiten. Nachts erfolgt eine Absenkung um 20 %, in den frühen Morgenstunden wird die Dosis erhöht.

Die nächtliche Absenkung um 20 % hat sich zur Vermeidung von nächtlichen Hypoglykämien ebenso wie die Erhöhung der Zufuhrdosis in den frühen Morgenstunden, um der hormonellen Insulinresistenz (Dawn-Phänomen) entgegenzuwirken, bewährt. Die „richtige" Basalrate kann problemlos durch häufige Blutzuckermessungen an einem 24-Stunden-Fastentag ermittelt werden. Überraschenderweise bleibt die einmal bei einem Patienten ermittelte individuelle Basalrate über Jahre hinweg weitgehend konstant und bedarf kaum einer Änderung.

Bolusinsulin

Das Bolusinsulin („prandiales Insulin") hängt von der Kohlenhydratmenge der Nahrung ab und folgt denselben Richtlinien wie bei der intensivierten Insulintherapie. Die vor der Mahlzeitenzufuhr verabreichte Insulinmenge beinhaltet zudem noch die Korrekturdosis, um erhöhte Blutglukosekonzentrationen auszugleichen. Unter einer Insulinpumpentherapie sind also mindestens genauso viele Blutzuckerselbstkontrollen notwendig, wie unter der intensivierten Insulintherapie.

Spezielle Pumpenprobleme

Probleme an der Einstichstelle des Katheters sind häufig, aber meist relativ harmlos. Durch eine zu lange Verweildauer der Katheternadel in der Haut kann es gelegentlich zu Hautreizungen und Entzündungen an der Einstichstelle kommen.

Eine Abszessbildung ist jedoch selten und wird nur bei grobem Fehlverhalten des Patienten beobachtet. Wegen dieser Probleme sollte der Katheter grundsätzlich spätestens nach zwei Tagen gewechselt werden. Die größte Gefahr geht von dem sehr kleinen subkutanen Insulindepot aus. Bei Unterbrechung der Insulinzufuhr, z. B. bei einem Pumpendefekt, einer Katheterverstopfung oder Dislokalisation der Katheternadel, kann sich sehr rasch ein absoluter Insulinmangel und eine Ketoazidose entwickeln. Auf dieses Problem müssen die Patienten im Rahmen der Pumpenschulung sehr eindrücklich hingewiesen werden. Des Weiteren müssen die Patienten beachten, dass bei jeder ungeklärten Blutzuckererhöhung eine Überprüfung des Kathetersystems unerlässlich ist und eine Ketonkörpermessung im Urin erfolgen muss. Bei Vorliegen einer Ketonurie müssen sofort 4 bis 6 I. E. Normalinsulin über eine konventionelle Insulinspritze oder über einen Pen subkutan appliziert werden.

Hypoglykämien beobachtet man unter der Insulinpumpentherapie bei gut geschulten Patienten nicht häufiger wie unter der intensivierten Insulintherapie. Allerdings kann aufgrund der anhaltenden Normoglykämie unter der Pumpentherapie die Hypoglykämie-Wahrnehmungsschwelle herabgesetzt sein.

Indikation für Insulinpumpen

Die Insulinpumpentherapie entspricht einer intensivierten Insulintherapie und hat somit auch im Prinzip dasselbe Indikationsspektrum. Trotzdem hat sie einige Vorteile, die auch zu einer besseren Blutzuckereinstellung führen können.

Der Einsatz der Insulinpumpen macht nur beim kooperativen, motivierten und gut geschulten Patienten Sinn. Der Patient muss sich zudem mit der „Prothese" Insulinpumpe identifizieren. Fehlende Kooperation, Unzuverlässigkeit, Abhängigkeitserkrankungen, psychiatrische und gravierende psychische Probleme schließen eine Pumpentherapie aus. Auch adipöse oder essgestörte Patienten sollten keiner Insulinpumpentherapie zugeführt werden.

Kurz gefasst!

Mögliche Indikationen für Insulinpumpen:

- Ausgeprägtes Dawn-Phänomen,
- unbefriedigende Stoffwechseleinstellung unter intensivierter Insulintherapie,
- Schichtarbeit,
- unregelmäßiger Berufsalltag,
- präkonzeptionell bei geplanter Schwangerschaft,
- Probleme mit Mehrfachinjektionen,
- beginnende Neuropathie,
- zeitlich begrenzt beim diabetischen Fuß, bei Wundheilungsstörungen und Infekten.
-

Kontraindikation der Insulinpumpentherapie:

- Fehlende Compliance,
- Unzuverlässigkeit,
- Abhängigkeitserkrankungen (Drogen-, Alkohol- oder Suchtprobleme),
- psychiatrische Erkrankungen,
- schwere psychische Probleme,
- Essstörungen,
- Adipositas.

Jeder Diabetiker, der einer Insulinpumpentherapie zugeführt werden soll, muss zunächst eingehend in der Handhabung der Dosierpumpe geschult und über die möglichen Risiken informiert werden. Dieses spezielle Pumpentraining umfasst alle technischen Details wie Batteriewechsel, Vorgehen bei Alarmauslösung sowie Fehlersuche, Handhabung des Insulinreservoirs, Katheterwechsel, Haut-Hygiene, und metabolische Schulung über Blutzuckerkontrollen, Ketonkörpermessung, Risiko der ketoazidotischen Entgleisung, verminderte Hypoglykämie-Wahrnehmung etc. Keinesfalls darf die Insulinpumpentherapie eingesetzt werden, um eine unkontrollierte Ernährungsweise zu kompensieren. Dies führt unweigerlich zur Gewichtszunahme mit allen sich daraus ableitenden Konsequenzen.

10.6 Körperliche Bewegung

Neben der Insulintherapie und der Ernährungsumstellung gehört die körperliche Aktivität zu den unverzichtbaren therapeutischen Maßnahmen. Dabei verfolgt die Muskelarbeit mehrere Ziele. Zum einen verbessert sich eindeutig die Stoffwechselsituation und zwar nicht nur das Blutzuckerverhalten, sondern auch der Lipidstoffwechsel und das Blutdruckverhalten wird günstig beeinflusst. Zum anderen führt regelmäßige körperliche Aktivität zur psychischen Stabilisierung und zum körperlichen Wohlbefinden. Körperliche Aktivität in der Freizeit gehört für jedermann in den Alltag wie Essen und Trinken. Typ-1-Diabetiker können nahezu alle Sportarten ausüben, die bei Auftreten von hypoglykämischen Episoden nicht zu einer Selbst- oder Fremdgefährdung führen (s. Kap. 26). Günstig sind alle Ausdauer und Freizeitsportarten, die regelmäßig und als selbstverständliche Maßnahme in den Alltag integriert sind. Sport in der Gruppe fördert die gesellschaftliche und soziale Integration und kann entscheidend dazu beitragen nicht als „Außenseiter" diskriminiert zu werden.

Einige Grundregeln müssen jedoch beachtet werden. Vor und nach jeder körperlichen Aktivität muss der Blutzucker bestimmt werden – bei längeren Aktivitäten auch während der Ausübung, um hypoglykämische Reaktionen frühzeitig zu erkennen. Stets sind ausreichenden Mengen von „Not-BE" und der Diabetespass bei sich zu führen und die Sportkameraden über notwendige Maßnahmen bei einer Hypoglykämie zu informieren. Bei Blutzuckerkonzentrationen deutlich über 200 mg/dl (11 mmol/l) darf keine sportliche Aktivität erfolgen, ebenso wie im Nüchternzustand oder unmittelbar nach einer Insulininjektion und vor der Mahlzeitenaufnahme.

10.7 Besonderheiten der Schulung

Jeder Typ-1-Diabetiker muss einer strukturierten Diabetikerschulung zugeführt werden: Informiert wird über Art, Wesen und Folgen der Erkrankung, über Nutzen und Risiken der Insulintherapie, über die notwendige Ernährungsumstellung, über Maßnahmen bei Hypoglykämien, über die Selbstkontrolle und Insulinanpassung. Ziel der Schulung ist es, die Selbsthilfekompetenz und Reflexionskompetenz so zu entwickeln, dass der Typ-1-Diabetiker ein erfülltes Leben mit körperlichem Wohlbefinden und voller Leistungsfähigkeit führen kann.

Weibliche Typ-1-Diabetiker im gebärfähigen Alter müssen zudem über die Notwendigkeit einer normoglykämischen präkonzeptionellen Blutzuckereinstellung, über den diabetischen Schwangerschaftsverlauf und über Möglichkeiten des Konzeptionsschutzes aufgeklärt werden. Mit der Manifestation der Erkrankung wird in Einzelgesprächen über die Inhalte der Insulintherapie, der Selbstkontrolle und Maßnahmen bei Hypoglykämien gesprochen. Danach schließt sich eine Gruppenschulung an.

Die doch ganz gravierende Lebensveränderung, die mit der Diagnose eines Typ-1-Diabetes verbunden ist, bedarf der behutsamen, einfühlsamen und kompetenten Führung, um die Krankheitsbewältigung zu beschleunigen. Klare, fundierte Informationen, die sich in ihrem Umfang der Aufnahmefähigkeit des Patienten anpassen, fördern die Krankheitsbewältigung und die Krankheitsakzeptanz. Von ganz entscheidender Bedeutung ist, dass das ganze Behandlungsteam in einer einheitlichen Sprache mit identischem Informationsgehalt mit dem Patienten redet.

In gewissen Abständen ist eine Nachschulung erforderlich, um das Erlernte aufzufrischen und um neue Wissensinhalte zu vermitteln. Die Abstände hierzu sind ganz individuell an jedem einzelnen Patienten festzumachen.

10.8 Besonderheiten im Krankenhaus

Auch im Krankenhaus sollte der Typ-1-Diabetiker, soweit er dazu aufgrund seines körperlichen Zustandes in der Lage ist, die Blutzuckerkontrollen und damit die Insulinanpassung weitestgehend selbst durchführen. Das erhält die Kompetenz der Selbsthilfe und führt zu einem geringeren Arbeitsaufwand für das Stationspersonal. Wichtig ist, dass die vom Patienten durchgeführten Maßnahmen in das Krankenblatt übernommen werden. Bei Untersuchungen, die nüchtern durchgeführt werden müssen, sollten insulinspritzende Diabetiker morgens als erste untersucht werden – dadurch wird man der Stoffwechselsituation des Diabetikers gerecht und beugt eventuellen Entgleisungen vor (s. auch Kap. 25.3). Hier kommt dem Pflegepersonal eine wichtige Kontrollfunktion zu. Auch im Hinblick auf die Essenssituation hat das Pflegepersonal die schwierige, aber wichtige Aufgabe, die Essenszeiten des Typ-1-Diabetikers, auf die er eingestellt ist, weitestgehend einzuhalten.

11 Typ-2-Diabetes: Klinik und Therapiestrategien

11.1 Klinik

Der Typ-2-Diabetes ist eine genetisch bedingte chronische Erkrankung, die ihren Ursprung im metabolischen Syndrom hat, und sich schleichend entwickelt, ohne dass dabei zunächst wesentliche Beschwerden oder klinisch fassbare Symptome auftreten. Dies ist auch der Grund, warum der Typ-2-Diabetes meist zufällig und viel zu spät diagnostiziert wird, oft dann erst, wenn bereits diabetische Folgeerkrankungen, wie Neuropathie oder Retinopathie, nachweisbar sind. Man muss davon ausgehen, dass im Mittel der Diabetes schon 5 bis 7 Jahre präexistent vorhanden war, bevor die Diagnose gestellt wird. Meist erfolgt die Diagnose zufällig, weil Blut aus einem anderen Grund abgenommen wurde und bei der blutchemischen Analyse dann ein erhöhter Blutzucker auffällt. Nicht selten wird auch die Erstdiagnose vom Neurologen oder Ophthalmologen gestellt, bei dem sich der Patient wegen diesbezüglicher Beschwerden vorstellte.

Die Manifestation erfolgt regelhaft im Erwachsenenalter, meist nach dem 40sten Lebensjahr. Allerdings beobachtet man seit geraumer Zeit ein Verschiebung des Manifestationsalters in frühere Lebensabschnitte. So ist es heute keine Seltenheit, dass bereits ein unter 40-Jähriger an einem Diabetes Typ 2 erkrankt. Ja selbst Jugendliche und sogar Kinder können davon betroffen sein.

Der Typ-2-Diabetiker ist im Regelfall übergewichtig – meist mit stammbetonter Fettsucht, hat eine schon länger bekannte Hypertonie und nicht selten eine Hypertriglyzeridämie und eine latente oder manifeste koronare Herzkrankheit. Bei den meisten Typ-2-Diabetikern lässt sich eine positive Familienanamnese nachweisen, d. h. mindestens ein weiterer Blutsverwandter ist bereits an einem Diabetes erkrankt. Zum Zeitpunkt der Diagnosestellung ist der Typ-2-Diabetiker bereits multimorbid, hat gravierende Begleiterkrankungen und oft schon diabetesbedingte Folgeerkrankungen. Das weitere Schicksal wird ganz entscheidend vom Ausmaß der vorliegenden Organschädigungen bestimmt.

Da der Typ-2-Diabetes meist viel zu spät diagnostiziert wird, hat die Weltgesundheitsorganisation (WHO) zusammen mit der Amerikanischen Diabetes Gesellschaft

(ADA) den oberen Grenzwert für den Normwert der Nüchternglukose deutlich nach unten revidiert. Man will damit erreichen, dass der Typ-2-Diabetes frühzeitiger erfasst wird. Die Orientierung am Nüchternblutzucker macht Sinn, da weltweit der Nüchternblutzucker – vor allem bei Screening-Untersuchungen, viel häufiger bestimmt wird als postprandiale Blutzuckerwerte.

Kurz gefasst!

Hinweise, die ein erhöhtes Diabetes-Typ-2-Risiko bedeuten können:

- Stammbetonte Fettsucht,
- Hypertonie,
- Hypertriglyzeridämie,
- bei Frauen hohes Geburtsgewicht der Kinder (> 4.000 g),
- Gestationsdiabetes während der Schwangerschaft,
- positive Familienanamnese.

Bei gefährdeten Personengruppen sollte regelmäßig ein oraler Glukosetoleranztest durchgeführt werden. Die frühe Identifizierung des Typ-2-Diabetes wäre dadurch viel besser möglich, da beim Typ-2-Diabetes in den Frühstadien als erstes der postprandiale Blutzucker ansteigt.

Die Führung des Typ-2-Diabetikers kann wegen der Symptomarmut und der damit verbundenen subjektiven Verharmlosung erschwert sein. Wegen der bereits bestehenden Multimorbidität muss aber immer wieder der Patient auf die Ernsthaftigkeit und Tragweite seiner Erkrankung hingewiesen werden.

Die primäre Therapie beim Typ-2-Diabetes besteht in der Gewichtsreduktion und in der Steigerung der körperlichen Aktivität. Orale Antidiabetika haben erst dann ihre Berechtigung, wenn durch gewichtsreduzierende Maßnahmen keine befriedigende Stoffwechseleinstellung erreichbar ist. Orale Antidiabetika, die nicht insulinstimulierend wirken, wie Acarbose, Metformin, Thiazolidindione und DPP-4-Inhibitoren sind insulinotropen Substanzen vorzuziehen. Wobei Metformin als Mittel der ersten Wahl gilt, wenn keine Unverträglichkeiten oder Kontraindikationen vorliegen. Erst nach Ausschöpfen aller diätetischen und oral einzunehmenden Pharmaka hat die Insulintherapie ihren Stellenwert. Ein übergebührlich langes Hinauszögern einer Insulintherapie ist jedoch genauso wenig empfehlenswert wie ein zu früher Einsatz. Der Typ-2-Diabetes ist im Gegensatz zum Typ-1-Diabetes ein dynamischer Prozess und die therapeutische Strategie hat sich immer am Stadium der Erkrankung zu orientieren.

Begleitende Erkrankungen müssen konsequent therapiert werden. Dies gilt in besonderem Maße für die Hypertonie und die Hyperlipoproteinämie, aber auch für die Adipositas. Nur durch konsequentes therapeutisches Handeln lässt sich das hohe atherogene Risiko minimieren. Dies ist vor allem deshalb von Bedeutung, weil nach wie ca. 80 % der Typ-2-Diabetiker an atherosklerotischen Komplikationen (Herzinfarkt, Schlaganfall) versterben.

Die immer wieder geäußerte Meinung, dass Typ-2-Diabetiker weniger häufig diabetische Folgeerkrankungen entwickeln, ist nicht haltbar. So tritt die diabetische Polyneuropathie sogar häufiger auf als bei Typ-1-Diabetikern. Die terminale Niereninsuffizienz mit der Indikation zur Nierenersatztherapie entwickelt sich zeitlich nicht unterschiedlich zum Typ-1-Diabetes. Ähnliches gilt auch für die Retinopathie. Wenn man zusätzlich berücksichtigt, dass der Typ-2-Diabetiker eine meist jahrelange nicht diagnostizierte Erkrankungsphase hat, ist verständlich, dass das Risiko der Entwicklung von diabetischen Folgeerkrankungen groß ist.

Der Typ-2-Diabetes ist eine therapeutische Herausforderung nicht nur hinsichtlich der Blutzuckereinstellung, sondern auch wegen der mit dem Typ-2-Diabetes verbundenen Begleiterkrankungen, dem dynamischen Verlauf und dem Risiko der Entwicklung von Folgeerkrankungen. Es wird verständlich, dass alle zur Verfügung stehenden Behandlungsstrategien eingesetzt werden müssen, um die Lebensqualität und die Lebenserwartung der Typ-2-Diabetiker zu verbessern.

Kurz gefasst!

- Diabetes Typ 2 entwickelt sich schleichend und wird häufig erst diagnostiziert, wenn sich diabetische Folgeerkrankungen manifestieren.
- Gewichtsreduktion und Steigerung der körperlichen Aktivität sind die primäre Therapie beim Typ-2-Diabetiker.
- Die Therapie muss sich am Stadium der Erkrankung orientieren.
- Diabetische Folgeerkrankungen treten bei Typ-2-Diabetes mit ähnlicher Häufigkeit auf wie bei Diabetes Typ 1.

11.2 Therapieziele

Die Therapieziele des Typ-2-Diabetes sind individuell festzulegen. Bei den Überlegungen hierzu spielt das Lebensalter und die Lebenssituation eine entscheidende Rolle. Beim hochbetagten Typ-2-Diabetiker, der sich in einem solchen Lebensalter befindet, in dem diabetische Folgeerkrankungen zu vernachlässigen sind, spielt die Normoglykämie als Therapieziel keine Rolle mehr. Hier orientiert sich das therapeutische Bemühen ausschließlich an der Lebensqualität und an der Vermeidung von Beschwerden. Dies bedeutet jedoch nicht, dass ein therapeutischer Nihilismus angebracht ist. Polyurie, vermehrtes Durstgefühl, zunehmende Müdigkeit dürfen keinesfalls toleriert werden. Auch beim hochbetagten Diabetiker gilt es das Präcoma und das Coma diabeticum sowie die Entstehung des diabetischen Fußes zu vermeiden.

Bei jüngeren Typ-2-Diabetikern gelten dieselben Therapieziele wie beim Typ-1-Diabetes. Wegen der noch langen Lebenserwartung und der Möglichkeit der Entstehung von Folgeerkrankungen gilt jeder Diabetiker, der noch eine voraussichtliche Lebenserwartung von mehr als 6 bis 10 Jahren hat, als jüngerer Typ-2-Diabetiker mit dem Therapieziel der dauerhaften Normoglykämie. Die Therapie kann sich aber wegen der Komplexität der Erkrankung nicht nur auf die Verbesserung der Blutglukose beschränken. Alle Faktoren, die mit dem metabolischen Syndrom auftreten können, wie Hypertonie, Fettstoffwechselstörung, Übergewicht haben einen sich gegenseitig beeinflussbaren Effekt und müssen deshalb ebenfalls konsequent behandelt werden. Nicht nur der sich gegenseitig beeinflussende Effekt steht bei den therapeutischen Überlegungen im Vordergrund, sondern vor allem die Vorbeugung von Gefäßerkrankungen. Da alle im Rahmen des metabolischen Syndroms auftretenden Störungen letztendlich atherogene Risikofaktoren sind und das Auftreten von atherosklerotischen Erkrankungen beschleunigen und verstärken können, kommt der umfassenden Behandlung aller pathologisch veränderten Faktoren eine große Bedeutung zu.

Aufgrund der Tatsache, dass sich die Manifestation des Typ-2-Diabetes in immer jüngere Lebensabschnitte verschiebt und wegen der damit verbundenen wesentlich längeren Lebenserwartung, muss heute die Forderung nach einer normoglykämischen Stoffwechseleinstellung von Anfang an gestellt werden. Nimmt man die HbA_{1c}- Konzentration als Maß der Einstellung, so können die in Tabelle 11.1 dargestellten Richtwerte als Einstellungskriterien herangezogen werden.

Die 2000 publizierten Ergebnisse der UKPDS-Studie (United Kingdom Prospective Diabetes Study) zeigten durch eine nur geringfügige Verbesserung der HbA_{1c} Konzentration von 7,9 auf 7,0 % eine dramatische Reduzierung der diabetischen Folgeerkrankungen.

Eine Gewichtsreduktion beim übergewichtigen Typ-2-Diabetiker ist unbedingt anzustreben. Dabei führt schon ein relativ geringer Gewichtsverlust zu einer deutlichen Verbesserung der Stoffwechselsituation, zu Einsparungen an Antidiabetika und sonstigen Medikamenten (Antihypertensiva, Lipidsenker etc.) sowie zur Verringerung des kardiovaskulären Risikos. Das früher geforderte Erreichen von Normalgewicht ist für die Mehrzahl der Patienten nicht erreichbar. Realistische Zielvorgaben, klare und verständliche Verhaltensmaßnahmen und unterstützende Motivation sind optimale Voraussetzungen für den Erfolg. Angestrebt wird heute eine Gewichtsreduktion um 5 bis 10 % vom Ausgangsgewicht innerhalb eines Jahres. Dabei hat sich gezeigt, dass vor allem die Gewichtsreduktion im ersten Jahr nach der Diagnosestellung den größten Nutzen bringt. Es ist ausreichend, wenn sich die Ernährungsberatung in erster Linie auf die Fettreduktion beschränkt. Angestrebt wird eine Ernährungsform, die ca. 25 bis 30 % der täglichen Energieaufnahme enthält; dies entspricht ungefähr 60 g Fett am Tag.

Wegen des hohen atherogenen Risikos ist eine Normalisierung der Lipoproteine unbedingt erforderlich. Auch wenn keine klinisch fassbaren Zeichen einer koronaren Herzkrankheit vorliegen, gilt als LDL-Zielwert eine Konzentration von kleiner 100 mg/dI.

Bei Vorliegen einer koronaren Herzkrankheit muss jedoch eine LDL-Konzentration von wesentlich kleiner als 100 mg/dl erreicht werden Untersuchungen belegen, dass ein Diabetiker ohne klinisch nachweisbare KHK dasselbe Risiko hat, einen Herzinfarkt zu erleiden wie ein nichtdiabetischer KHK-Patient.. Dies würde jedoch bedeuten, dass bei jedem Diabetiker die LDL-Konzentration in dem Bereich sein sollte, wie bei einem KHK-Patienten in der Sekundärprävention, nämlich unter 100 mg/dl. Dies gelingt meist nicht mit der Ernährungsumstellung alleine; eine Pharmakotherapie mit einem CSE-Hemmer ist dann indiziert. Eine Reihe von groß angelegten Studien (z. B. Cards-Studie) hat den Nachweis erbracht, dass CSE-Hemmer bei Diabetikern das Herzinfarkt-Risiko erheblich reduzieren und die hohe Mortalitätsrate vermindern können. Mindestens dieselbe Aufmerksamkeit muss der antihypertensiven Therapie entgegengebracht werden. Blutdruckwerte über 140/90 mmHg sind auch beim älteren Diabetiker nicht akzeptabel. Dies konnte ebenfalls von der UKPDS-Studie bestätigt werden. Durch eine konsequente Blutdrucksenkung wird nicht nur das Apoplex- und KHK-Risiko vermindert, sondern vor allem eine Prävention der diabetischen Nephropathie erreicht.

Tab. 11.1 HbA_{1c}-Einstellungskriterien bezogen auf das Lebensalter beim Typ-2-Diabetes

Lebensalter (Jahre)	HbA_{1c} (%)	HbA_{1c} (mmol/mol)
<65	<6,5	48
65–75	<7,0	53
>75	<7,5	58

11.3 Ernährung

Ganz im Vordergrund der ernährungstherapeutischen Bemühungen steht beim Typ-2-Diabetes die Gewichtsreduktion. Dies kann nur dann erreicht werden, wenn die tägliche Energiezufuhr deutlich kleiner ist als der Energiebedarf. Je nach Ausmaß des Übergewichts und je nach Dringlichkeit der Gewichtsabnahme wird man eine 1200 bis 1600 kcal Kost wählen. Eine weitere Einschränkung der Energiezufuhr z. B. unter 1000 kcal/Tag sollte nur bei strenger Indikation und unter engmaschiger Kontrolle bei stationären Bedingungen erfolgen. Für viele Typ-2-Diabetiker würde die Kalorienrestriktion, wenn sie nur konsequent durchgeführt würde, als alleinige Maßnahme ausreichen, da damit gleichzeitig auch eine dramatische Einschränkung der Fettzufuhr verbunden ist, und damit auch das Prinzip einer antiatherosklerotischen Ernährung realisiert wird. In diesem Fall wäre auch eine Berechnung der Kohlenhydrate z. B. nach Broteinheiten nicht erforderlich. Bei nur leichten Einschränkungen der Energiezufuhr, oder wenn die Gewichtabnahme nicht realisiert werden kann, sollte die Ernährung als Prävention der Atherosklerose wenigstens fettreduziert sein mit ca. 60 bis 80 g Fett pro Tag, entsprechend 1 g Fett pro Kilogramm Körpergewicht bezogen auf Normalgewicht. Eine eingehende Schulung des Patienten ist dabei unbedingt erforderlich.

Wegen der Energiedichte und wegen möglicher gastrointestinaler Nebenwirkungen sollten Zuckeraustauschstoffe (Sorbit, Fruktose) nur sehr sparsam eingesetzt werden. Kohlenhydratfreie Süßungsmittel (Na-Cyclamat, Aspartam, Saccharin) sind jedoch uneingeschränkt erlaubt. Aus verschiedenen Gründen ist darauf zu achten, dass die Ernährung reich an Ballaststoffen ist. Vollkornprodukte sollten grundsätzlich bevorzugt werden.

Beim diätetisch eingestellten Diabetiker, ebenso wie bei Typ-2-Diabetikern, die Acarbose oder Metformin einnehmen, ist die Erhöhung der Mahlzeitenfrequenz auf 5 bis 7 Einzelmahlzeiten zwar aus metabolischen Gründen wünschenswert, aber nicht zwingend notwendig. Beim insulinpflichtigen Typ-2-Diabetiker und bei Patienten, die Sulfonylharnstoffe einnehmen, ist jedoch auf die Einhaltung der Zwischenmahlzeiten, insbesondere am Vormittag und vor dem Zubettgehen zu achten. Die Zwischenmahlzeiten führen nicht nur zur „Glättung" des Blutzuckertagesprofils und zur Verminderung des Hyperinsulinismus, sondern tragen ganz wesentlich zur Prävention der Hypoglykämie bei. Bei insulinpflichtigen Typ-2-Diabetikern, und in etwas abgeschwächter Form bei Patienten unter einer Sulfonylharnstoff-Therapie, ist der zeitliche Spielraum der Mahlzeiteneinnahme ebenso wie die mit der Mahlzeit aufgenommene Kohlenhydratmenge relativ eng begrenzt und erlaubt nur in sehr eingeschränktem Maße eine zeitliche Verschiebung der Mahlzeit sowie eine Variation der verzehrten Kohlenhydratmenge (Tab. 11.2).

Tab. 11.2 Bewertung der einzelnen ernährungstherapeutischen Empfehlungen für Typ-2-Diabetiker, unter Berücksichtigung der Pharmakotherapie

Maßnahme	Diät	Acarbose	Metformin	Sulfonylharnstoff	Insulin
Relativverteilung der Nährstoffe	+++	+++	+++	+++	+++
Hypokalorische Ernährung	+++	+++	+++	+++	+++
Meiden von Nahrungsmitteln vom Glukosetyp	+++	+++	+++	+++	+++
Zwischenmahlzeiten	(+)	(+)	(+)	+	+
Fettreduktion	+++	+++	+++	+++	+++
Ballaststoffreich	+++	+++	+++	+++	+++
Berechnung der Kohlenhydrate	(+)	(+)	(+)	++	+++
Alkoholreduktion	+++	+++	+++	+++	+++
Extra(Sport-)BE	(+)	(+)	(+)	+	+

\+ weniger wichtig ++ wichtig +++ sehr wichtig

Besondere Bedeutung kommt dem Alkohol zu. Jeder Diabetiker muss darauf hingewiesen werden, dass Alkohol per se und über die verstärkende Wirkung der Antidiabetika zur Hypoglykämie führen kann, dabei die Glukoneogenese gehemmt wird und aufgrund der narkotisierenden Wirkung u. U. die Frühsymptome der Hypoglykämie kaschiert werden. Darüber hinaus ist Alkohol energiereich und darf schon alleine aus diesem Grund beim übergewichtigen Diabetiker nur sparsam Verwendung finden.

Nur durch eine flexible und individuell angepasste Ernährungstherapie zusammen mit der erforderlichen situationsangepassten Pharmakotherapie kann die diabetische Stoffwechsellage kompensiert und das Ziel der Normoglykämie bei guter Lebensqualität, vor allem aber eine Reduzierung der diabetischen Folgeerkrankungen mit konsekutiver Verlängerung der Lebenserwartung, erreicht werden. Es steht außer Zweifel, dass der Ernährungstherapie dabei eine entscheidende, vielleicht die wichtigste Rolle zukommt. Leider wird in der Praxis gerade beim Typ-2-Diabetiker der Ernährungstherapie viel zu wenig Bedeutung zugemessen.

11.4 Körperliche Bewegung

Körperliche Aktivität ist für den Typ-2-Diabetiker wichtig: Die krankheitsbestimmende Insulinresistenz wird durch Muskelarbeit verbessert und die Blutglukose reduziert, der Blutdruck normalisiert sich und kardiovaskulären Erkrankungen wird vorgebeugt. Es ist die These, dass für die explosionsartige Zunahme des Typ-2-Diabetes in erster Linie die in der heutigen Bevölkerung übliche Bewegungsarmut verantwortlich ist, nicht von der Hand zu weisen.

Jeder Typ-2-Diabetiker sollte regelmäßig Muskelarbeit verrichten, wobei der Umfang und die Intensität individuell ermittelt wird. Zum Ausschluss einer latenten oder manifesten koronaren Herzkrankheit ist die vorherige Durchführung eines Belastungs-EKGs notwendig.

11.5 Orale Antidiabetika

Eine Indikation zur Verabreichung oraler Antidiabetika besteht erst dann, wenn nach einem ausreichend langen Zeitraum (3 bis 6 Monate) der Versuch mit Ernährungsumstellung, Gewichtsreduktion und verstärkter körperlicher Aktivität nicht zu einer wesentlichen Verbesserung der Stoffwechselsituation geführt hat und die gewünschten Therapieziele nicht erreicht wurden. Allerdings sehen die neuen Leitlinien der Deutschen Diabetes Gesellschaft vom 13. Oktober 2008 (deutsche-diabetes-gesellschaft.de/redaktion/leitlinien.php) vor, dass von Anfang an neben der Ernährungsumstellung, Steigerung der körperlichen Aktivität auch Metformin verabreicht werden kann. Bei Kontraindikationen für Metformin können auch andere orale Antidiabetika zum Einsatz kommen, wobei nicht-insulinotrope Pharmaka sicherlich vorteilhafter sind.

Die Palette der heute zur Verfügung stehenden oralen Antidiabetika ist groß, mit unterschiedlichen Ansatzpunkten und damit unterschiedlichen Indikationen und Kontraindikationen. Ein modernes und sicherlich pathobiochemisch richtiges Prinzip sieht man heute in der Kombination verschiedener oraler Antidiabetika, da dadurch unterschiedliche Wirkmechanismen ausgenützt und Nebenwirkungen bei hochdosierter Monotherapie reduziert werden. Auch die Kombination oraler Antidiabetika mit Insulin ist möglich und sinnvoll.

Tab. 11.3 Übersicht über orale Antidiabetika

Substanzklasse	Wirkstoff	Handelsname (Beispiele)
α-Glukosidase-Hemmer	Acarbose Miglitol	Glucobay® Diastabol®
Biguanide	Metformin	Glucophage® S Meglucon® Mescorit® Siofor® u. v. a.
Sulfonylharnstoffe	Glibenclamid	Euglucon® N Glibenhexal® Maninil® u. v. a.
	Glimepirid	Amaryl® u. v. a.
	Glimepirid + Rosiglitazon	Avaglim®
	Gliclazid	Diamicron®
Benzoesäurederivate	Repaglinid	NovoNorm®, Prandin®
	Nateglinid	Starlix®
Thiazolidindione	Pioglitazon	Actos®, Tandemact®
	Pioglitazon + Metformin	Competact®
	Rosiglitazon	Avandia®, Avaglim®
	Rosiglitazon + Metformin	Avandamet®
DPP-4-Inhibitoren	Sitagliptin	Januvia®, Xelevia®
	Sitagliptin + Metformin	Janumet®, Velmetia®
	Vildagliptin	Galvus®, Jalra®
	Vildagliptin + Metformin	Eucreas®, Incandra®
	Saxagliptin	Onglyza®

11.5.1 Alpha-Glukosidase-Hemmstoffe

Die α-Glukosidase-Hemmer (Acarbose, Miglitol) vermindern die Aktivität der kohlenhydratspaltenden Glukosidasen im oberen Dünndarm. Im Rahmen der Verdauung der kohlenhydrathaltigen Nahrungsmittel kann im Dünndarm keine Glukose entstehen und somit auch keine Glukose resorbiert werden. Die Folge ist, dass der postprandiale Blutzuckeranstieg nach der Nahrungsaufnahme deutlich vermindert ist oder ganz ausbleibt. Die nicht verdauten Kohlenhydrate gelangen in tiefere Darmabschnitte und werden im Dickdarm von Bakterien gespalten. Die dabei entstehenden kurzkettigen Fettsäuren werden von der Dickdarmschleimhaut resorbiert und stehen energetisch dem Organismus voll zur Verfügung. Bei der bakteriellen Spaltung entstehen Gase, die zu Meteorismus und zu Blähungen führen können.

Die Acarbose führt nicht zu einer Erhöhung der zirkulierenden Insulinmenge und beinhaltet bei alleiniger Gabe kein Hypoglykämie-Risiko. Insofern eignen sich die α-Glukosidase-Hemmstoffe in ganz besonderer Weise als Pharmaka der ersten Wahl, wenn diätetische Maßnahmen beim Typ-2-Diabetiker nicht mehr zum Ziel führen. Da unter Acarbose das Körpergewicht eher ab- als zunimmt, ist die Acarbose-Therapie vor allem beim übergewichtigen Typ-2-Diabetiker indiziert.

Für die Praxis!

Diese Hinweise müssen bei der Verabreichung von Acarbose beachtet werden:

- Indikation: Typ-2-Diabetiker nach Ausschöpfung aller diätetischen Maßnahmen.
- Einschleichend dosieren, beginnend mit 1 bis 2×50 mg bis zur Maximaldosis von 3×100 mg täglich.
- Acarbose muss unmittelbar vor der Mahlzeit („mit dem ersten Bissen") eingenommen werden. Bei Einnahme zum oder nach dem Essen ist Acarbose wirkungslos.
- Bei Kombinationen mit Sulfonylharnstoffen oder Insulin muss der Patient auf die Gefahr von Hypoglykämien hingewiesen werden, die ausschließlich mit Traubenzucker zu behandeln sind.

Die Wirkung der Acarbose und von Miglitol ist dosisabhängig und zeitlich begrenzt. Nur solange die Substanz sich im Dünndarm befindet, werden die Glukosidasen inhibiert. Deswegen muss die Acarbose vor jeder Mahlzeit eingenommen werden, damit, bevor der Speisebrei von den Enzymen verdaut werden kann, diese blockiert sind. Wegen der gastrointestinalen Nebenwirkungen wie Blähungen und Meteorismus sollte grundsätzlich einschleichend dosiert werden. Bei der Acarbosetherapie beginnt man mit 1- bis 2-mal 50 mg und führt dann eine langsame Dosiserhöhung bis maximal 3-mal 100 mg/d durch.

11.5.2 Biguanide (Metformin)

Metformin als einzige zugelassene Substanz aus der Gruppe der Biguanide führt wie die Acarbose nicht zu einer Stimulierung der Insulinsekretion und führt deshalb in der Monotherapie auch nicht zu Hypoglykämien. Metformin verbessert die Insulinempfindlichkeit mit vermehrter Glukoseaufnahme in der Skelettmuskulatur, hemmt die Glukoseneubildung in der Leber und die Lipolyse. Dieser Arzneistoff gilt als Mittel der ersten Wahl wenn keine Kontraindikationen oder Unverträglichkeiten vorliegen. Dadurch wird eine effektive Senkung der Blutglukose erreicht, insbesondere aber wird der nächtliche Glukoseanstieg, der überwiegend über eine gesteigerte hepatische Glukoneogenese bedingt ist, verhindert.

Da unter Metformin die Gewichtsabnahme eher erleichtert wird und der Wirkansatz den pathobiochemischen Gegebenheiten im metabolischen Syndrom entgegen kommt, ist diese Substanz zusammen mit der Acarbose ein sehr gutes Medikament beim übergewichtigen Typ-2-Diabetiker, wenn diätetische Maßnahmen ausgeschöpft sind. In aller Regel ist eine Dosierung von 2-mal 850 mg ausreichend, kann aber problemlos auf 2-mal 1000 mg erhöht werden. Die Einnahme erfolgt zum Essen, z. B. zum Frühstück und Abendessen.

Metformin kann gelegentlich gastrointestinale Beschwerden wie Diarrhöen und abdominelle Schmerzen verursachen. Da die Substanz ausschließlich über die Nieren eliminiert wird, stellt eine Einschränkung der Nierenfunktion (Kreatinin > 1,2 mg/dI) eine Kontraindikation dar. Auch muss Metformin 48 Stunden vor einer intravenösen Gefäßdarstellung abgesetzt werden. Darüber hinaus muss beachtet werden, dass Metformin bei allen Zuständen, die lokal oder systemisch zu einer Sauerstoffminderversorgung des Gewebes führen können, nicht verabreicht werden darf. Damit ist der Kontraindikationskatalog für Metformin relativ umfangreich, muss aber, um unerwünschte oder gar gefährliche Nebenwirkung zu vermeiden, unbedingt beachtet werden.

Für die Praxis!

Wichtigste Kontraindikationen für Metformin:

- Eingeschränkte Nierenfunktion Kreatinin > 1,2 mg/dl (Grenzwert der Kreatinin-Clearance < 60 ml/min),
- alle Zustände, die zu einer Organischämie führen können (Herzinfarkt, schwere Atherosklerose, schwere Lungen- oder Lebererkrankungen),
- höheres Lebensalter (relativ),
- Reduktionskost unter 1000 kcal/d,
- 48 Stunden vor und nach einer intravenösen Kontrastmittelgabe,
- 2 Tage vor und nach der Operation (bis zur Nahrungsaufnahme)

11.5.3 Sulfonylharnstoffe

Von den vielen Sulfonylharnstoffen sind nur Glibenclamid und Glimepirid von praktischer Bedeutung. Sie führen an der β-Zelle zu einer vermehrten Insulinproduktion und -sekretion und erhöhen somit die zirkulierende Insulinmenge. Daneben wird den Sulfonylharnstoffen auch eine periphere Wirkung zugesprochen, die aber sicherlich für die meisten Präparate unbedeutend ist. Glimepirid scheint hiervon allerdings eine Ausnahme zu machen. Bei gleicher Wirksamkeit sind die peripheren Insulinkonzentrationen unter Glimepirid niedriger. Darüber hinaus unterscheidet sich Glimepirid auch in seiner Wirkdauer, sodass eine Einmalgabe ermöglicht wurde.

Sulfonylharnstoffe finden heute ihren Einsatz, nachdem nicht insulinstimulierende Substanzen wie Metformin und Acarbose ausgeschöpft sind und eine Normoglykämie nicht oder nicht mehr erreichbar ist. Da unter Sulfonylharnstoffen über die vermehrte Insulinsekretion in aller Regel mit einer Gewichtszunahme zu rechnen ist, sollten bevorzugt schlanke Typ-2-Diabetiker mit Sulfonylharnstoffen behandelt werden. Da wegen der Gewichtszunahme eine übermäßige Insulinstimulierung bei den übergewichtigen Typ-2-Diabetikern unerwünscht ist, kann mit sehr gutem Erfolg eine Kombination mit Metformin oder Acarbose durchgeführt werden. Auch eine Kombination mit Insulin ist möglich und bei vielen Typ-2-Diabetikern sinnvoll.

Selten treten unter Sulfonylharnstoffen allergische Reaktionen, Veränderungen des Blutbildes oder Leberenzymerhöhungen auf. Die gravierenste Nebenwirkung bei unsachgemäßer Anwendung von Sulfonylharnstoffen, insbesondere Glibenclamid, ist die Hypoglykämie. Sie ist gefährlich, weil sie regelmäßig rezidiviert und vor allem ältere multimorbide Diabetiker davon betroffen sind. Grundsätzlich muss jede Sulfonylharnstoff-induzierte Hypoglykämie wenigstens 24 Stunden hospitalisiert werden; selbst unter stationärer Behandlung beträgt die Mortalitätsrate immer noch 10 %. Bei schweren Leber- und Nierenfunktionsstörungen sind Sulfonylharnstoffe kontraindiziert.

11.5.4 Benzoesäurederivate (Glinide)

Die beiden Glinide Repaglinid und Nateglinid führen ähnlich wie Sulfonylharnstoffe, ebenfalls zu einer Stimulierung der Insulinproduktion und -sekretion. Der Vorteil dieser Substanz ist, dass die Insulinfreisetzung sehr rasch und kurzfristig in Abhängigkeit der Blutglukosekonzentration erfolgt und die Wirkung relativ rasch wieder nachlässt. Deshalb muss Repaglinid und Nateglinid zu jeder Mahlzeit eingenommen werden. Wegen der kurzen Wirkdauer sind Hypoglykämien relativ selten, und zudem können, wegen der guten Steuerbarkeit, Mahlzeiten zeitlich verschoben werden. Möglicherweise wird durch die Glinide ein unerwünschter Hyperinsulinismus, wie er unter Sulfonylharnstoffen entstehen kann, vermieden. Dies käme den Erfordernissen einer pathobiochemisch ausgerichteten Pharmakotherapie im metabolischen Syndrom entgegen. Die klinischen Erfahrungen zeigen, dass mit Repaglinid und Nateglinid eine äußerst flexible Blutzuckereinstellung bei relativ geringem Hypoglykämie-Risiko möglich ist.

11.5.5 Thiazolidindione (Glitazone)

Pioglitazon und Rosiglitazon verbessern die Insulinwirkung an peripheren Organen und werden deshalb auch als Insulinsensitizer bezeichnet; sie haben das Spektrum der therapeutischen Möglichkeiten beim Typ-2-Diabetes erheblich erweitert und bieten sich vor allem bei Typ-2-Diabetiker mit ausgeprägter Insulinresistenz an.

Mit beiden Medikamenten kann eine gute Blutzuckersenkung erreicht werden, bei deutlicher Verminderung der zirkulierenden Insulinkonzentrationen. Die z. T. schweren Nebenwirkungen, die vereinzelt unter Troglitazon gesehen wurden sind bislang unter den Nachfolgesubstanzen Pioglitazon und Rosiglitazon nicht beobachtet worden. Unter der Therapie mit Glitazone kann es zu Wassereinlagerungen (Ödeme) mit der Gefahr einer Herzinsuffizienz kommen. Deshalb sind Glitazone bei allen Formen (NYHA I – IV) der Herzinsuffizienz kontraindiziert. Zumindest in der initalen Therapiephase ist auf Knöchelödeme und Gewichtzunahme zu achten, wobei das Auftreten von Knöchelödemen nicht zwangsweise auf eine Herzinsuffizienz hinweisen muss. Besonders bei Frauen nach der Menopause kann die Anfälligkeit für Knochenbrüche erhöht werden.

In der PROaktiv – Studie konnte Pioglitazon das Herzinfarkt- und Apoplexrisiko deutlich vermindern. Auf der anderen Seite wird in der Studie über ein vermehrtes Auftreten von Herzinsuffizienz in der mit Pioglitazon behandelten Gruppe berichtet. Pioglitazon ist auch für die Kombination mit Insulin zugelassen und reduziert in erheblichem Ausmaß den Insulinverbrauch. Beide Substanzen führen auch zu einer Verbesserung des Lipidstatus, dabei ist Piogliazon wesentlich effektiver ist als Rosiglitazon.

Für die Praxis!

Kontraindikationen für Glitazone:

- Herzinsuffizienz (NYHA I – IV),
- Leberfunktionsstörungen,
- schwere Nierenfunktionsstörung,
- Kombination Rosiglitazon und Insulin,
- auf Wasserretention achten.

11.5.6 DPP-4-Inhibitoren

Schon vor Jahrzehnten konnte man nachweisen, dass die orale Applikation von Glukose eine wesentlich stärkere Insulinausschüttung zur Folge hat als die gleiche Menge Glukose bei intravenöser Verabreichung. Als Ursache hierfür hat man Hormone (sog. Inkretine) identifiziert die im Darm auf Glukosereiz sezerniert werden. Die ausgeprägteste Wirkung auf die Insulinsekretion hat dabei das GLP-1 (Glukose like Peptid 1). GLP-1 führt darüber hinaus zu einer Verlangsamung der Magenentleerung, zu einem raschen Sättigungsgefühl und zu einer Reduzierung der postprandialen Glukagonsekretion. Physiologischerweise wird beim Stoffwechselgesunden nach der Mahlzeit die Glukagonsekretion vermindert und damit die hepatische Glukoneogenese blockiert. Alle bislang zur Verfügung stehenden Antidiabetika (auch nicht Insulin) können die Glukagonsekretion nicht beeinflussen.

Typ-2-Diabetiker haben – entsprechend der Ausprägung des Metabolischen Syndroms eine stark verminderte oder keine Sekretion der Inkretine. Es lag daher nahe

GLP-1 als Therapeutikum beim Typ-2-Diabetes zu verwenden. Da GLP-1 ein Eiweißkörper ist kann es nur parenteral zugeführt werden. Dabei zeigte sich jedoch, dass GLP-1 im Körper durch das Enzym DPP-4 (Dipeptid-Peptidase-4) sehr schnell abgebaut wird und somit nur als Dauerinfusion therapeutisch eingesetzt werden kann. Mittlerweilen sind jedoch Inkretinanaloga (s. dort) und Medikamente, die das abbauende Enzym DPP-4 inhibieren, entwickelt worden.

Zurzeit stehen drei DPP-4-Inhibitoren, die orale verabreicht werden können, zur Verfügung: Sitagliptin (Januvia®, Xelevia®), Vildagliptin (Galvus®, Jalra®)und Saxagliptin (Onglyza®). Weitere Substanzen befinden sich in Entwicklung. Beide Substanzen sind nur in Kombination mit anderen oralen Antidiabetika zugelassen. Besonders sinnvoll ist dabei die Kombination mit Metformin und diesbezügliche Kombinationspräparate stehen zur Verfügung (Janumet® bzw. Eucreas®). Diese Kombinationspräparate werden 2x täglich eingenommen und führen zu einer ausgeprägten Senkung des nüchtern und postprandialen Blutzucker und führen zu einer leichten Gewichtsreduktion und bereichern sehr sinnvoll die therapeutischen Optionen beim Typ- 2-Diabetes. Voraussetzung für ihren antidiabetischen Effekt ist jedoch, dass noch eine ausreichende ß-Zellfunktion vorhanden ist und sind somit in der frühen Phase des Typ-2-Diabetes indiziert. Kontraindiziert sind die Substanzen wegen der fehlenden ß-Zellfunktion beim Typ-1-Diabetes.

Für die Praxis!

- Anwendung nur in Kombination mit anderen oralen Antidiabetika (optimal mit Metformin oder Glitazone),
- nur wirksam, wenn noch eine Insulinrestsekretion vorhanden ist,
- bei Nierenfunktionsstörungen (Kreatinin-Clearance < 50 ml/min) sind DPP-4 Inhibitoren kontraindiziert.

11.6 Kombinationstherapie

In den letzten Jahrzehnten hat sich bewährt frühzeitig eine Kombinationstherapie oraler Antidiabetika mit unterschiedlichem Wirkmechanismus einzusetzen. Die Kombinationstherapie hat sich dabei als sehr effektiv erwiesen, da die einzelnen Medikamente nur in mittlerer Dosis verabreicht werden (womit die Nebenwirkungen der einzelnen Substanzen reduziert werden) und durch das zweite Wirkprinzip die Effektivität bezüglich Blutzuckersenkung deutlich erhöht wird. Grundsätzlich sind alle Substanzen untereinander kombinierbar bis auf die Kombination Sulfonylharnstoffe und Glinide, da sie denselben Wirkansatz haben und somit deren Kombination nicht sinnvoll ist.

Für die Praxis!

Bei HbA_{1c} > 7,5 % an eine Kombinationstherapie denken.

11.7 Inkretinanaloga

Aufgrund seiner sehr kurzen Halbwertszeit (ca. 2 Minuten) ist humanes GLP-1 bei Typ-2-Diabetiker therapeutisch nicht einsetzbar. Inkretinanaloga sind Substanzen, die so modifiziert sind, dass sie dieselbe pharmakologische Wirkung besitzen wie humanes GLP-1, aber nicht durch das Enzym DPP-4 abgebaut werden. Da es sich um Proteine handelt müssen sie subkutan verabreicht werden.

Im Speichel einer Krustenechse (Gila monster) wurde ein Protein gefunden das zu 59 % strukturidentisch wie humanes GLP-1, pharmakologisch dieselbe Wirkung hat wie menschliches GLP-1 und resistent gegen DPP-4 ist. Daraus wurde das Präparat Exenatid (Byetta®) entwickelt, welches seit einigen Jahren zur Verfügung steht. Exenatid wird 2-mal täglich vor einer Hauptmahlzeit subkutan verabreicht. Aus Verträglichkeitsgründen beginnt man mit 2mal täglich 5µg und erhöht die Dosis nach 1 – 2 Wochen auf 2mal 10µg. Relativ häufig beobachtet man unter Exenatid Übelkeit und Erbrechen. Anderseits kommt es zu einer ausgezeichneten Senkung des nüchtern und postprandialen Blutzuckers, der HbA_{1c}-Konzentration und des Körpergewichtes. Auch eine Verbesserung der Blutlipide ist regelmäßig zu verzeichnen. Die Gewichtsabnahme ist ausgesprochen ausgeprägt und beträgt einige Kilo innerhalb weniger Wochen. Die Indikation für Exenatid ist dann gegeben, wenn trotz maximaler Dosierung von Metformin oder/und einem Sulfonylharnstoff bei Typ-2-Diabetiker keine ausreichende Blutzuckereinstellung erreichbar ist. In einigen Fälle wurde unter Byetta® über akute Pankreatitis berichtet.

Das Inkretinanalog Liraglutide (Victoza®) ist zu 97 % strukturidentisch mit humanem GLP-1 und hat eine Wirkdauer von 24 Stunden. Victoza® wird einmal täglich zu einem beliebigen Zeitpunkt und unabhängig von den Mahlzeiten subkutan verabreicht. Die Applikation sollte jeden Tag zur selben Zeit erfolgen. Man beginnt zunächst mit 0,6 mg und erhöht die Dosis nach einer Woche auf 1,2 mg. Bei unzureichender Wirkung kann man die Dosis bis 1,8 mg steigern. Die zusätzliche Indikation für Victoza® ist dann gegeben wenn unter Metformin und/oder einem Sulfonylharnstoff oder einem Glitazon die Blutzuckerkontrolle unzureichend ist trotz maximal verträglicher Dosis der oralen Antidiabetika, wobei deren Dosis beibehalten wird. Die blutzuckersenkende Wirkung ist ausgeprägt und vergleichbar mit Exenatid. Bei einschleichender Dosierung treten leichte gastrointestinale Beschwerden (Übelkeit, Durchfall) in etwa 10 – 20 % auf, die bei Fortsetzung der Therapie bei den meisten Patienten wieder verschwinden. Die Gewichtsabnahme ist nicht so ausgeprägt wie unter Exenatid, aber immer noch deutlich.

11.8 Insulintherapie

Eine primäre Insulintherapie ist aus pathophysiologischen Überlegungen bei Typ-2-Diabetes nicht angebracht. Typ-2-Diabetiker leiden nicht an einem Insulinmangel, sondern an einer Insulinresistenz. Dies bedeutet jedoch nicht, dass es keine Indikation für die Insulintherapie beim Typ-2-Diabetes gibt. Sie ist dann gegeben, wenn durch nichtmedikamentöse Maßnahmen und Verabreichung von oralen Antidiabetika das individuelle Therapieziel nicht mehr erreicht wird.

Eine primäre Insulintherapie beim Typ-2-Diabetiker, wie sie heute teilweise gefordert wird, beinhaltet die Gefahr des Hyperinsulinismus, der Gewichtszunahme und Erhöhung des atherogenen Risikos. Als grundsätzliche Leitlinie der Insulintherapie bei Typ-2-Diabetes gilt, je jünger und je schlanker der Patient ist, um so früher sollte eine Insulintherapie erwogen werden.

Eine Insulinmonotherapie beim übergewichtigen Typ-2-Diabetiker ist alleine schon deshalb problematisch, weil in aller Regel sehr hohe Insulindosen notwendig werden und der präexistente Hyperinsulinismus mit allen seinen Konsequenzen verstärkt wird. Wegen der oft erforderlichen hohen Insulinmengen sollte bei jedem Typ-2-Diabetiker, insbesondere wenn er übergewichtig ist, überlegt werden, ob es sinnvoll ist, die Insulintherapie in Kombination mit oralen Antidiabetika durchzuführen. Hierbei können grundsätzlich alle oralen Antidiabetika zum Einsatz kommen.

11.8.1 Konventionelle Insulintherapie

Die konventionelle Insulintherapie wird mit ein- oder zweimaliger Injektion eines Kombinationsinsulins vorgenommen. Bewährt haben sich Kombinationsinsuline mit einem 25 bis 30 % Normal-Insulin-Anteil. Die Insuline werden vor dem Frühstück und vor dem Abendessen mit einem 30- bis 40-minütigen Spritz-Ess-Abstand subkutan verabreicht. Auf einen ausreichend langen Spritz-Ess-Abstand ist unbedingt zu achten, da er vor allem den postprandialen Blutzuckeranstieg vermindern kann. In Ausnahmefälle können auch Kombinationsinsuline mit einem anderen Mischungsverhältnis, insbesondere bei der abendlichen Injektion, zum Einsatz kommen.

Eine konventionelle Insulintherapie ist unphysiologisch und sollte deshalb nur dann durchgeführt werden, wenn aus einer begründbaren Situation heraus, eine intensivierte Insulintherapie nicht möglich ist. Wenn beim Hochbetagten das Therapieziel nicht mehr die Normoglykämie darstellt, Folgeerkrankungen aufgrund des fortgeschrittenen Lebensalters nicht mehr zu befürchten sind und ausschließlich nur noch eine Komaprophylaxe durchgeführt wird, sollte wegen der einfacheren Handhabung die konventionelle Insulintherapie mit ein- bis zweimaliger Insulintherapie bevorzugt werden.

Auch die konventionelle Insulintherapie wird mit niedrigen Insulindosen begonnen. Entsprechend der Stoffwechselsituation erfolgt dann eine langsame Dosisanpassung. Eine Dosisbegrenzung nach oben gibt es nicht, jedoch muss bei hohen Dosen immer überprüft werden, ob nicht nächtliche Hypoglykämien mit ausgeprägter Gegenregulation übersehen worden sind. Auch bei älteren Diabetikern gilt das Therapieziel, HbA_{1c}-Konzentrationen von unter 7,5 % zu erreichen. Die Insulinapplikation ist gerade für Typ-2-Diabetiker durch die Einführung des Pens erheblich erleichtert worden. Auch „Einmal-Pens“ mit fixen Kombinationsinsulinen stehen hierfür zur Verfügung (z. B. Actraphane Novolet®)

Ein guter Einstieg in die Insulintherapie kann die B.O.T. (Basal orientierte Therapie) sein. Hierbei wird vor dem Zubettgehen ein Langzeitinsulin (z. B. Lantus® oder Levemir®) verabreicht und tagsüber orale Antidiabetika eingesetzt. Meist sind jedoch die Ergebnisse nicht optimal, aber als Einstieg in die Insulintherapie kann die B.O.T. – insbesondere bei älteren Menschen durchaus geeignet sein. Die B.O.T.-Therapie eignet sich besonders für diejenigen Patienten bei denen der Nüchternblutzucker überhöht ist. Das erforderliche abendliche Basalinsulin kann man relativ gut nach folgender Formel ausrechnen:

$$\frac{\text{NüBZ (mg/dl)} - 50}{10} = \text{I. E. Basalinsulin}$$

11.8.2 Intensivierte Insulintherapie

Die intensivierte Insulintherapie beim Typ-2-Diabetiker erfolgt nach denselben Prinzipien wie beim Typ-1-Diabetiker (s. Kap. 10.5.2) und darf keinesfalls hinsichtlich der notwendigen Blutzuckerkontrollen gelockert werden.

Die Indikation für eine intensivierte Insulintherapie beim Typ-2-Diabetes ist immer dann gegeben, wenn der Patient unabhängig von seinem Alter dazu in der Lage ist. Ganz besonders muss auf die zwingende Indikation bei jüngeren Typ-2-Diabetikern (< 65 Jahre), bei schwangeren Typ-2-Diabetikerinnen und bei unbefriedigender Stoffwechseleinstellung unter einer konventionellen Insulintherapie hingewiesen werden. Will man z. B., wegen unbefriedigender Stoffwechseleinstellung, eine Umstellung von einer konventionellen auf eine intensivierte Insulintherapie vornehmen, hat sich folgende Vorgehensweise bewährt: Die erste Normal-Insulingabe wird zum Abendessen anstelle des bislang verwendeten Kombination-Insulins verabreicht. Als orientierende Größe kann dabei von 1 bis 1,5 I. E. Normal-Insulin pro Broteinheit ausgegangen werden. Vor dem Zubettgehen wird Basal-Insulin verabreicht, wobei zunächst $^2/3$ der bislang abendlichen Insulinmenge gespritzt wird. Am darauf folgenden Tag erfolgt dann die Normal-Insulininjektion als prandiales Insulin vor den Mahlzeiten in Abhängigkeit von der Kohlenhydratmenge und dem präprandial gemessenen Blutzucker. Oft kann auf das morgendliche Basal-Insulin verzichtet werden. Dies ist jedoch individuell unterschiedlich und sollte immer von der Stoffwechselkontrolle abhängig gemacht werden.

Beim Übergang von oralen Antidiabetika auf eine intensivierte Insulintherapie kann man sowohl morgens die orale Medikation weglassen und mit Normal-Insulininjektion beginnen oder man verabreicht Basal-Insulin (8 bis 10 I. E.) vor dem Zubettgehen nach Weglassen der abendlichen Tabletten. Beide Vorgehensweisen sind möglich und müssen individuell abgewogen werden.

11.9 Leitlinien der Deutschen Diabetes-Gesellschaft zur medikamentösen antiglykämischen Therapie des Diabetes mellitus Typ 2

Im Oktober 2008 veröffentlichte die Deutsche Diabetes Gesellschaft neue Leitlinien zur medikamentösen Therapie des Typ-2-Diabetes und revidierte die Leitlinien vom Jahre 2003. Neben den Basismaßnahmen (Ernährung, Bewegung, Schulung) wird jetzt von Anfang an die Gabe von Metformin empfohlen. (www.deutsche-diabetes-gesellschaft.de). In Abbildung 11.1 ist das Flussschema der Leitlinien dargestellt.

Diese Leitlinie sieht einen HbA_{1c}-Zielbereich von < 6,5 % vor. Die Festlegung des individuellen Zielwertes ist jedoch immer eine Einzelfallentscheidung und muss zwischen Arzt und Patienten besprochen werden. So ist eine Absenkung auf den in der Leitlinie vorgegebenen Zielwert nur dann sinnvoll, wenn

- die Kooperativität des Patienten und die sozialen Bedingungen dies ermöglichen,
- das Auftreten schwerer Hypoglykämien vermieden wird,
- der therapeutische Effekt nicht mit einer deutlichen Gewichtszunahme erkauft wird,
- wenig untersuchte Mehrfachkombinationen von oralen Antidiabetika (d. h. in der Regel mehr als zwei) vermieden werden.

Insbesondere bei geriatrischen Patienten oder bei Begleiterkrankungen mit eingeschränkter Lebenserwartung kann von diesem Zielbereich abgewichen werden.

Merke

Neben Schulung, Ernährungs- und Bewegungstherapie sollten Typ-2-Diabetiker von Anfang an Metformin bekommen.

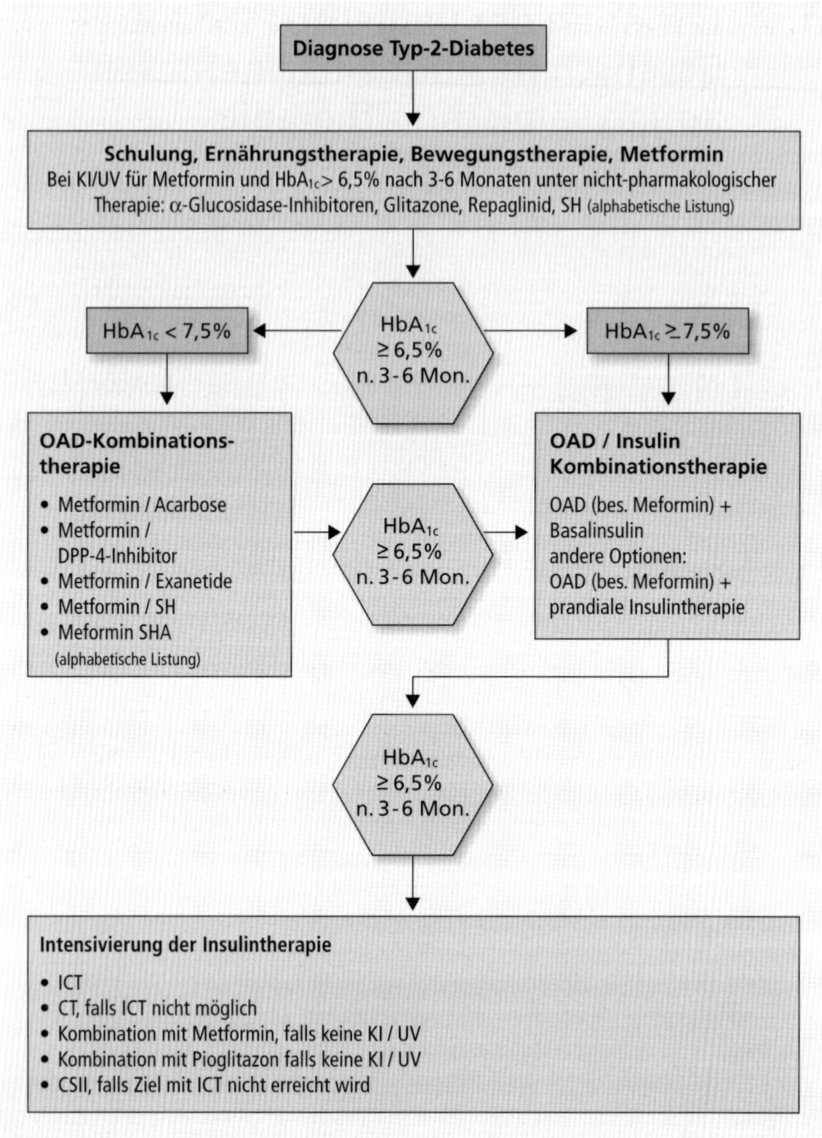

Abb. 11.1 Leitlinien der DDG zur medikamentösen antihyperglykämischen Therapie des Diabetes mellitus Typ 2 vom 13. Oktober 2008
(Abkürzungen: OAD – orale Antidiabetika, SH – Sulfonylharnstoffe, SHA – Sulfonylharnstoff-Analoga, ICT – intensivierte konventionelle Insulintherapie, CT – konventionelle Insulintherapie, CSII – kontinuierliche subkutane Insulininfusion, KI – Kontraindikation, UV – Unverträglichkeit)

11.10 Behandlung der Begleiterkrankungen

Der Typ-2-Diabetes weist eine Reihe von Begleiterkrankungen auf, die wegen ihrer engen Verknüpfung zum metabolischen Syndrom genauso konsequent behandelt werden müssen, wie der erhöhte Blutzucker. Diese Begleiterkrankungen, wie Hypertonie, Hyper- und Dyslipoproteinämie, Adipositas und koronare Herzkrankheit bestimmen wesentlich das weitere Schicksal des Patienten. Eine konsequente Mitbehandlung ist auch deshalb notwendig, weil die einzelnen Begleiterkrankungen und auch deren Therapie sich gegenseitig beeinflussen. Auch bei der Therapie der Begleiterkrankungen kommt den Pflegenden eine entscheidende Aufgabe zu: Sie müssen dem Patienten verständlich machen, dass die antihypertensive und antilipämische Therapie genauso wichtig ist wie die Blutzuckereinstellung; sie müssen darauf achten, dass die Medikamente regelmäßig, zuverlässig und zeitgerecht eingenommen werden.

Die oft notwendige Polypharmazie stellt ein großes Problem dar, ist aber darin begründet, dass es derzeit keine kausale Pharmakotherapie des metabolischen Syndroms gibt. Wegen der hohen Menge der einzunehmenden Medikamente stellen sich immer wieder Fragen der Compliance, die ohnehin bei älteren Menschen eingeschränkt ist. Nur durch ständige Motivation, Information und Schulung des Patienten kann die unumgängliche Mitarbeit gefördert werden.

Die pharmakotherapeutischen Strategien, die zur Behandlung der Einzelsymptome erforderlich sind, können sich gegenseitig beeinflussen und die einzelnen Symptome und Störungen des metabolischen Syndroms positiv und negativ beeinflussen. Aus diesem Grund ist es wichtig, dass die therapeutischen Interventionen sehr sorgfältig ausgewählt und gegeneinander abgewogen werden. Die Behandlungsrichtlinien für die Begleiterkrankungen sind an anderer Stelle ausführlich beschrieben (Kap. 15).

Merke

Der Typ-2-Diabetes ist ein facettenreiches komplexes Krankheitsbild. Nur durch eine ganzheitliche Behandlung unter Berücksichtigung aller Störungen lassen sich Organkomplikationen vermeiden und die hohe Multimorbidität günstig beeinflussen.

11.11 Besonderheiten der Schulung

Die Komplexität des Typ-2-Diabetes einerseits und die Symptomarmut der Erkrankung andererseits macht eine Schulung des Patienten zwingend notwendig. Diese sollte getrennt von den Typ-1-Diabetikern erfolgen, da Inhalte und Interessen z. T. sehr unterschiedlich sind.

Der Typ-2-Diabetiker muss über Art und Wesen seiner Erkrankung und über die möglichen Behandlungsarten sowie deren Vor- und Nachteile unterrichtet werden, er bedarf der eingehenden Unterweisung in der Ernährungstherapie einschließlich der Gewichtsreduktion und der körperlichen Aktivität, im Umgang mit Arzneimitteln, in der Vermeidung von möglichen Hypoglykämien und in der so wichtigen Fußpflege. Er muss lernen, dass überhöhte Blutzuckerwerte langfristig gefährlich sind, und ihm muss die Notwendigkeit der Selbstkontrolle nahe gebracht werden (s. auch Tab. 7.1).

11.12 Besonderheiten im Krankenhaus

Typ-2-Diabetiker müssen oft wegen ihrer Begleiterkrankungen, wie z. B. der koronaren Herzkrankheiten oder anderen akuten oder chronischen Erkrankungen ins Krankenhaus. Den Pflegepersonen kommt eine zentrale Rolle zu – sind sie doch meist der erste Ansprechpartner der Patienten. Sie übernehmen die allgemeine Betreuung und Führung des Patienten, wobei sie den Aufenthalt so alltagsgerecht wie möglich gestalten sollten. Sehr sorgfältig ist auf die zeitgerechte Verabreichung der Medikamente zu achten. Dies gilt in besonderem Maße, wenn der Diabetiker insulinpflichtig ist. Auch der notwendige Spritz-Ess-Abstand muss eingehalten werden.

Bettlägerige Typ-2-Diabetiker müssen regelmäßig und sorgfältig gelagert werden, um einen Dekubitus in der Steißbeingegend und Druckgeschwüre an den Fersen zu verhindern. Da ein Großteil der Typ-2-Diabetiker eine Neuropathie aufweist, sind sie besonders in Hinsicht auf Druckgeschwüre gefährdet, die subjektiv meist schmerzfrei sind und somit vom Patienten nicht bemerkt werden.

Auch Typ-2-Diabetiker sollten bei den Untersuchungen, die nüchtern durchgeführt werden müssen, als erstes untersucht werden.

12 Diabetes im Kindes- und Jugendalter

Der Diabetes mellitus ist die häufigste chronische Erkrankung bei Kindern und Jugendlichen. In aller Regel handelt es sich um einen Typ-1-Diabetes, andere Diabetesformen sind extrem selten einschließlich des MODY (Maturity-Onset-Diabetes in Young People). Beim MODY-Diabetes handelt es sich um eine Form des Typ-2-Diabetes, der sich im Kindes- oder Jugendalter manifestiert und ganz streng vererbt wird, sodass man immer in der Familie des Betroffenen mehrere diabetische Mitglieder findet. Aufgrund des zunehmenden Übergewichts verbunden mit körperlicher Inaktivität beobachtet man jedoch in den letzten Jahren bei Kinder und Jugendlichen immer häufiger die Manifestation eines „echten" Typ-2-Diabetes.

12.1 Pathogenese

Die Pathogenese des Typ-1-Diabetes ist ausführlich in Kapitel 10 dargestellt. Nach einer wahrscheinlich längeren klinisch stummen Vorperiode manifestiert sich die Erkrankung meist im Rahmen eines fieberhaften Infekts innerhalb weniger Tage. Dabei ist zu beobachten, dass bei jüngeren Kindern die Manifestation viel schneller und dramatischer verläuft als bei Jugendlichen oder Erwachsenen.

12.2 Klinik

Die typischen Charakteristika eines entgleisten Diabetes sind bei der Erstmanifestation praktisch immer nachweisbar. Dabei sind die klinischen Symptome ausgeprägter als bei Erwachsenen und bei Kleinkindern deutlicher nachweisbar als bei Jugendlichen. Immer findet man eine Polyurie, vermehrten Durst, Exsikkose, Gewichtsabnahme und neben der zumeist deutlichen Hyperglykämie eine Ketonurie und häufig auch einer Ketoazidose.

Häufig findet man bei Kindern und Jugendlichen noch zusätzliche Symptome, die bei der Manifestation im Erwachsenenalter fehlen können und nicht selten zu Fehldiagnosen und falschen Interventionen führen. So sind abdominelle Schmerzen mit

Peritonitis ähnlichen Symptomen (Pseudoperitonitis diabetica) nicht selten und führen des öfteren zu Fehlinterpretationen und fälschlicherweise zur Appendektomie. Dabei wird allerdings durch die gleichzeitig vorhandene, meist ausgeprägte Leukozytose und durch den begleitenden fieberhaften Infekt die Verdachtsdiagnose Appendizitis eher bestätigt, als in Frage gestellt. Weitere Symptome, die bei der Erstmanifestation vorliegen können, sind Wesensveränderungen, Appetitlosigkeit, Visusveränderungen und Hautjucken.

Nach Einleiten einer Insulintherapie und nach Rekompensation der metabolischen Dysbalancen tritt häufig eine sog. Remissionsphase („Honeymoon"-Periode) ein, die durch einen extrem kleinen (< 0,2 I. E./kg/Tag) oder fehlenden Insulinbedarf charakterisiert ist. Durch die Insulintherapie kommt es zu einer vorübergehenden Erholung der β-Zelle und zu einer Zunahme der endogenen Insulinsekretion, so dass keine oder nur noch ganz geringe exogene Insulinmengen notwendig sind. Diese Remissionsphase ist nicht ganz unproblematisch, da Eltern und Kind nun glauben von der Zuckerkrankheit geheilt zu sein und sich weiteren Kontrollen entziehen. Auf der anderen Seite kann man diese Phase des sehr geringen Insulinbedarfs auch dazu nutzen, das Kind und ggf. auch die Eltern zu schulen und auf ein Leben mit dem Diabetes vorzubereiten und dazu beitragen, die Krankheitsakzeptanz zu erleichtern. Nach einigen Wochen bis Monaten endet diese Remissionsphase durch Fortschreiten der β-Zelldestruktion; sie macht sich dadurch bemerkbar, dass jetzt wieder höhere exogene Insulinmengen notwendig werden.

12.3 Diagnostik

Die Diagnose des Diabetes mellitus im kindlichen und jugendlichen Alter macht wegen der eindeutigen klinischen Symptomatik in aller Regel keine Schwierigkeiten. Die Polyurie, Polydipsie und Exsikkose führt auf die Diagnose hin. Trotzdem wird leider die Diagnose erst dann gestellt, wenn bereits ausgeprägte metabolische Veränderungen wie z. B. eine Ketoazidose nachweisbar sind. Dies gilt vor allem für Kleinkinder und Säuglinge, die ihre Beschwerden nicht artikulieren und eine Polydipsie nicht kompensieren können.

12.4 Therapie

Da bei Kindern und Jugendlichen grundsätzlich ein Typ-1-Diabetes vorliegt, kommt nur die Insulintherapie in Frage. Diese muss von einer adäquaten Ernährungsumstellung und körperlicher Aktivität begleitet sein. Auch hier ist eine Schulung zusammen mit den Eltern notwendig. Die Blutzuckermessung und die Bestimmung der Urinketonkörper müssen erlernt und die Eltern zusätzlich in der Handhabung der Glukagonspritze unterrichtet werden. In jeder Alterssituation sollte die bestmögliche Blutzuckereinstellung angestrebt werden, wobei das Alter des Kindes, die familiäre Situation und das gesamte Umfeld berücksichtigt werden müssen. Die dauerhafte Normoglykämie ist oberstes Therapieziel.

Für die Praxis!

Die Ernährung im Kindes- und Jugendalter:

1. Die Kalorienmenge muss ausreichend sein, um ungestörtes Wachstum zu garantieren. Dabei ist die körperliche Aktivität und der individuelle Bedarf zu beachten.
2. Die Zufuhr der Kohlenhydrate soll etwa 50 % des Energiebedarfes betragen und muss so auf die einzelnen Mahlzeiten verteilt werden, dass hypo- und hyperglykämische Zustände vermieden werden. Dies bedeutet in aller Regel, dass auf Zwischenmahlzeiten nicht verzichtet werden kann.
3. Wegen der unberechenbaren körperlichen Aktivität von Kindern und Jugendlichen müssen diese immer „Extra-BE" in Form von Würfelzucker oder Traubenzucker mit sich führen.
4. Die Proteinzufuhr muss sich am Wachstum des Organismus orientieren und sollte zwischen 15 und 20 % der Energiezufuhr betragen. Dabei ist zu beachten, dass eine ausgewogene Zufuhr von tierischen und pflanzlichen Proteinen im Verhältnis 1:1 erfolgt.
5. Im Hinblick auf das spätere sehr hohe Atherosklerose-Risiko ist von Anfang an auf eine antiatherogene Ernährung mit einer Fettzufuhr von maximal 35 % zu achten. Pflanzliche Fette, die reich an mehrfach und einfach ungesättigten Fettsäuren sind, sind zu bevorzugen und die tägliche alimentäre Cholesterinzufuhr darf 250 mg nicht übersteigen.
6. „Naschereien" und das Trinken von Limonaden und Cola-Getränken lässt sich bei Kindern und Jugendlichen nicht immer vermeiden. Die Zufuhr dieser „unerlaubten" Nahrungs- und Genussmittel sollte dann jedoch kontrolliert, in kleinen Mengen, gelegentlich und am besten zusammen mit ballaststoffreichen anderen Nahrungsmitteln erfolgen.

Das kurzfristige Therapieziel ist eine ausgeglichene und befriedigende Stoffwechseleinstellung unter Vermeidung von Ketoazidosen und Hypoglykämien. Das mittelfristige Ziel ist normales Wachstum, altersgerechte körperliche und geistige Leistungsfähigkeit, normale Pubertät und soziale Integration. Die langfristigen Therapieziele sind geprägt von dem Gedanken, diabetologische Folgeerkrankungen zu verhindern und eine gute Lebensqualität und normale Lebenserwartung zu erreichen.

12.4.1 Ernährung

Nach wie vor ist die Ernährungsumstellung zusammen mit der Insulinsubstitution unumgängliche Grundlage der therapeutischen Maßnahmen. Dabei ist zu berücksichtigen, dass unter einer konventionellen Insulintherapie die Ernährungsmaßnahmen äußerst streng und rigide zu handhaben sind, um hyper- und hypoglykämische Episoden zu vermeiden. Der Einsatz einer intensivierten Insulintherapie mit ständiger

Blutzuckerkontrolle und Anpassung des prandialen Insulins erlaubt jedoch eine angepasstere Ernährung im Hinblick auf Menge und zeitliche Aufnahme und berücksichtigt besser die wechselnden Bedürfnisse von Kindern und Jugendlichen.

12.4.2 Insulintherapie

Die unumgängliche Insulintherapie im Kindes- und Jugendalter stellt immer einen Kompromiss zwischen der bestmöglichen Stoffwechseleinstellung und dem geringsten möglichen Aufwand für das Kind und für die Familie dar. Die Gestaltung der Insulinsubstitution hat sich am Alter und an den äußeren Umständen zu orientieren. Im Mittel liegt der Insulinbedarf bei ca. 1 I. E. pro kg Körpergewicht, wobei heute ausschließlich Humaninsulin zum Einsatz kommt.

Konventionelle Insulintherapie

Vom Grundsatz her ist die konventionelle Insulintherapie mit zwei Injektionen eines Kombinationsinsulins für Kinder und Jugendliche wegen des teilweise unregelmäßigen Tagesablaufs ungeeignet. Oft nimmt man dies in Kauf, weil gerade kleine Kinder die häufigen Insulininjektionen und Blutzuckerbestimmungen nur schwer ertragen. Bei der konventionellen Insulintherapie sind 5 bis 7 Mahlzeiten am Tag unverzichtbar, da sonst mit einem hohen Hypoglykämierisiko zu rechnen ist. Auf die täglichen Blutzucker und Ketonkörperbestimmungen darf keinesfalls verzichtet werden. Blutzuckerbestimmungen sollten regelmäßig durchgeführt werden. Die konventionelle Insulintherapie kann die physiologischen Verhältnisse nicht nachahmen und führt meist nicht zu den Zielwerten, die beim Typ-1-Diabetes erforderlich sind. Sie ist grundsätzlich nur bei stabilem Blutzuckerverhalten, gleichmäßigem und gleichförmigem Tagesablauf und Einhalten einer strengen Ernährung möglich.

Intensivierte konventionelle Insulintherapie

Die intensivierte Insulintherapie erfordert einen größeren Aufwand, ist aber physiologischer und kommt dem meist unregelmäßigen Tagesablauf von Kindern und Jugendlichen mehr entgegen und sollte daher der Therapiestandard sein. Sie ermöglicht durch die Trennung von basalem und prandialem Insulin eine freiere Nahrungszufuhr und erlaubt eine bessere Anpassung an die körperliche Aktivität. Die Richtlinien für die intensivierte Insulintherapie sind in Kapitel 10.5.2 ausführlich dargestellt und sind im Kindes- und jugendlichem Alter genauso anzuwenden. Voraussetzungen sind eine gute Schulung des Kindes und dessen Eltern, die mindestens 5x täglich durchgeführte Blutzuckerselbstbestimmung und die konsequente Insulinanpassung mit prandialem und Korrekturinsulin. Das besondere Problem der intensivierten Insulintherapie bei Kindern und Jugendlichen liegt in erster Linie in der übermäßigen Nahrungsaufnahme, insbesondere von Süßigkeiten und zuckerhaltigen Getränken. Hier kommt sowohl den Eltern als auch dem gesamten Pflegeteam eine ganz besondere Aufgabe der Führung und Motivation zu. Verständnis und viel Geschick sind notwendig, um wenigstens die größten „Ernährungsfehler" zu eliminieren. Eine übermäßige Gewichtszunahme muss unter allen Umständen vermieden werden. Mit der Pubertät tritt in den meisten Fällen eine deutliche Verschlechterung der Blutzuckereinstellung ein. Durch die endokrinen Veränderungen treten sehr stark schwankende Blutzucker auf mit z. T. zunächst nicht erklärbaren Blutzuckerspitzen. Der Insulinbedarf steigt stark an und erhöht sich im Durchschnitt um 20 bis 30 %. Zudem belasten die psychischen Probleme die Einstellung, die zu einer unkontrollierten Nahrungsaufnahme und zur Verweigerung der Selbstkontrolle führen können.

Insulinpumpentherapie

Die Insulinpumpentherapie ist prinzipiell im Kindes- und Jugendalter möglich. Wegen der möglichen technischen Probleme, vor allem aber wegen möglicher psychischer Probleme, sollte die Insulinpumpe erst bei älteren Kindern zur Anwendung kommen. Im Regelfall kann man davon ausgehen, dass etwa ab dem 10. bis 12. Lebensjahr soviel Verständnis vorliegt, dass eigenständig und sicher mit der Insulinpumpe umgegangen werden kann. In Einzelfällen kann auch schon in jüngeren Jahren eine Insulinpumpentherapie durchgeführt werden, jedoch kommt dann den Eltern eine große Verantwortung zu. Ob und ab wann man eine Insulinpumpe einsetzen will, muss immer im Einzelfall unter Berücksichtigung der mentalen Reife des Kindes und des familiären und sozialen Umfeldes entschieden werden.

12.4.3 Körperliche Aktivität

Eine regelmäßige körperliche Aktivität dient primär nicht dem Ziel der Stoffwechselverbesserung, sondern soll in erster Linie die körperliche Fitness erhöhen, um eine Diskriminierung in Freizeit und Schule möglichst zu verhindern. Im Prinzip können alle Sportarten durchgeführt werden, jedoch ist darauf zu achten, dass im Falle einer Hypoglykämie keine Selbst- oder Fremdgefährdung eintreten kann.

Für die Praxis!

Körperliche Aktivität erhöht den Energieverbrauch und das Risiko der Hypoglykämie. Um das Risiko möglichst klein zu halten, müssen bei diabetischen Kindern die folgenden Richtlinien unbedingt eingehalten werden:

1. Grundsätzlich kein Sport bei Blutzuckerwerten über 200 mg/dl oder bei einer Ketonurie.
2. Bei geplanten, längerandauernden sportlichen Aktivitäten die Insulindosis um 30 bis 50 % reduzieren. Dies gilt auch für die Insulinzufuhr nach der Aktivität (Abendessen).
3. „Sport-BE" immer bereithalten und nach Beendigung der sportlichen Betätigung zusätzliche Kohlenhydrate essen.
4. Regelmäßige Blutzuckerbestimmungen vor, während und nach dem Sport sind unerlässlich.
5. Information über den Diabetes und notwendige Maßnahmen in der Hypoglykämie an das Umfeld geben.
6. Diabetikerausweis mitführen.

12.5 Schulung

Von zentraler Bedeutung ist die Vermittlung von eingehenden Informationen über Verlauf, Therapiemöglichkeiten und Komplikationen, insbesondere über die Hypoglykämie und Ketoazidose. Die Wissensvermittlung muss dem Kind gegenüber altersentsprechend unter Berücksichtigung der mentalen Fähigkeiten und der Kooperationsbereitschaft erfolgen. In die Schulung müssen die Eltern des Kindes fest mit eingebunden werden. Dies wird um so zwingender, je jünger das Kind ist. Die Schulung von Kindern und Jugendlichen ist ein fortlaufender Prozess, wobei sich die Inhalte an den aktuellen Fähigkeiten ausrichten. Bei der Erstmanifestation ist eine komplette Schulung sicherlich nicht sinnvoll. Es genügt, wenn über Handhabung der Insulintherapie und Selbstkontrolle sowie über Akutkomplikationen informiert wird. Wegen der meist erheblichen psychischen Alteration der Eltern und des Kindes ist ein Zuviel eher schädlich. Im späteren Verlauf kann nach und nach die weitere Schulung und Information erfolgen. Neben dem Vermitteln von Wissen und Information kommt der Schulung auch eine wichtige Aufgabe in der Krankheitsbewältigung und in der Krankheitsakzeptanz zu. Dies kann auch dadurch unterstützt werden, dass man das Kind oder Jugendlichen mit altersgleichen Betroffenen zusammenbringt. Die Möglichkeiten hierzu sind vielfältig z. B. durch Teilnahme an einem Feriencamp, Schulungswochenenden, Kinderschulungsklinik etc.

Merke

Wegen der sehr individuellen Bedürfnisse und Probleme werden bei Kindern meist Einzelgespräche notwendig sein.

12.6 Selbstkontrolle

Regelmäßige Selbstkontrollen sind zum Erreichen einer befriedigenden Stoffwechseleinstellung unentbehrlich. Unter einer intensivierten Insulintherapie sind mindestens vier Blutzuckerkontrollen täglich erforderlich. Sie werden vor dem Frühstück, vor dem Mittagessen, vor dem Abendessen und vor dem Zubettgehen durchgeführt. Eine postprandiale Blutzuckermessung nach dem Frühstück ist einmal in der Woche sinnvoll, um den maximalen Blutzuckeranstieg zu erfassen. Bei sportlicher Belastung, bei fieberhaften Zuständen, körperlichem Unwohlsein und bei Verdacht auf Hypoglykämie sind zusätzliche Blutzuckerkontrollen erforderlich. Insofern unterscheidet sich die Selbstkontrolle bei Kindern und Jugendlichen nicht von den Erfordernissen bei einem erwachsenen Typ-1-Diabetiker. Erfahrungsgemäß zeigen jedoch Kinder und Jugendliche wenig Bereitschaft, die häufigen Blutzuckerbestimmungen durchzuführen. Dies gilt auch für Eltern mit diabetischen Kleinkindern, die im Sinne einer Überfürsorge falsch angebrachte Ängste und Sorgen für ihr Kind entwickeln. Auch die umgekehrte Situation ist nicht selten, dass die Eltern aus einer unbegründeten Sorge vor dauerhaften Schäden, viel zu viele Blutzuckerbestimmungen durchführen aus Angst vor zu hohen oder zu niedrigen Blutzuckerkonzentrationen. Es kann im Einzelfall sehr schwierig sein, bei Kindern und Jugendlichen als auch bei den Eltern die Notwendigkeit der Selbstkontrolle in richtige und vernünftige Bahnen zu lenken und eine dauerhafte Motivation zur rational richtigen Selbstkontrolle zu erreichen.

12.7 Psychische Probleme

Sowohl für das Kind als auch für die Eltern stellt die Diagnose eines Diabetes mellitus ein schwer zu ertragendes psychisches Trauma dar. Das ganze Familien- und Gesellschaftsleben wird dadurch verändert. Ängste und Unsicherheit, teilweise auch Selbstvorwürfe sind zumindest am Anfang prägend. Im weiteren Verlauf können verschiedene psychosoziale Probleme bezüglich der Compliance und der Krankheitsakzeptanz auftreten, die die Beziehung zwischen Eltern und Kind belasten und zu erzieherischen, schulischen und Integrationsschwierigkeiten führen können. Bei älteren Kindern kann die Zeit der Pubertät zu einer besonderen und oft schwer meisterbaren Belastung führen. Von mütterlicher Seite beobachtet man oft eine Überfürsorge aber auch nicht selten ein Überforderungssyndrom – Situationen, die dem Kind die Krankheitsakzeptanz weiter erschweren. Jedes diabetische Kind benötigt ein speziell ausgebildetes Behandlungsteam als „zweites Zuhause“. Neben dem betreuenden Pädiater setzt sich ein solches Betreuungsteam aus einer Diabetesberaterin und nach Möglichkeit aus einem mit Kindern erfahrenen Psychologen zusammen.

13 Diabetes und Schwangerschaft

13.1 Besonderheiten in der Schwangerschaft bei Diabetikerinnen

Die Schwangerschaft bei einer Diabetikerin kann für Mutter und Kind erhebliche Risiken bedeuten, wenn die Blutzuckereinstellung unbefriedigend ist oder wenn die Diabetikerin an fortgeschrittenen diabetischen Folgeerkrankungen leidet. Für das wachsende Kind bedeutet die mütterliche chronische Hyperglykämie eine Gefährdung sowohl im Hinblick auf Missbildungen als auch durch übermäßiges Wachstum und Reifestörungen. Bei schweren diabetischen Folgeerkrankungen, insbesondere bei vorbestehender Nephropathie oder schwerer Makroangiopathie ist in erster Linie die Mutter, aber auch die Entwicklung des Kindes, durch die Schwangerschaft gefährdet. Durch konsequente normoglykämische Einstellung, die in aller Regel nur durch eine intensivierte Insulintherapie zu erreichen ist, mit HbA_{1c}-Konzentrationen von < 6,0 % (42 mmol/mol) lassen sich das Missbildungsrisiko und Störungen der Kindesentwicklung praktisch völlig normalisieren. Unabdingbare Voraussetzung für eine problemlose Schwangerschaft ist aber, dass bereits präkonzeptionell eine Normoglykämie sichergestellt ist. Aus diesem Grund sollte jede Schwangerschaft einer Diabetikerin sorgfältig geplant sein und zufällige Schwangerschaften vermieden werden. Während vor 50 Jahren die perinatale Mortalität noch bei 40 % lag und das Missbildungsrisiko extrem hoch war, kann durch eine optimale Stoffwechselführung vor und während der Schwangerschaft sowohl die perinatale Mortalität als auch die Missbildungsrate völlig normalisiert werden.

Merke

Der erhöhte Blutzucker kann in jeder Phase der Schwangerschaft die Entwicklung des Kindes beeinflussen und zu schweren Defekten führen.

Im ersten Trimenon führt die chronische Hyperglykämie zu Missbildungen durch Störungen in der Organogenese. Diese kongenitalen Missbildungen (diabetische Embryopathie) betreffen vor allem das Herz (septale Hypertrophie und Kardiomyopathie) und den Gastrointestinaltrakt (Verkürzung des linken Kolons), aber auch andere Missbildungen kommen vor. Da die Organogenese schon nach wenigen Wochen abgeschlossen ist – zu einem Zeitpunkt, an dem die Diabetikerin oft noch gar nicht weiß, dass sie schwanger ist – kommt der präkonzeptionellen Normoglykämie im Hinblick auf Prävention von Missbildungen entscheidende Bedeutung zu. Im zweiten und dritten Trimenon wird durch die mütterliche Hyperglykämie die fetale Organentwicklung beeinflusst. Der erhöhte Blutzucker tritt über die Plazentaschranke in den sich entwickelnden kindlichen Organismus über und führt zu einer vorzeitigen Reifung des fetalen Pankreas und zum fetalen Hyperinsulinismus. Aufgrund des „Masteffekts" der überhöhten kindlichen Insulinkonzentration kommt es zur Organvergrößerung und zum pathologischen Größenwachstum (Makrosomie, „big baby") des Kindes. Obwohl die Kinder groß sind und meist ein Geburtsgewicht von > 4.000 g aufweisen, sind sie unreif. Die Unreife manifestiert sich vor allem in einer Lungenunreife, aber auch in Kardiomyopathien. Unmittelbar nach der Geburt sind sie zudem durch meist schwere Hypoglykämien gefährdet. In den verschiedenen Abschnitten der Schwangerschaft kann man somit, bedingt durch die mütterliche Hyperglykämie, verschiedene Defektbildungen und Störungen unterscheiden.

Kurz gefasst!

Kindliche Defekte und Störungen in der Schwangerschaft aufgrund überhöhter mütterlicher Blutzuckerkonzentrationen:

1. Trimenon
Diabetische Embryopathie
Kongenitale Missbildungen
- septale Hypertrophie,
- Kardiomyopathie,
- Missbildungen im Gastrointestinaltrakt.

2. und 3. Trimenon
Diabetische Fetopathie
- Makrosomie („big baby"),
- fetale Unreife,
- Atemnotsyndrom,
- Kardiomyopathie,
- Hypoglykämie post partum,
- Hyperbilirubinämie.

Während durch eine präkonzeptionelle Normoglykämie die diabetische Embryopathie verhindert werden kann, dient die dauerhafte tiefe Normoglykämie in der Schwangerschaft dazu, die diabetische Fetopathie zu vermeiden. Von entscheidender Bedeutung ist die Tatsache, dass physiologischerweise in der Schwangerschaft die Blutzuckerkonzentrationen wesentlich tiefer liegen als außerhalb der Gravidität. Dieser Tatsache muss auch bei der diabetischen Schwangerschaft Rechnung getragen werden, d. h. in der diabetischen Schwangerschaft müssen die Blutzuckerwerte im Tagesverlauf wesentlich tiefer liegen (Tab. 13.1)

Tab. 13.1 Blutzuckerzielwerte in der Schwangerschaft (Leitlinien der Deutschen Diabetes-Gesellschaft 2008, www.deutsche-diabetes-gesellschaft.de)

Zielwerte	mg/dl	mmol/l
Nüchtern, präprandiale	60 – 90	3,3 – 5,0
1 h postprandial	< 140	< 7,7
2 h postprandial	< 120	<6,6
Vor dem Schlafen	90 – 120	5,0 – 6,6
Nachts 02.00 – 04.00 Uhr	> 60	> 3,3

Für die fetale Prognose sind vor allem die postprandiale Werte bedeutsam.

Für die Praxis!

Um die Frucht nicht zu gefährden, müssen die Blutzuckerkonzentrationen in den Bereich zwischen 60 und 120 mg/dl abgesenkt werden. Keinesfalls dürfen Blutzuckerkonzentrationen über 130 mg/dl (7,2 mmol/l) toleriert werden. Diese tiefen Blutzuckerwerte sind physiologisch und werden im Übrigen von der Schwangeren problemlos und ohne Hypoglykämie-Symptomatik vertragen.

Hypoglykämische Episoden mit kurzfristigen Blutzuckerkonzentrationen von unter 60 mg/dl (3,3 mmol/l) führen, im Gegensatz zur weit verbreiteten Meinung, nicht zu einer Gefährdung des wachsenden Embryos, während überhöhte Blutzuckerkonzentrationen während der Schwangerschaft sehr rasch, u. U. schon bei Werten um 200 mg/dl (11,0 mmol/l), zur Ketoazidose und zum Embryotod führen können. Die erforderlichen Zielblutzuckerwerte von 60 bis 120 mg/dl (3,3 – 7,2 mmol/l) in der diabetischen Schwangerschaft sind nur mit einer intensivierten Insulintherapie unter ständiger Blutzuckerselbstkontrolle zu erreichen. Mit kurzfristigen HbA_{1c}-Kontrollen in monatlichen Abständen wird die Selbstkontrolle der Schwangeren überprüft und frühzeitige Trends werden erkannt, wobei HbA_{1c}-Konzentrationen von < 6,0 % (42 mmol/mol) während der Schwangerschaft erreicht werden müssen. Werden die unabdingbar notwendigen Zielwerte durch eine intensivierte Insulintherapie nicht erreicht, muss eine Insulinpumpentherapie erwogen werden.

Merke

Orale Antidiabetika sind in der Schwangerschaft strikt kontraindiziert und dürfen in keiner Phase der Gravidität verabreicht werden. Insulin ist die einzige gut untersuchte Pharmakotherapie bei Schwangeren mit Diabetes. Humaninsulin gilt als Insulin der Wahl. Langwirksame Insulinanaloga sollen in der Schwangerschaft nicht eingesetzt werden und bei einer geplanten Schwangerschaft bereits vor der Empfängnis auf NPH-Insulin umgestellt werden.

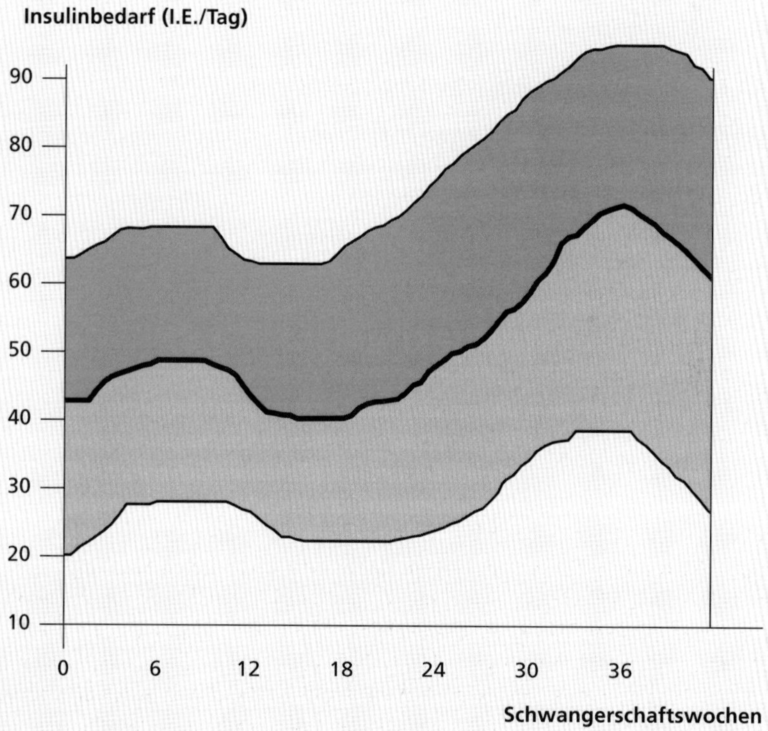

Abb. 13.1 Schematische Darstellung des Insulinbedarfs in der Schwangerschaft (Mittelwerte und Standardabweichungen)

Durch die hormonellen Einflüsse, aber auch durch das Wachsen des Embryos, ändert sich im Verlauf der Schwangerschaft der Insulinbedarf. Während am Ende des 1. Trimenons meist ein gegenüber vor Beginn der Schwangerschaft leicht reduzierter Insulinbedarf feststellbar ist, nimmt im 2. und 3. Trimenon der Insulinbedarf um 40 bis 80 % zu, um mit der Entbindung um durchschnittlich 50 % wieder abzunehmen (Abb. 13.1). Somit ist eine ständige Anpassung der Insulinsubstitution notwendig, die nur mit einer intensivierten Insulintherapie zu bewerkstelligen ist. Bei ca. 1/3 der Schwangeren findet man jedoch keinen oder nur einen geringen Anstieg des Insulinbedarfes im 2. und 3. Trimenon.

13.2 Klassifizierung der diabetischen Schwangeren

Eine Klassifizierung der diabetischen Schwangeren nach Diabetesdauer und dem Fehlen oder Vorliegen von vaskulären Folgeerkrankungen hat White vorgenommen. Dieses sog. White-Schema erlaubt eine saubere Dokumentation und die Bestimmung des Zeitpunkts der Geburtseinleitung. Trotz vielerlei Kritik ist es auch heute noch das gebräuchlichste Schema und lässt eine weitgehend sichere Risikoabschätzung zu (Tab. 13.2).

Tab. 13.2 Klassifizierung des Diabetes in der Schwangerschaft nach P. White

Gruppe	Kriterien (ab Gruppe B Insulinbehandlung)	Zeitpunkt der Geburtseinleitung (SSW)
A	Verminderte Glukosetoleranz	38.–40.
B	Auftreten des Diabetes nach dem 20. Lebensjahr oder Diabetesdauer unter 10 Jahren, keine vaskulären Komplikationen	37.
C-1	Auftreten des Diabetes zwischen dem 10. und 19. Lebensjahr	37.
C-2	Diabetesdauer von 10–19 Jahren	37.
D-1	Auftreten des Diabetes vor dem 10. Lebensjahr	36.–37.
D-2	Diabetesdauer über 20 Jahre	36.–37.
D-3	Diabetische Retinopathie leichten Grades	36.–37.
D-4	Verkalkte Gefäße der unteren Extremität	36.–37.
D-5	Hypertension	36.–37.
E	Atherosklerose der Beckenarterien	36.–37.
F	Nephropathie	34.–36.
G	Mehrere Komplikationen	34.–36.
H	Kardiopathie	34.–36.
R	Proliferative Retinopathie	34.–36.
T	Nierentransplantation	34.–36.

13.3 Überwachung während der Schwangerschaft

Um Gefahren für Mutter und Kind in der diabetischen Schwangerschaft abzuwenden, ist eine kooperative Zusammenarbeit zwischen dem Geburtshelfer und dem betreuenden Diabetesteam unabdingbar. Den medizinischen Assistenzberufen kommt dabei die Aufgabe zu, darauf zu achten, dass die entsprechenden Untersuchungstermine eingehalten, dass die erforderlichen Maßnahmen, die im Mutter-Pass festgehalten sind, zeitgerecht durchgeführt, und dass alle für die Diabetikerin notwendigen Kontrollen (Tab. 13.3) veranlasst werden. Bei Neuauftreten eines Diabetes in der Schwangerschaft (Gestationsdiabetes) muss durch das Diabetesteam eine entsprechende Schulung erfolgen einschließlich der Blutzuckerselbstmessung. Ziel der Behandlung ist es, die Schwangerschaft ambulant zu führen. Dies ist bei einer gut geschulten Diabetikerin in aller Regel auch ohne größere Probleme möglich. Stationäre Aufenthalte können jedoch aus geburtshilflicher Sicht notwendig werden, wenn eine Gefahr für die Mutter oder das Kind besteht. Neben der metabolischen Kontrolle mit Blutzuckerwerten unter 120 mg/dl (6,7 mmol/l) und HbA_{1c}-Konzentrationen von < 6,0 % sind regelmäßige Blutdruckkontrollen zwingend notwendig, wobei hypertone Blutdruckwerte nicht akzeptabel sind. Ähnliches gilt für die Eiweißausscheidung im Urin. Zur Festlegung des Geburtstermins, zum Ausschluss von Missbildungen und zur Überwachung des kindlichen Wachstums dienen Ultraschalluntersuchungen, die in regelmäßigen Abständen durchzuführen sind. Tabelle 13.3 gibt einen Überblick über das Zeitraster und die notwendigen Untersuchungen.

Tab. 13.3 Überblick über Kontrolluntersuchungen in der diabetischen Schwangerschaft

Vorstellung beim Gynäkologen	Alle 14 Tage bis zur 24. SSW, dann wöchentlich
Vorstellung beim Diabetologen	Alle 14 Tage bis zur 24. SSW, dann wöchentlich
Sonographie (Fehlbildungsscreening)	16.–20. SSW
Ultraschall/Doppler	Alle 4 Wochen ab der 12 . SSW
Kardiotokographie (CTG)	Wöchentlich ab der 32. SSW (individuell vorgehen)
HbA_{1c}	Monatlich
Funduskopie	Alle 3 Monate
Stationäre Aufnahme	37./38. SSW
Entbindung	40. SSW (möglichst am Termin)
Sektion	Nur aus geburtsmedizinischer Sicht

13.4 Entbindung

Die Entbindung der ambulant geführten Schwangerschaft erfolgt nach Möglichkeit spontan am Termin auf vaginalem Wege. Die Indikation zum Kaiserschnitt kann aus mütterlicher Sicht dann gegeben sein, wenn eine schwere Retinopathie oder Nephropathie vorliegt oder wenn dies aus kindlicher Sicht notwendig wird.

Eine medikamentöse Geburtseinleitung ergibt sich aus den üblichen geburtshilflichen Richtlinien. Die Entbindung sollte von einem mit diabetischen Schwangerschaften erfahrenen Geburtshelfer ggf. unter Zuziehung eines Diabetologen erfolgen. Engmaschige Blutzuckerkontrollen sind, wegen des raschen Rückgangs des Insulinbedarfes postpartum, zwingend notwendig. Schon während des Geburtsvorgangs sinkt der Insulinbedarf stark ab, insbesondere nach Ausstoßung der Plazenta. Auch die durch die Wehentätigkeit verstärkte Muskelaktivität führt zu einem Blutzuckerabfall. Während der Geburt sollte zur besseren Steuerung kein langwirksames, sondern nur kurzwirksames Insulin gespritzt werden.

Erst nach Tagen bis Wochen hat sich der Insulinbedarf auf dem ursprünglichen Niveau wieder eingependelt. Die Pflegekraft bzw. die Hebamme misst den Blutzucker während des gesamten Geburtsvorganges: Die Blutzuckerbestimmung erfolgt, wegen der rasch zur Verfügung stehenden Information, grundsätzlich mit Teststreifen im Kreißsaal. Die Überwachung des Neugeborenen durch einen diabetologisch erfahrenen Neonatologen muss gewährleistet sein. Beim Neugeborenen sind während der ersten Stunden halbstündige Blutzuckerkontrollen, wegen der Gefahr von Hyperinsulinämie-bedingten Hypoglykämien, aus vitaler Sicht unabdingbar. Auch während der ersten Lebenstage muss der Blutzucker ständig überwacht werden, um hyper- und hypoglykämische Zustände zu erkennen und um ggf. entsprechende Maßnahmen einleiten zu können.

13.5 Antikonzeption

Wegen des hohen Missbildungsrisikos bei unbefriedigender Blutzuckereinstellung sollte jede Schwangerschaft einer Diabetikerin grundsätzlich nur geplant und keinesfalls zufällig erfolgen. Nur so kann eine Normoglykämie mit HbA_{1c}-Werten von < 6,5 % zum Zeitpunkt der Konzeption erreicht werden. Die modernen Ovulationshemmer stellen heute die sicherste Empfängnisverhütung dar und können grundsätzlich auch Diabetikerinnen empfohlen werden. Die Stoffwechselbelastung ist gering, insbesondere wenn Präparate ausgewählt werden, die einen geringen Östrogenanteil enthalten. Vorsicht mit Ovulationshemmern ist jedoch bei Raucherinnen und bei Frauen mit vaskulären Komplikationen angebracht. Barrieremethoden, wie Kondome und Pessare, führen zu keiner Belastung des Stoffwechsels und sind ohne Vorbehalte für Diabetikerinnen zu empfehlen, sind allerdings in ihrer Sicherheit den Ovulationshemmern unterlegen. Etwas zurückhaltender sollte man jedoch mit Intrauterinpessaren bei Diabetikerinnen sein, da wegen des erhöhten Infektionsrisikos eine dauerhafte Infertilität auftreten kann. Eine Tubenligatur kommt erst dann in Frage, wenn kein Kinderwunsch mehr besteht; sie sollte jedoch keinesfalls unmittelbar nach der Geburt eines Kindes, sondern erst Monate später durchgeführt werden.

13.6 Schwangerschaftsabbruch

Die Indikation zum Schwangerschaftsabbruch bei Diabetikerinnen besteht aus mütterlicher Sicht nur sehr selten. Bei schwerer proliferativer diabetischer Retinopathie oder bei einer weit fortgeschrittenen Niereninsuffizienz (anstehende oder präexistente Dialysepflichtigkeit) sowie bei atherosklerotischen Komplikationen, insbesondere bei nachgewiesener schwerer Verkalkung der Uterinarterien, kann aus vitalen Zwängen die Indikation einer Interruptio gegeben sein. Sicher nachgewiesene schwere kindliche Missbildungen auf dem Boden einer diabetischen Embryopathie stellen jedoch eine Indikation zum Schwangerschaftsabbruch dar.

13.7 Gestationsdiabetes

Merke

Unter einem Gestationsdiabetes versteht man das erstmalige Auftreten einer Typ-2- ähnlichen diabetischer Stoffwechsellage unter der besonderen Belastungssituation der Schwangerschaft, die in aller Regel nach Beendigung der Schwangerschaft wieder verschwindet.

Besonders gefährdet für einen Gestationsdiabetes sind Frauen mit familiärer Diabetesbelastung, Übergewicht, vorangegangener Geburt von Kindern mit einem Geburtsgewicht von über 4.000 g und erhöhtem Lebensalter. Der unbehandelte Gestationsdiabetes führt, wie bei einer chronischen Hyperglykämie bei einer schwangeren Typ-1-Diabetikerin, zu einer verstärkten fetalen Insulinstimulation und zu körperlichen Störungen im Sinne einer Makrosomie, mit Unreife, funktionellen Beeinträchtigungen und hoher perinataler Letalität. Da der Gestationsdiabetes erst nach dem 1. Trimenon auftritt sind Embryopathien nicht zu erwarten. Da das Auftreten einer Glukosurie in der Schwangerschaft kein sicheres diagnostisches Kriterium für einen Gestationsdiabetes darstellt sollte bei allen Schwangeren in der 24. – 28. SSW ein Glukosetoleranztest mit 75 g Glukose durchgeführt werden. Die Beurteilungskriterien sind in Tabelle 13.4. dargestellt. Der 50 g Sceeningtest – der mahlzeitenunabhängig durchgeführt werden kann – erlaubt nur bei unauffälligem Befund den Ausschluss einer diabetischen Stoffwechsellage. Bei pathologischem Ausfall muss anschließend ein oraler Glukosetoleranztest mit 75 g durchgeführt werden.

Tab. 13.4. Blutzucker in der Schwangerschaft: Beurteilung des oralen Glukosetoleranztests (75 g)

	mg/dl	mmol/l
Nüchtern	90	5,0
60 Minuten	180	10,0
120 Minuten	155	8,6

Sind zwei Grenzwerte überschritten, erlaubt dies die Diagnose eines Gestationsdiabetes. Ist nur ein Grenzwert erhöht, handelt es sich um eine gestörte Glukosetoleranz in der Schwangerschaft. Ein Gestationsdiabetes kann in 5 % bis 8 % aller Schwangerschaften nachgewiesen werden und ist somit die häufigste Stoffwechselstörung in der Schwangerschaft. Er ist etwa zehnmal häufiger als ein präexistenter Typ-1-Diabetes vor der Schwangerschaft.

Die Behandlungsrichtlinien des Gestationsdiabetes sind identisch mit denen von schwangeren Typ-1-Diabetikerinnen, d. h. es werden tiefe normoglykämische Blutzuckerkonzentrationen zwischen 60 mg/dl (3,3 mmol/l) und maximal 120 mg/dl (6,7 mmol/l) angestrebt, bei einem HbA_{1c} unter 6 %. Ganz entscheidende Bedeutung hat dabei die Ernährungsumstellung auf eine ballaststoffreiche und nahezu zuckerfreie Kost mit einem leicht erhöhten Eiweißanteil. Die tägliche Kalorienzufuhr orientiert sich am Bedarf, wobei eine Gewichtsabnahme bei stark übergewichtigen Frauen von höchstens 7 bis 9 kg angestrebt werden sollte. Werden unter diätetischen Maßnahmen die erforderlichen Blutzuckerzielwerte von kleiner 130 mg/dl (7,2 mmol/l) nicht erreicht, ist eine Insulintherapie, am besten in Form einer intensivierten Insulintherapie, unumgänglich. Nach Beendigung der Schwangerschaft ist in aller Regel eine Weiterführung der Insulintherapie nicht notwendig, da sich post partum bei den meisten Gestationsdiabetikerinnen der Blutzucker völlig normalisiert. Orale Antidiabetika, gleichgültig welcher Stoffklasse, sind in der Schwangerschaft – auch beim Gestationsdiabetes – kontraindiziert. Besonders soll auf die Schulung hingewiesen werden. Nach Diagnosestellung eines Gestationsdiabetes muss kurzfristig eine adäquate Schulung mit Ernährungsberatung, Erlernen der Blutzuckerselbstkontrolle, ggf. selbstständige Insulinanpassung, Hypoglykämieerkennung und Behandlung etc. erfolgen. Das Risiko für den Fötus ist nicht nur im Hinblick auf Entwicklung einer Makrosomie hoch, sondern auch für Unreife, Atemnotsyndrom, postnatale Hypoglykämie und perinatale Mortalität. Bei frühzeitiger Diagnose und konsequenter Behandlung können jedoch die Geburtsergebnisse denen von Stoffwechselgesunden angenähert werden. Für den Entbindungszeitpunkt und die Entbindungsart gelten für Gestationsdiabetikerinnen, wie bei den schwangeren Typ-1-Diabetikerinnen, keine besonderen Empfehlungen. Ziel ist es, möglichst nahe am errechneten Termin die Geburt auf natürliche Weise einzuleiten. Allerdings sind Kaiserschnittentbindungen wegen des erhöhten mütterlichen Risikos (EPH-Gestose), aber auch wegen der höheren Rate an makrosomen Kindern, häufiger erforderlich.

Ein unbehandelter Gestationsdiabetes beinhaltet auch Risiken für die Mutter. So werden, wie bei jeder Hyperglykämie in der Schwangerschaft, deutlich erhöhte Raten von Pyelonephritiden, Hydramnion und EPH-Gestosen beobachtet. Ein sehr hoher

Anteil der Frauen, die während ihrer Schwangerschaft einen Gestationsdiabetes hatten, entwickeln im weiteren Verlauf, meist nach 10 bis 20 Jahren, einen manifesten Typ-2-Diabetes. Wegen des hohen Risikos der späteren Manifestation eines Typ-2-Diabetes müssen jährliche Kontrollen zum Ausschluss einer diabetischen Stoffwechsellage durchgeführt werden. Zur Sicherheit, dass post partum keine persistierende diabetische Stoffwechsellage vorliegt, ist es ratsam einige Wochen nach der Geburt einen oralen Glukosetoleranztest durchzuführen. Lange Zeit war unsicher ob eine gestörte Glukosetoleranz in der Schwangerschaft überhaupt ein Risiko darstellt. Die groß angelegte HAPO-Studie an 25000 Schwangeren konnte jedoch eindeutig nachweisen, dass bereits eine gestörte Glukosetoleranz praktisch dasselbe Risiko für Mutter und Kind beinhaltet, wie ein manifester Gestationsdiabetes. Daraus muss die Konsequenz gezogen werden, dass die gestörte Glukosetoleranz genau so energisch behandelt werden muss, wie ein manifester Gestationsdiabetes.

14 Der multimorbide, ältere Diabetiker

Der multimorbide, ältere Typ-2-Diabetiker stellt ein zunehmendes gesundheitspolitisches und sozioökonomisches Problem dar. Durch moderne medizinische Maßnahmen, dem Einsatz immer wirksamerer pharmakotherapeutischer Strategien und durch Verbesserung des hygienischen Standards hat die Lebenserwartung ständig zugenommen. Krankheiten, die früher zum Tode geführt haben, können heute therapiert und kompensiert, aber in aller Regel nicht geheilt werden. Dies führt zur Multimorbidität. Davon ganz besonders betroffen ist der Typ-2-Diabetiker, der neben seiner Stoffwechselstörung eine Reihe von Begleiterkrankungen und möglicherweise auch diabetischen Folgeerkrankungen aufweist. Beim multimorbiden Typ-2-Diabetiker müssen viele Überlegungen, die bis zur Therapieentscheidung führen, angestellt werden. Neben den Begleiterkrankungen, der noch zu erwartenden Lebenserwartung, dem sozioökonomischen Umfeld, der Anzahl und Art der einzunehmenden Medikamente müssen auch die persönlichen Interessen, die geistige und körperliche Leistungsfähigkeit des multimorbiden Typ-2-Diabetikers Berücksichtigung finden. Hochbetagten Diabetikern zu helfen und sie unter Beachtung einer bestmöglichen Lebensqualität fachkundig zu unterstützen, ist eine große Herausforderung für Ärzte, vor allem aber für Altenpflegerinnen, Gemeindeschwestern und Krankenschwestern, aber auch für Familienangehörige und für die Gemeinschaft.

14.1 Psychosoziale Aspekte und Therapieziele

Alte Menschen leben häufig alleine in einer sozialen Isolation. Die Ursachen, wie die auf Kleinfamilien abgestellte Wohnraumsituation, Berufstätigkeit der Kinder und Enkel verbunden mit Ortswechsel, vor allem aber der zunehmend geringer werdende Familienzusammenhalt, sind hinlänglich bekannt. Psychische Veränderungen, die nicht nur mit dem Alterungsprozess zusammenhängen, sind bei den Hochbetagten vorprogrammiert. Wenn dann noch die Belastung des Diabetes dazukommt, addieren sich Ängste um die eigene Lebenssituation und deren Bewältigung. Resignationen, depressive Verstimmungen aber auch aggressives Verhalten sind die verständlichen Reaktionen. Selbst in Alten- und Seniorenheimen sind Diabetiker in mancher Hinsicht ausgegrenzt. Dies beginnt nicht nur beim Essen, sondern auch bei den vielen Notwendigkeiten, die als „Sonderwünsche" angesehen werden. Wenn der Diabetiker nicht mehr in der Lage ist, mit seiner Erkrankung eigenverantwortlich umzugehen, obliegt die eigentliche Behandlung überwiegend dem Pflegepersonal. Die Qualität der Behandlung ist im entscheidendem Maße vom Können, Wissen und Engagement der Pflegenden abhängig. Aus verschiedenen Gründen muss bei hochbetagten Diabetikern die Versorgung leicht umsetzbar und erreichbar sein, unter Beachtung von rationalen Überlegungen. Eine dauerhafte Normoglykämie kann und darf nicht das primäre Therapieziel beim Hochbetagten sein; Aspekte der Lebensqualität und Vermeidung von Akutkomplikationen wie Coma diabeticum und Hypoglykämie, aber auch die Prävention des diabetischen Fußes stehen im Vordergrund. Trotzdem darf die Stoffwechselkontrolle nicht außer Acht gelassen werden. Auch bei multimorbiden, älteren Diabetikern soll dauerhaft die HbA_{1c}-Konzentration unter 8 % (63 mmol/mol) liegen. Für die Pflegepersonen bedeutet dies eine Herausforderung, die medizinische oder ernährungstherapeutische Kenntnisse erfordert. Ein strukturiertes Lernprogramm steht über die Kassenärztliche Vereinigung zur Verfügung, in dem die wichtigsten Aspekte der Diabetesbehandlung erörtert werden.

14.2 Ernährung

Besondere Berücksichtigung bedarf die Ernährungssituation hochbetagter Diabetiker. Für viele Senioren ist Essen und Trinken noch die einzige Lebensfreude. Deshalb muss der Ernährung auch wegen der Notwendigkeit für die Stoffwechselführung entsprechende Beachtung beigemessen werden. Alleinlebende ältere Diabetiker sind meist nicht mehr in der Lage, ihre Ernährung nach Kalorien oder Broteinheiten zu berechnen. Sie benötigen einfache und nachvollziehbare Anweisungen. Über ambulante Essensdienste (z. B. „Essen auf Rädern") kann bei allein stehenden Diabetikern eine durchaus akzeptable Hilfe angeboten werden, wenn gleich dieses Essen oft kohlenhydratarm und fettreich ist. Problematisch ist oft die Essenssituation in Alten- und Seniorenheimen. Nur wenige Altenheime bieten eine richtige, den Bedürfnissen des Diabetikers angepasste Ernährung. Wird ein individuell zubereitetes Essen für Diabetiker ausgegeben, kann dies zur sozialen Isolation und zum Gefühl des „Außenseiters" führen. Viel vernünftiger und rationaler wäre es, wenn grundsätzlich alle Heimbewohner eine gesunde, ausgewogene Kost erhalten würden, die auch den Richtlinien einer Diabeteskost entspricht.

Für die Praxis!

Bewährt hat sich die sog. Einer-Regel, bei der von allen Nahrungsmitteln ein Stück erlaubt ist. Wie z. B. eine Scheibe Brot, ein Apfel, eine Tasse Milch, eine Scheibe Käse, eine Scheibe Wurst etc.

14.3 Medikamente

Ältere Menschen müssen oft mehrere Medikamente einnehmen – hierbei ist Folgendes zu berücksichtigen: Im Alter kann die Resorption, Wirkungsweise und der Abbau von Medikamenten verändert sein; viele Medikamente können untereinander Wechselwirkungen eingehen, die zu Wirkungsverstärkung, Wirkungsabschwächung und Nebenwirkungen führen können. Viele ältere Menschen nehmen unregelmäßig ihre Medikamente ein, oder sie vergessen es sogar. In Bezug auf die medikamentöse antidiabetische Therapie bedeutet dies, dass möglichst einfache und komplikationsarme Strategien gewählt werden. Zeichnet sich die Notwendigkeit einer Sulfonylharnstoff-Therapie ab, sollten Substanzen gewählt werden, die milde wirken und gut steuerbar sind. Leider beobachtet man immer wieder, dass sofort mit Glibenclamid, der potentesten Substanz mit dem höchsten Hypoglykämie-Risiko, und meist auch noch in hoher Dosierung begonnen wird. Völlig ausreichend und mit einem geringeren Risiko behaftet wären jedoch Substanzen wie z. B. Glimepirid. Für ältere Diabetiker ist auch der Einsatz von Repaglinid oder Nateglinid zu überlegen. Diese neuen insulinstimulierenden Substanzen haben eine kurze Halbwertszeit und erlaubt eine sehr flexible Handhabung: Zum Essen wird eine Tablette eingenommen, erfolgt keine Mahlzeitenaufnahme wird auch keine Tablette gegeben. Dieses Prinzip ist auch für ältere Menschen nachvollziehbar und verringert das Hypoglykämie-Risiko. Frühzeitige Kombinationen mit anderen oralen Antidiabetika z. B. mit Acarbose oder wenn keine Kontraindikationen vorliegen mit Metformin sind sinnvoll und verringern die Gefahr der Hypoglykämie. Auch eine Kombination mit kleinen Mengen Insulin ist angezeigt. Verzögerungsinsuline können beispielsweise in niedriger Dosierung vor dem Schlafengehen gespritzt werden, während tagsüber orale Antidiabetika verabreicht werden. Eine sehr gute Alternative ist auch die einmalige Applikation eines Kombinationsinsulins mit 30 % Normal-Insulin zum Frühstück, um die morgendliche Insulinresistenz zu durchbrechen. Bei Notwendigkeit einer Insulingabe ist der Pen eine mittlerweile unentbehrliche Hilfe gerade bei älteren Patienten geworden. Noch einfacher sind die sog. „Einmal-Pens", bei denen sogar der Insulinpatronenwechsel entfällt. Zusammen mit dem Patienten muss überlegt werden, wie man die Medikamenteneinnahme einfach und sicher gestalten kann. Schachteln mit unterschiedlichen Fächern, mit denen man die Medikamente bezüglich ihrer Tagesverteilung vorsortieren kann, haben sich bestens bewährt.

14.4 Körperhygiene, Pflege

Weitere Beachtung muss der Intertrigo-Prophylaxe geschenkt werden. Adipöse Diabetiker sind hiervon ganz besonders gefährdet. Um dem Wundsein vorzubeugen muss die Haut, vor allem aber die Hautfalten, sauber und trocken gehalten werden. Dies wird erreicht durch tägliches Waschen und anschließendes sorgfältiges Abtrocknen mit einem weichen Frotteehandtuch. Dies gilt ganz besonders für den Genital- und Analbereich und bei Frauen für den Brustbereich. Um im Hautfaltenbereich gegenseitigen Kontakt zu vermeiden, kann durchaus ein weicher Zellstoff oder ein Baumwollstreifen dazwischen gelegt werden. Das alleinige Pudern ohne vorherige sorgfältige Reinigung ist nicht ausreichend. Pilzbefall im Genital- oder Analbereich (Erythrasma) aber auch am Fuß, insbesondere zwischen den Zehen, muss mit einem entsprechenden Antimykotikum konsequent behandelt werden. Besondere Aufmerksamkeit muss der Mundhygiene älterer Diabetiker geschenkt werden. Aufgrund der verringerten Speichelsekretion im Alter ist nahezu keine Selbstreinigung im Mundbereich mehr vorhanden und Mundtrockenheit ist nahezu regelhaft. Zur Linderung der Mundtrockenheit sollten vorwiegend einfache und natürliche Mittel ausgeschöpft werden: häufiges Trinken von Mineralwasser oder Tee, ggf. auch Aufstellen eines Luftbefeuchters. Die im Krankenhaus oft verwendeten Glyzerin-Lemon-Stäbchen sind nicht besonders geeignet, da sie dem Austrocknen der Mundschleimhaut Vorschub leisten. Bei hohen Blutzuckerkonzentrationen ist auch im Speichel Glukose nachweisbar, wodurch das Wachstum und die Vermehrung von Mikroorganismen gefördert wird. Aus diesem Grund muss die Mundhygiene mehrmals am Tage durchgeführt und Zahnprothesen entsprechend oft gereinigt werden.

14.5 Lagerung

Bettlägerige ältere Diabetiker bedürfen einer besonderen Sorgfalt bei der Lagerung, da sie in mehrfacher Hinsicht ausgesprochen gefährdet sind, einen Dekubitus zu entwickeln. Mikroangiopathie und Neuropathie verursachen trophische Störungen der Haut. Diese wird empfindlich und vulnerabel, dadurch entstehen sehr schnell Druckgeschwüre an der Ferse und im Steißbeinbereich. Die Problematik wird noch dadurch verschärft, dass wegen der Neuropathie der Patient keine Schmerzempfindung hat und auch größere und tiefe Ulzerationen nicht als schmerzhaft empfunden werden. Schwerwiegende Komplikationen lassen sich beispielsweise vermeiden durch

- konsequente und richtige Hautpflege,
- regelmäßiges Betten, wobei im Rücken- und Steißbeinbereich die Unterlage faltenfrei gespannt ist,
- 2-stündige Lagerung nach dem Turnus Rückenlage, rechte Seitenlage 30°, Rückenlage, linke Seitenlage 30°, Rückenlage,
- Entlastung von aufliegenden Hautstellen durch Polsterung, besonders am Steißbein und an den Fersen,

- Durchblutungsförderung durch Mobilisation, Abwaschungen und gut pflegende Hauteinreibungen, z. B. auf Lanolinbasis.

Das Auftreten von Druckgeschwüren ist meist die Ursache von Pflegefehlern. Besonders bei älteren bettlägerigen Diabetikern muss ein Dekubitus vermieden werden. Diese schwierige Aufgabe müssen die Pflegenden durch konsequentes und sachgerechtes Handeln lösen. Denn mit dem Auftreten eines Dekubitus wird sich aufgrund des Entzündungsprozesses die diabetische Stoffwechsellage verschlechtern. Die erhöhten Blutzuckerkonzentrationen führen zwangsläufig dazu, dass die Wunde nicht heilt. Dekubitus im Steißbeinbereich hat nicht selten eine Sepsis mit allen daraus entstehenden Konsequenzen zur Folge; Druckgeschwüre an den Fersen können in letzter Konsequenz zu Fußamputationen führen.

14.6 Thromboseprophylaxe

Bettlägerige Diabetiker weisen ein deutlich erhöhtes Thromboserisiko auf. Wenn keine Kontraindikationen bestehen, wird man oft eine Heparinisierung einleiten. Neben der medikamentösen Prophylaxe sollten aber auch physikalische Maßnahmen wie Lagerung, Mobilisation und Kompression der Beinvenen vorgenommen werden. Bei der Lagerung ist darauf zu achten, dass die Unterschenkel 20 – 25° hochgelagert werden und die Knie ganz leicht gebeugt sind, jedoch nur wenn keine Durchblutungsstörungen bestehen. Da oft bei älteren multimorbiden Patienten die spontane Mobilisation erheblich eingeschränkt ist, müssen zusätzliche Bewegungsmaßnahmen wie z. B. Pedaltreten durchgeführt werden. Wegen des hohen Thromboserisikos muss jeder bettlägerige Diabetiker über 24 Stunden Kompressionsstrümpfe tragen. Antithrombosestrümpfe (ATS) sind dann ideal, wenn sie an den Fußknöcheln einen Druck von 18 mmHg und am Oberschenkel noch einen Druck von 8 mmHg aufweisen. Das Wickeln der Beine mit elastischen Binden stellt nur eine (schlechte) Notlösung dar: Wülste mit Einschnürungen können entstehen, die auf den Blutstrom in den Venen einen negativen Einfluss haben und gerade dadurch die Thromboseentstehung fördern. Gleichzeitig muss darauf geachtet werden, dass durch die Kompression keine Druckstellen entstehen.

14.7 Fußpflege

Im Mittelpunkt der Körperhygiene älterer Diabetiker steht die Fußpflege. Regelmäßige Inspektion der Füße und fußpflegerische Maßnahmen müssen im Hinblick auf Prävention des diabetischen Fußsyndroms regelmäßig durchgeführt werden. Während man früher ein tägliches Fußbad empfohlen hat, ist man seit einiger Zeit davon abgerückt. Das Fußbad wurde nicht selten viel zu lange ausgedehnt und manchmal auch zu heiß verwendet, was besonders bei älteren Diabetikern zu erheblichen Hautschäden geführt hat. Auch die Zugabe von Zusätzen, wie z. B. Kaliumpermanganat ist obsolet, da dadurch vor allem bei offenen Füßen die Wundheilung erheblich gestört wird. Das tägliche Fußwaschen mit anschließendem sorgfältigem Trocknen auch in den Zehenzwischenräumen und anschließendes Einfetten gehört jedoch zu den Standardmaßnahmen. Ist das richtige Abtrocknen mit einem weichen Frotteehandtuch aufgrund körperlicher Gebrechen nicht möglich, kann hierzu auch ein Fön (nur Stufe eins) verwendet werden. Ist der Patient dazu nicht mehr in der Lage, müssen diese Maßnahmen durch die Pflegenden gewährleistet sein. Die Nagelpflege erfolgt ausschließlich mit der Feile, wobei der Nagel gerade mit leicht abgeschrägten Ecken gefeilt wird. Scheren und Nagelzangen bergen das Risiko der Verletzung und dürfen deshalb nicht verwendet werden. Die Entfernung von Hornhäuten muss mit großer Sorgfalt erfolgen – jede Verletzung ist zu vermeiden. Deshalb dürfen Hornhauthobel, Hornhautraspeln oder sonstige schneidende, beziehungsweise verletzende Hilfsmittel nicht verwendet werden. Auch salicylsäurehaltige Salben oder Tinkturen dürfen wegen ihrer ätzenden Wirkung nicht verwendet werden. Hornhäute dürfen nur mit dem Bimsstein oder speziellen Schleifgeräten entfernt, bei denen das Risiko einer Verletzung ausgeschlossen ist. Die Entfernung von Hühneraugen darf nur von speziell ausgebildeten und diabetologisch versierten Fachkräften vorgenommen werden.

14.8 Schulung

Die Teilnahme an einer strukturierten Diabetikerschulung ist für ältere multimorbide Diabetiker in aller Regel nicht mehr möglich. Dies bedeutet aber nicht, dass ältere Diabetiker nicht schulbar wären. Zwar ist die Lernfähigkeit und die Gedächtnisleistung reduziert, trotzdem kann durch ein entsprechendes Vermitteln die Akzeptanz und die Einsichtsfähigkeit gefördert und die Kooperation und Langzeitführung verbessert werden. Dadurch kann eine Entlastung der pflegerischen Seite vor allem von Krankenschwestern, Altenpflegerinnen und Gemeindeschwestern erreicht werden. Es steht ein Basisschulungsprogramm zur Verfügung, das von den Pflegepersonen durchgeführt werden kann und über die Kassenärztliche Vereinigung erhältlich ist. Dieses auf vier Unterrichtseinheiten beschränkte Programm vermittelt die wichtigsten Grundkenntnisse, wie Grundlagen der Ernährung, Harnzuckerselbstkontrolle und Fußpflege und kann auch in Altenheimen durchgeführt werden. In der Gruppenschulung erkennt der ältere Diabetiker zudem, dass auch andere Diabetiker mit ähnlichen Problemen zu tun haben. Dies erleichtert die Integration und vermeidet das Gefühl der sozialen Isolation.

15 Diabetische Begleit-erkrankungen

15.1 Adipositas

Der Zusammenhang zwischen Typ-2-Diabetes und Adipositas ist schon seit über 100 Jahren bekannt. In der Nurse's Health Study konnte dies an über 100.000 amerikanischen Krankenschwestern erneut bestätigt werden (s. Abb. 4.1). Von den Typ-2-Diabetikern sind über 80 % übergewichtig. In den letzten 20 Jahren konnte der Zusammenhang auch weitgehend aufgeklärt werden (s. Kap. 5).

Merke

Unter einer Adipositas (Fettsucht) versteht man die übermäßige Vermehrung des Fettgewebes. Andere Ursachen der Körpergewichtserhöhung, wie vermehrte Muskelmasse („Bodybuilding"), Wassereinlagerungen in Form von Ödemen etc. werden nicht als Übergewicht bezeichnet.

Da die Fettmasse im Körper mit klinisch üblichen Methoden quantitativ nicht erfassbar ist, müssen Körpergewicht und Körpergröße als Hilfsmaße herangezogen werden und differentialdiagnostisch andere Formen des Übergewichts ausgeschlossen werden. Die Definition und Klassifikation erfolgt heute mit dem Body-Mass-Index, der sich im Gegensatz zum Broca-Index weltweit durchgesetzt hat, und sollte schon allein aus diesem Grund verwendet werden. Zudem korreliert der BMI wesentlich besser zur Fettmasse als der Broca-Index.

Für die Praxis!

Der Body-Mass-Index (BMI) errechnet sich nach folgender Formel:

$$\text{BMI} = \frac{\text{Körpergewicht in kg}}{(\text{Körpergröße in m}^2)}$$

Anhand des BMI erfolgt auch die Klassifikation (Tab. 15.1)

Tab. 15.1 Klassifikation der Adipositas

BMI (kg/m²)	**Beurteilung**
<20	Untergewicht
20 – 25	Normalgewicht
25 – 30	Übergewicht
30 – 35	Adipositas Grad I
35 – 40	Adipositas Grad II
>40	Adipositas Grad III

Die alleinige Bestimmung des BMI ist jedoch für die Risikoabschätzung einer Adipositas nicht ausreichend. Es hat sich nämlich gezeigt, dass dem Fettverteilungstyp ganz entscheidende Bedeutung für das Risiko assoziierter Erkrankungen zukommt. Ganz besonders risikoträchtig ist die Akkumulation von Fettmassen im Bauchraum, während das Fett, das sich an den Hüften und am Gesäß ansammelt, eine wesentlich geringere Gefährdung verursacht. Dies ist darin begründet, dass das abdominelle Fett wesentlich stoffwechselaktiver ist und größere Mengen von freien Fettsäuren produziert. Dies führt zu einer Insulinresistenz und begünstigt damit die Entwicklung eines Typ-2-Diabetes. Aus diesem Grund unterscheidet man zwei Fettverteilungstypen: die zentrale (abdominelle, viszerale, androide) und die periphere (gynoide) Fettsucht (Abb. 15.1). Wegen ihrer Form wird im Volksmund die zentrale Fettsucht auch „Apfeltyp" und die periphere Fettsucht als „Birnentyp" bezeichnet. Die Erfassung der Fettverteilung ist mit einem flexiblen Maßband einfach. Das Risiko bei Frauen beginnt ab einem Taillenumfang von 80 cm und das Hochrisiko ab 94 cm, für Männer ab 88 cm beziehungsweise 102 cm (Tab. 15.2).

15.1.1 Pathophysiologie

Grundsätzlich kann ein Organismus seinen Bestand nur vergrößern, wenn die Energie (Kalorien-)Zufuhr größer ist als der Bedarf. In den letzten Jahren musste man jedoch lernen, dass die Entstehung der Adipositas durch viele Faktoren geprägt sein kann, die außerhalb der persönlichen Verhaltensweisen liegen. Dabei spielt das metabolische Syndrom mit seinem Hyperinsulinismus ebenso eine wichtige Rolle, wie andere genetische Faktoren und veranlagungsbedingte funktionelle und morphologische Störungen und Veränderungen. Insbesondere der vor einigen Jahren erbrachte Nachweis, dass die Genetik einen entscheidenden Einfluss auf die Entstehung der Adipositas hat, hat zu einem Umdenken geführt. Adipositas ist eine Krankheit mit weit reichenden Konsequenzen und muss entsprechend behandelt werden.

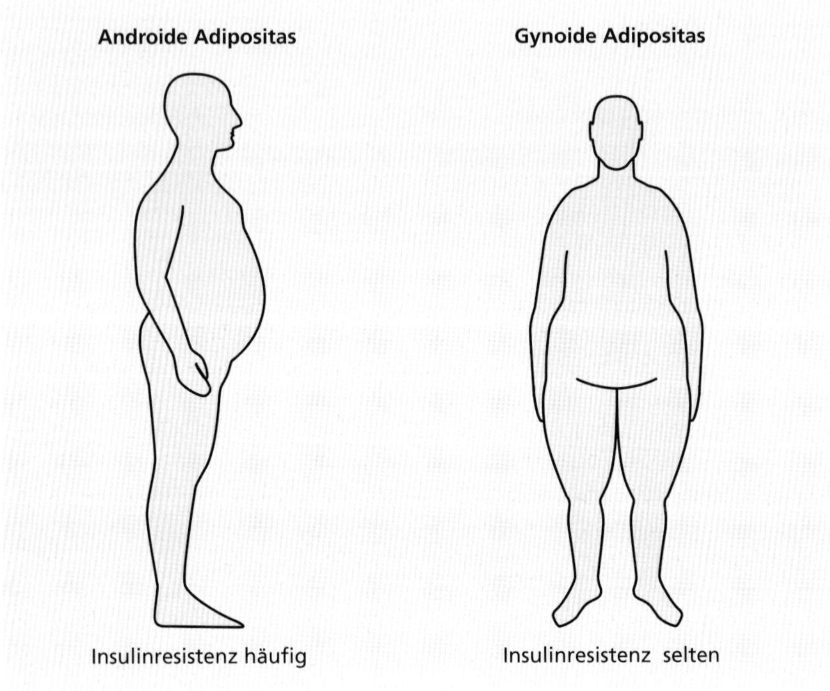

Abb. 15.1 Fettverteilungstypen

Tab. 15.2 Der Taillenumfang bestimmt das Risiko

	Taillenumfang in cm	
Risiko	Frauen	Männer
Mäßig erhöht	>80	>94
Deutlich erhöht	>88	>102

Vor allem die zentrale Adipositas induziert eine Reihe von Krankheiten, die die Morbiditäts- und die Mortalitätsrate erheblich beeinflussen. Dazu zählen neben dem Typ-2-Diabetes, die Hypertonie, die koronare Herzkrankheit, die Herzinsuffizienz, der apoplektische Insult, Fettstoffwechselstörungen, die Gicht, die Cholelithiasis u. v. a. Für den übergewichtigen Typ-2-Diabetiker mit abdomineller Fettsucht bedeutet dies in erster Linie, dass die schon vorhandene Insulinresistenz weiter verstärkt und damit die Stoffwechselführung erheblich erschwert wird. Es ist daher verständlich, dass der Gewichtsreduktion beim Typ-2-Diabetes größte Aufmerksamkeit geschenkt werden muss. Schon das Abnehmen von wenigen Kilogramm führt in aller Regel zu einer dramatischen Verbesserung der Blutzuckerhomöostase und zur Verringerung des Bedarfs an oralen Antidiabetika und Insulin.

15.1.2 Therapie

Entsprechend der Klassifikation der Adipositas wird heute eine absolute Behandlungspflicht bei einem BMI von > 30 kg/m^2 gesehen, wenn ernährungstherapeutische Maßnahmen alleine nicht ausreichen. Dabei kommen heute auch Pharmaka zum Einsatz. Bei einem BMI zwischen 25 und 30 kg/m^2 besteht dann die Indikation zur Gewichtsreduktion, wenn adipositasassoziierte Erkrankungen wie z. B. Diabetes mellitus oder Hypertonie vorliegen.

Ab einem BMI von > 40 kg/m^2 können auch chirurgische Maßnahmen zur Behandlung der Adipositas erwogen werden. Die Adipositas ist ein chronischer Zustand, der einer langandauernden, meist lebenslangen Therapieintervention bedarf. Dabei ist es für die meisten Patienten relativ leicht eine anfängliche Gewichtsreduktion zu erreichen, aber schwierig einen langfristigen Erfolg zu erzielen. Die Therapie der Adipositas bei Diabetikern unterscheidet sich nicht von der allgemeinen Adipositastherapie. Ziel ist dabei nicht, Idealgewicht zu erreichen, was ohnehin meist nicht erreichbar ist. Diese Zielvorgabe führt nur zu unnötigen Frustrationen, Resignation und Demotivierung. Primäre Vorgabe ist eine moderate und realistische Gewichtsabnahme um wenige Kilogramm, wobei eine Gewichtsabnahme um 5 bis 10 % vom Ausgangsgewicht angestrebt werden sollte. Es muss nicht besonders betont werden, dass nach Möglichkeit diese Gewichtsabnahme unmittelbar nach der Diabetesmanifestation durchgeführt werden sollte. Von entscheidender Bedeutung ist jedoch nicht die initiale Gewichtsabnahme, sondern der langfristige Erfolg. Hierzu ist unabdingbar, dass die Patientenbedürfnisse Berücksichtigung finden, die Kooperationsbereitschaft gefördert und das Wissen und die Motivation aufrechterhalten wird.

Ernährungstherapie

Eine Gewichtsabnahme kann nur dann gelingen, wenn die täglich aufgenommene Energiemenge um wenigstens 500 kcal unter den tatsächlichen Bedarf dauerhaft reduziert wird. Kostformen von 1.000 kcal/d und darunter sollten nur in Ausnahmefällen und dann unter enger ärztlicher Überwachung durchgeführt werden. Kostformen mit 1.200 bis 1.400 kcal/d haben sich auch als Langzeiternährung bewährt. Selbstverständlich muss auch eine Reduktionskost den Anforderungen einer Diabeteskost gerecht werden. Blitz-, Crash- und Außenseiterdiäten, wie sie überall mit großem publizistischem Aufwand angeboten werden, sind grundsätzlich ungeeignet und strikt abzulehnen. Für viele Patienten kann es eine Hilfe sein, zunächst sehr sorgfältig alles zu protokollieren, was im Laufe einer Woche oder über einen längeren Zeitraum gegessen wird. Dieses Protokoll wird dann von einer erfahrenen Diätassistentin zusammen mit dem Patienten durchgesprochen und die groben „Ernährungsfehler" zunächst eliminiert. Dabei ist besonders darauf zu achten, dass fetthaltige Nahrungsmittel soweit wie möglich reduziert werden. Komplizierte Diätpläne sind kontraproduktiv und demotivierend. Einfache und nachvollziehbare Vorgaben erleichtern dem Patienten das Einhalten. So ist zum Beispiel die Vorgabe, nur auf Fett zu achten, viel effektiver und leichter einhaltbar als eine Kost, die sich ausschließlich an Kalorien orientiert und damit viel zu viele Einschränkungen und Verbote beinhaltet.

Medikamentöse Therapie

Für die Adipositastherapie stehen auch Pharmaka zur Verfügung. Es handelt sich dabei um Orlistat (Xenical®). Die Substanz kann gerade bei Diabetikern hilfreich sein, wenn diätetische Maßnahmen allein nicht zur gewünschten Gewichtsabnahme führen. Bei Orlistat handelt es sich um eine Substanz die im Gastrointestinaltrakt die Lipasenpassage inaktiviert, so dass das Nahrungsfett nicht resorbiert werden kann und mit dem Stuhl ausgeschieden wird. Dies führt natürlich zu einem kalorischen Verlust und damit zur Gewichtsabnahme. Allerdings ist aufgrund gastrointestinaler Nebenwirkungen wie Fettstühle, Durchfall und Inkontinenz die Dosierung limitiert. In einigen Langzeitstudien konnte der Erfolg von Orlistat eindeutig dokumentiert werden, wobei sich bei Typ-2-Diabetikern eine deutlich verbesserte Blutzuckerhomöostase zeigte, die nicht nur durch die Gewichtsabnahme erklärbar ist und einen zusätzlichen diabetesspezifischen Effekt vermuten lässt. Andere Pharmaka, die entwässernd oder abführend wirken, sind für die Adipositastherapie völlig ungeeignet, gefährlich und absolut kontraindiziert.

15.2 Hypertonie

Hypertone Blutdruckwerte findet man doppelt so häufig bei Diabetikern wie in der nichtdiabetischen Bevölkerung. Dies trifft vor allem für Typ-2-Diabetiker zu, bei denen im Rahmen des metabolischen Syndroms die Hypertonie obligat zum Symptomenkomplex gehört. Beim Typ-1-Diabetiker ist primär die Hypertonie nicht häufiger als bei Nichtdiabetikern, erst im weiteren Verlauf kann über eine Nierenschädigung eine renale Hypertonie nachweisbar werden.

15.2.1 Pathogenese

Über die Pathogenese der Hypertonie beim Typ-2-Diabetiker ist immer noch wenig bekannt. Diskutiert werden unterschiedliche Mechanismen. Tatsache ist, dass bei einem Großteil der neumanifestierenden Typ-2-Diabetiker bereits präexistent eine Hypertonie vorliegt. Im Zuge des metabolischen Syndroms entwickelt sich schon Jahre vor der Diabetesmanifestation eine Stoffwechselsituation, die möglicherweise für das Entstehen hypertoner Blutdruckwerte verantwortlich ist.

Über die Insulinresistenz und den dadurch bedingten Hyperinsulinismus wird im Tubulusapparat der Nieren vermehrt Natrium rückresorbiert mit der Folge der Volumenexpansion. Gleichzeitig reagiert das Gefäßsystem auf den Reiz von Adrenalin und Noradrenalin mit einer verstärkten Vasokonstriktion. Beide Faktoren zusammen bedingen zwangsläufig eine Erhöhung des Blutdrucks. Darüber hinaus spielen noch weitere Faktoren, wie erhöhtes Körpergewicht, die nahezu obligate Atherosklerose, möglicherweise auch der Bewegungsmangel und die Essensgewohnheiten eine Rolle. Im Kapitel „Metabolisches Syndrom" (s. Kap. 5) wird dieses komplexe Thema eingehend behandelt. Beim Typ-1-Diabetes findet man üblicherweise erhöhte Blutdruckwerte erst nach einer längeren Diabetesdauer, dann nämlich, wenn eine Schädigung der Niere als diabetische Folgeerkrankung vorliegt. Da der Typ-2-Diabetes keineswegs von einer diabetischen Nephropathie verschont bleibt, kann im späteren Verlauf auch beim Typ-2-Diabetiker eine renalbedingte Hypertonie dazukommen.

15.2.2 Konsequenzen für Diabetiker

Erhöhte Blutdruckwerte bedeuten für den Diabetiker ein deutlich erhöhtes Risiko für kardiovaskuläre und renale Erkrankungen und damit für vermehrte Morbidität und Mortalität. Hypertone Blutdruckwerte beim Diabetiker verdoppeln das Herzinfarkt- und Apoplexrisiko und das Auftreten einer peripheren arteriellen Verschlusskrankheit. Auch die diabetische Retinopathie verläuft progredienter bei gleichzeitigem Vorliegen eines Hypertonus. Ähnliches gilt auch für die renale Insuffizienz, insbesondere dann, wenn bereits eine Mikroalbuminurie oder Proteinurie vorliegt. Besonders erwähnt werden muss, dass im Stadium der Mikroalbuminurie der konsequenten antihypertensiven Therapie mindestens derselbe Stellenwert zukommt, wie der Normalisierung des Blutzuckers. Beide Maßnahmen zusammen können sogar zu einer völligen Reversibilität führen. Im Stadium der Proteinurie ist zwar durch eine sachgerechte Behandlung erhöhter Blutdruckwerte keine Reversibilität mehr erreichbar, jedoch kann die Progression der Nephropathie deutlich verlangsamt werden.

Für die Praxis!

Wegen der enormen Bedeutung erhöhter Blutdruckwerte für die Entwicklung von Folgeerkrankungen sollen bei Typ-1- und Typ-2-Diabetikern Blutdruckwerte unter 130/80 mmHg erreicht werden.

15.2.3 Therapie der Hypertonie

Ziel der antihypertensiven Therapie ist es, bei Diabetikern dauerhaft Blutdruckwerte von kleiner 130/80 mmHg zu erreichen. Optimal sind systolische Blutdruckwerte von 120 mmHg und diastolische Blutdruckwerte von 80 mmHg. Unabdingbar ist, dass alle Allgemeinmaßnahmen wie Reduktion des Körpergewichts, Verzicht auf Nikotin, Alkohol und übermäßigen Salzverzehr ($<$ 6 g/d) beachtet werden. Schon eine leichte

Verringerung des Körpergewichtes um wenige Kilogramm führt zu einer dramatischen Verbesserung der Blutdruckwerte. Abgesehen davon verbessert auch die Gewichtsabnahme die Blutzuckereinstellung und normalisiert die Blutfette. Zu beachten ist ferner, dass die möglichen Nebenwirkungen (Müdigkeit, Schwindel, Impotenz) einer medikamentösen Blutdrucksenkung bei Diabetikern im Allgemeinen viel ausgeprägter sind als bei Nichtdiabetikern und die Lebensqualität dadurch erhebliche Einbußen erfährt. Die Einschränkung der Kochsalzzufuhr auf weniger als 6 g/Tag gehört zu den elementaren Grundlagen jeder Hypertoniebehandlung. In der Praxis bedeutet dies, dass gerade die Hälfte des üblichen Kochsalzkonsums tolerabel ist. Grundsätzlich sollte in der Küche äußerst sparsam mit Kochsalz umgegangen und ein Nachsalzen am Tisch vermieden werden. Diabetiker mit Hypertonie sollten zur Blutdruckselbstmessung angehalten werden, da dies – ähnlich wie bei der Blutzuckerselbstkontrolle – zu einer Verbesserung der Handlungskompetenz und zu einem größeren Problembewusstsein führt und dadurch die Compliance gefördert wird. Zudem sind die unter Alltagsbedingungen im häuslichen Milieu gemessenen Blutdruckwerte viel valider als der sporadisch gemessene Blutdruck beim Arzt.

Kurz gefasst!

Eine medikamentöse Pharmakotherapie ist dann gerechtfertigt, wenn die nicht-pharmakotherapeutischen Maßnahmen nicht innerhalb von 2 bis 3 Monaten zu normotonen Blutdruckwerten von unter 130/80 mmHg führen.

Die verschiedenen antihypertensiven Stoffklassen haben unterschiedliche Bedeutung für den Diabetiker. Bei der Auswahl des Antihypertensivums müssen mehrere Kriterien wie Alter, Herzleistung, Ödeme, Begleit- und Folgeerkrankungen, berücksichtigt werden. Somit kann es nicht „das" Antihypertensivum für alle Diabetiker geben, vielmehr muss individuell aus der Palette der heute zur Verfügung stehenden Medikamente das für die Situation des einzelnen Patienten beste Pharmakon ausgewählt werden. Liegen keine Kontraindikationen vor, wird man heute als erstes einen ACE-Hemmer oder einen modernen Ca-Antagonisten auswählen. β-Blocker und Diuretika haben wegen ihrer insulinresistenzfördernden Wirkung eine untergeordnete Bedeutung, sind aber in bestimmten Situationen auch bei Diabetikern unverzichtbar.

Neben der möglichen Verschlechterung des Glukosestoffwechsels sind die beiden letztgenannten Substanzen auch deswegen primär nicht geeignet, weil sie nahezu regelhaft auch den Lipidstoffwechsel verschlechtern und damit zu einer Erhöhung des Atheroskleroserisikos beitragen können. Diuretika führen nicht selten zu orthostatischen Problemen, die bei Diabetikern wesentlich ausgeprägter sein können, β-Blocker kaschieren die Frühsymptome der Hypoglykämie und beide Substanzen können impotent machen. Diese Nebenwirkungen weisen die stoffwechselneutralen ACE-Hemmer und die Ca-Antagonisten der neuen Generation nicht auf.

15.3 Hyperlipoproteinämie

15.3.1 Grundlagen des Fettstoffwechsels

Der Diabetes mellitus ist nicht nur eine Störung der Kohlenhydratstoffwechsel-Homöostase, sondern beinhaltet auch eine erhebliche Beeinträchtigung des Lipidstoffwechsels. Die Grundlagen der Physiologie und Pathophysiologie des Fettstoffwechsels sind ausgesprochen kompliziert und komplex. Hier wird darauf insoweit eingegangen, wie es für das Verständnis des Diabetes mellitus notwendig ist. Fette sind die wichtigsten Energielieferanten und enthalten mehr als doppelt so viel Kalorien wie Kohlenhydrate. Die Depotfette sind die wichtigsten Energiespeicher und stellen wichtige Energieressourcen für Notzeiten dar. Das im Blut zirkulierende Fett ist eine Transportform sowohl der mit der Nahrung aufgenommenen Fette als auch der Lipide aus den Depots. Während man früher annahm, dass die Depotfette ausschließlich in Notzeiten mobilisiert werden und stoffwechselmäßig weitgehend inaktiv sind weiß man heute, dass das Depotfett metabolisch äußerst aktiv ist, sich ständig auf- und abbaut, im Mittelpunkt des Energie- und Lipidstoffwechsels steht und gerade beim Diabetes mellitus eine zentrale Bedeutung besitzt. Fette (Triglyzeride, Cholesterin, Fettsäuren) sind weitgehend wasserunlöslich und sind in dieser Form im wässrigen Milieu des Organismus nicht transportierbar. Um den Transport im Blut zu ermöglichen, werden die einzelnen Fette mit Proteinen in komplexe Moleküle „verpackt". Man spricht deswegen korrekterweise von Lipoproteinen. Diese Lipoproteine können in unterschiedlichen Mengen Cholesterin, Cholesterinester, Triglyzeride und Protein enthalten und haben ganz spezielle Funktionen und Aufgaben. Bei der üblichen Messung von Cholesterin und Triglyzeriden wird die Summe aus allen Lipoproteinen gemessen und gestattet daher nur einen groben Einblick in den Lipidstoffwechsel. Einen wesentlich tieferen Einblick und damit eine bessere Aussage erhält man, wenn man die einzelnen Lipoproteine, wie HDL und LDL, direkt misst.

Kurz gefasst!

Insgesamt unterscheidet man vier große Lipoproteinklassen:

1. Die Chylomikronen. Sie stellen die Transportform der mit der Nahrung aufgenommenen Fette dar und sind nur postprandial nachweisbar. Chylomikronen sind volumenmäßig die größten Lipoproteine und enthalten sehr viele Triglyzeride.
2. Die VLDL (very low density lipoproteins). Die VLDL werden in der Leber synthetisiert und sind ebenfalls sehr triglyzeridreich.
3. Die LDL (low density lipoproteins). Die LDL sind cholesterinreich und entstehen aus den VLDL im Blut durch den Einfluss der Lipoproteinlipase.
4. Die HDL (high density lipoproteins). Es handelt sich um sehr kleine proteinreiche Lipoproteine, die in der Lage sind das peripher abgelagerte LDL wieder der Leber zuzuführen (reverse cholesterol transport).

Nach der Aufspaltung der Nahrungsfette im Darm werden die dabei entstehenden langkettigen Fettsäuren in den Mukosazellen wieder zu Triglyzeriden verestert und in Chylomikronen eingebaut. Chylomikronen sind relativ große Lipoproteine und enthalten ca. 90 % Triglyzeride. Sie werden über das Lymphsystem abgeleitet und über den Ductus thoracicus dem Kreislaufsystem zugeführt und dort in aller Regel sehr rasch von dem Enzym Lipoproteinlipase abgebaut. Die dabei freiwerdenden Fettsäuren werden vom Gewebe, vor allem aber von der Leber, aufgenommen. Die Aktivität der Lipoproteinlipase ist auch von der Seruminsulinkonzentration abhängig. Im Insulinmangel wird ihre Aktivität reduziert, so dass die Chylomikronen eine längere Verweildauer im Blut aufweisen. Dies imponiert dann, wegen des sehr hohen Triglyzeridgehaltes der Chylomikronen, klinisch als Hypertriglyzeridämie. Normalerweise und bei normalen Insulinkonzentrationen werden die Chylomikronen sehr schnell abgebaut, so dass sie im Nüchternzustand nicht nachweisbar sind. Die von der Leber aufgenommenen freien Fettsäuren aus dem Chylomikronenabbau werden zusammen mit freien Fettsäuren aus den endogenen Fettdepots in der Leber zu VLDL aufgebaut. VLDL („very low density lipoproteins") sind ebenfalls sehr triglyzeridreich aber deutlich kleiner als die Chylomikronen. Nach der Bildung der VLDL werden diese von der Leber an das Kreislaufsystem abgegeben und unterliegen dort ebenfalls der spaltenden Kapazität der Lipoproteinlipase. Hohe Konzentrationen von Insulin führen zum einen zu einer verstärkten Bildung und Abgabe von VLDL in der Leber, zum anderen aber zu einer Aktivitätsverminderung der Lipoproteinlipase, was zwangsläufig zu einer Erhöhung der Triglyzeride führen muss. Durch die Spaltung der VLDL durch die Lipoproteinlipase wird der Triglyzeridgehalt der VLDL immer kleiner und der relative Cholesterinanteil immer größer. Dieses jetzt veränderte Lipoprotein, welches aus den VLDL entstanden ist, nennt man LDL („low density lipoproteins"). Da die Abspaltung der Triglyzeride langsam erfolgt, entstehen Zwischenstufen, die IDL („intermedied lipoprotein"), die sofort wieder von der Leber über spezifische Rezeptoren aufgenommen werden. Sie spielen klinisch praktisch keine Rolle, da sie im Routinelabor nicht bestimmbar sind und auch nur eine kurze Verweildauer im Blut haben. Die LDL bestehen letztlich aus ca. 50 % Cholesterin und beinhalten etwa $^2/3$ des Gesamtcholesterins des Plasmas. Normalerweise wird das LDL von LDL-Rezeptoren der Leber, aber auch von anderen Zellen aufgenommen, intrazellulär wieder abgebaut und die einzelnen Bestandteile (Cholesterin, Protein) dem Zellstoffwechsel zur Verfügung gestellt. Bei übermäßigem Angebot, z. B. durch zu viel Cholesterin in der Nahrung, und wenn intrazellulär ausreichend Cholesterin vorhanden ist, schalten die Zellen die Aktivität des LDL-Rezeptors herunter, so dass kein oder nur wenig LDL aus dem Blut eliminiert werden kann. In diesem Falle wird das überschüssige LDL und somit Cholesterin über Makrophagen in der Gefäßintima abgelagert und initiiert dort die Atherosklerose. Bei der Aufnahme von LDL in die Gefäßwand spielt Insulin eine wichtige Rolle in dem Sinne, dass hohe Konzentrationen von Insulin den Einbau fördern. Somit stellt ein Hyperinsulinismus einen wichtigen atherogenen Risikofaktor dar und erklärt auch das hohe atherogene Risiko des metabolischen Syndroms. Das von den LDL abgelagerte Cholesterin in der Gefäßintima kann aber durch das HDL („high density lipoprotein") wieder aus der Gefäßwand herausgelöst werden und wird dann mit den HDL der Leber dem weiteren Stoffwechsel, insbesondere dem Gallensäurenstoffwechsel, zuge-

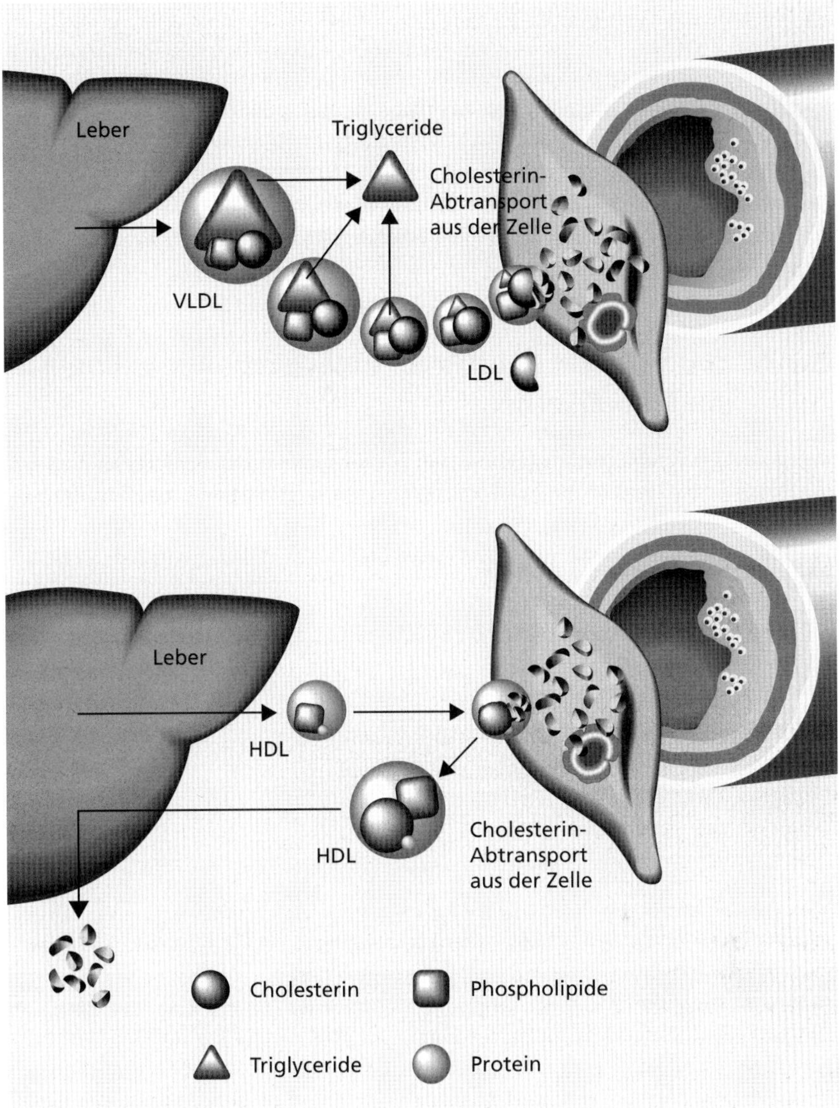

Abb. 15.2 Vereinfachte Darstellung des Lipoproteinstoffwechsels

führt. Nur über die fäkale Ausscheidung von Gallensäuren kann sich der menschliche Organismus vom überschüssigen Cholesterin trennen. Der sehr komplexe Stoffwechsel der Lipoproteine ist vereinfacht in Abbildung 15.2 dargestellt. Fettstoffwechselstörungen findet man beim Diabetes mellitus sehr häufig. Dabei beobachtet man sowohl eine Erhöhung oder Erniedrigung einzelner Blutfette (Lipoproteine) als auch Veränderungen in deren Zusammensetzung. Nach den Ergebnissen der PROCAM-Studie weisen 51 % der männlichen und 54 % der weiblichen Typ-2-Diabetiker eine Fettstoffwechselstörung auf und sind damit doppelt so häufig betroffen wie die nichtdiabetische Population. Besonders oft werden Erhöhungen der Triglyzeride und Erniedrigungen der HDL beobachtet. Legt man die neueren, wesentlich strengeren Kriterien der LDL-Bewertung zugrund, findet man auch bei Diabetikern sehr häufig pathologische Erhöhungen der LDL Fraktion. Fettstoffwechselstörungen sind ein typisches Merkmal des schlecht eingestellten diabetischen Patienten. Die Häufigkeit von Fettstoffwechselstörungen hängt ganz entscheidend von der Einstellungsqualität ab. Mit Verbesserung der Einstellung kann eine deutliche Normalisierung der Blutfette erreicht werden. Dies gilt auch für den Typ- 2-Diabetes.

15.3.2 Pathogenese der Hyper- und Dyslipoproteinämie bei Diabetikern

Hyper- und Dyslipoproteinämie können bei Diabetikern auf ganz unterschiedliche Art und Weise, je nachdem ob ein Insulinmangel (Typ-1-Diabetes) oder eine Insulinresistenz (Typ-2-Diabetes) vorliegt, entstehen.
Im Insulinmangel werden vermehrt freie Fettsäuren aus dem Fettgewebe freigesetzt, die in der Leber zu einer Steigerung der VLDL-Synthese führen. Die sehr triglyzeridreichen VLDL werden von der Leber an das Kreislaufsystem abgegeben. Im Blut wird normalerweise die VLDL-Fraktion rasch über die Lipoproteinlipase zu LDL abgebaut. Im Insulinmangel ist aber die Aktivität der Lipoproteinlipase vermindert, so dass der Abbau der VLDL nur sehr langsam erfolgt, was zur Folge hat, dass die triglyzeridreichen VLDL sehr lange im Kreislaufsystem bleiben und laborchemisch als eine Erhöhung der Triglyzeride hervortreten. Die so entstandene Hypertriglyzeridämie wird noch dadurch verstärkt, dass auch der Abbau der Triglyzeride, durch die im Insulinmangel bedingte verringerte Aktivität der hepatischen Triglyzeridlipase, vermindert ist.

Auch hyperinsulinämische Zustände, wie man sie bei Vorliegen einer Insulinresistenz (Typ-2-Diabetes) oder bei hyperinsulinisierten Typ-1-Diabetikern (liberalisierte Diabetes-Kost, Adipositas) findet, führen zu Störungen im Lipoproteinstoffwechsel. Die durch die Insulinresistenz bedingte Erhöhung der freien Fettsäuren, die besonders stark aus dem abdominellen Fett freigesetzt werden, führt ebenfalls zu einer verstärkten VLDL-Synthese und damit zur Erhöhung der Triglyzeride. Da auch bei Vorliegen einer Hyperinsulinämie die Lipoproteinlipase gehemmt wird, ist, wie im Insulinmangel, die VLDL-Clearance vermindert, was zu einer laborchemisch fassbaren deutlichen Erhöhung der Triglyzeride führt. Darüber hinaus ist auch die postprandiale Lipolysehemmung herabgesetzt und die HDL-Synthese vermindert, so dass durch den Hyperinsulinismus nicht nur eine Erhöhung der Triglyzeride erfolgt, sondern auch eine Erniedrigung der HDL. Durch die erhöhte Blutglukose kommt es des Weiteren zu einer verstärkten Glykosylierung der Proteinbestandteile der Lipoproteine. Dies führt dazu, dass sich die Lipoproteine auch chemisch verändern und damit die Rezeptoraffinität, insbesondere am LDL-Rezeptor vermindert wird. Die qualitativ und quantitativ veränderten Lipoproteine weisen ein wesentlich höheres atherogenes Potential auf und sind so mit mitverantwortlich für das deutlich gesteigerte atherogene Risiko von Diabetikern.

Kurz gefasst!

Klassifikation der Fettstoffwechselstörungen bei Diabetes mellitus:

Primäre Hyperlipoproteinämie

- Familiäre Hypercholesterinämie,
- familiäre Hypertriglyzeridämie,
- familiäre kombinierte Hyperlipoproteinämie.

Sekundäre Hyperlipoproteinämie

- Bei unbefriedigender Blutzuckereinstellung,
- bei diabetischer Nephropathie,
- Schwangerschaft,
- Hypothyreose,
- alimentär bedingt (Alkohol!),
- als Nebenwirkung bestimmter Medikamente.

15.3.3 Differentialdiagnose der Fettstoffwechselstörungen

Die meisten Fettstörungen bei Diabetikern sind sekundärer Natur und somit Ausdruck einer unbefriedigenden Stoffwechseleinstellung. Somit besteht das primäre Therapieziel in der Normalisierung der Blutglukose. Bleibt nach Normalisierung der Blutzuckerhomöostase die Fettstoffwechselstörung bestehen, spricht man von einer primären, genetisch bedingten Fettstoffwechselstörung. Als Ausdruck der familiären Belastung findet man dann in aller Regel auch bei nichtdiabetischen Verwandten ersten Grades eine Störung des Fettstoffwechsels.

Primäre Fettstoffwechselstörungen kommen in der allgemeinen Bevölkerung sehr häufig vor. Aus diesem Grund ist auch das Zusammentreffen eines Diabetes mit einer primären Hyperlipoproteinämie gar nicht selten. Es wurde in der Vergangenheit immer wieder vermutet, dass es einen kausalen Zusammenhang zwischen der diabetischen Stoffwechsellage und der familiären Fettstoffwechselstörung geben müsste, ohne dass bislang dieser Zusammenhang bestätigt werden konnte. Unabhängig davon kann eine familiäre Form der Fettstoffwechselstörung durch eine unbefriedigend eingestellte diabetische Stoffwechsellage außerordentlich stark verschlechtert werden, so dass extrem hohe Lipoproteinkonzentrationen nachweisbar werden.

Bei Störungen der Nierenfunktion findet man regelhaft eine Hyperlipoproteinämie, insbesondere eine Erhöhung der Triglyzeride. Man spricht dann von einem nephrotischen Syndrom. Bei Diabetikern beobachtet man nicht selten bereits im Stadium der Mikroalbuminurie eine Erhöhung der Blutfette. Eine Schilddrüsenunterfunktion induziert vor allem eine Erhöhung der LDL-Fraktion. Da hypothyreotische Zustände, besonders bei Frauen, relativ häufig sind, sollte grundsätzlich immer bei Vorliegen einer Hyperlipoproteinämie eine Analyse der Schilddrüsenhormone durchgeführt werden.

In der Schwangerschaft kommt es immer, auch bei Nichtdiabetikerinnen, zu einer Erhöhung der Triglyzeride und der LDL-Fraktion. In der diabetischen Schwangerschaft sind die Veränderungen bei guter Stoffwechselführung jedoch nicht ausgeprägter als in der nichtdiabetischen Schwangerschaft.

Die häufigste Form der Fettstoffwechselstörung ist ernährungsbedingt. Da ein Großteil der Diabetiker ausschließlich die Kohlenhydratzufuhr kontrolliert, ist oft die eingenommene Nahrung reich an Fetten und cholesterinhaltigen Proteinen. Da entsprechend unseren mitteleuropäischen Essensgewohnheiten überwiegend gesättigte Fettsäuren verzehrt werden, ist zwangsläufig mit einer Erhöhung des Gesamt- und LDL-Cholesterins zu rechnen. Extreme Hypertriglyzeridämien können durch Alkohol induziert werden. Gewisse Medikamente, die gelegentlich bei Diabetikern verordnet werden müssen, können ebenfalls zu einer Hyperlipoproteinämie führen. Dies sind vor allem Diuretika und β-Blocker. Auch orale Kontrazeptiva können in Einzelfällen zu einer Verschlechterung des Fettstoffwechsels führen.

Die Abgrenzung zwischen einer primären und sekundären Hyperlipoproteinämie kann klinisch schwierig sein. Voraussetzung für die differentialdiagnostische Abklärung ist eine mindestens 6- bis 8-wöchige normoglykämische Blutzuckereinstellung mit Blutzuckerkonzentrationen von kleiner 160 mg/dl (9,0 mmol/l) im Tagesverlauf sowie die strikte Einhaltung einer antilipämischen Ernährung.

15.3.4 Therapie der Fettstoffwechselstörungen

Therapieziele

Als Grundlage zur Beurteilung des Fettstoffwechsels dienen die klinischen Labordaten von Triglyzeriden, HDL- und LDL-Cholesterin. Über die Therapieziele besteht international weitgehend Konsens. Sie wurden in verschiedenen Empfehlungen niedergelegt. Diese Richtlinien sind in Tabelle 15.3 dargestellt.

Tab. 15.3 Zielwerte der Lipoproteine bei Diabetikern

	LDL-Chol. (mg/dl)	HDL-Chol. (mg/dl)	Triglyzeride (mg/dl)
American Diabetes Association (2009)	<100 <70*	>40 (Männer) >50 (Frauen)	< 150
Deutsche Diabetes-Gesellschaft (2009)	<100 <70*	>40 (Männer) >50 (Frauen)	< 150

* bei klinischer manifester Atherosklerose (z. B. Koronare Herzkrankheit)

Besonders zu beachten sind die wesentlich strengeren Kriterien bei Vorliegen einer klinisch manifesten Atherosklerose.

In jüngster Zeit konnte eindeutig belegt werden, dass eine Senkung der Lipoproteine, insbesondere des LDL-Cholesterins, zu einer ganz erheblichen Reduktion von atherosklerotischen Komplikationen wie Herzinfarkt und Apoplex führen kann und dadurch auch die Mortalitätsrate wesentlich verbessert wird. Dies hat dazu geführt, dass man heute der Normalisierung der Lipoproteine größere Aufmerksamkeit schenkt, als dies noch vor einigen Jahren der Fall war. Dies erscheint auch angemessen, wenn man sich vor Augen hält, dass nach wie vor die koronare Herzerkrankung und der apoplektische Insult die häufigsten Todesursachen bei Diabetikern darstellen. Von einigen Autoren wird bei jedem Diabetiker eine LDL-Konzentration von < 100 mg/dl gefordert. Dies wird durch die CARDS-Studie unterstrichen, die gezeigt hatte, dass bei Verabreichung eines Statins (allerdings in sehr hohe Dosierung) eine dramatische Reduktion des Herzinfarktrisikos erreicht wurde. Die Studie wurde nach einer 2jährigen Laufzeit aus ethischen Gründen vorzeitig abgebrochen, weil es nicht mehr vertretbar war, die Kontrollgruppe nicht in gleicher Weise zu behandeln.

Ernährung

Unumgängliche Grundlage für die Normalisierung der Lipoproteine ist die Ernährungsumstellung. Die heutigen Empfehlungen (s. Kap. 6) berücksichtigen nicht nur den Einfluss auf die Blutglukose, sondern haben auch zum Ziel, die Blutfette zu normalisieren.

Liegt Übergewicht vor, steht zunächst die Energiebeschränkung im Vordergrund. Besonders soll darauf hingewiesen werden, dass Alkohol die Triglyzeride sehr stark erhöhen kann. Patienten mit deutlicher Hypertriglyzeridämie sollten zunächst für einige Wochen ganz auf Alkohol verzichten, um abklären zu können, ob eine alkoholbedingte Hypertriglyzeridämie vorliegt. Auch Fruchtzucker (Fruktose), der bei Diabetikern als Zuckeraustauschstoff Verwendung findet, hat einen sehr ausgeprägten triglyzeriderhöhenden Effekt.

Sehr oft findet man bei Diabetikern eine überhöhte Zufuhr von gesättigten Fettsäuren (tierische Fette), die eine Erhöhung des Gesamt- und LDL-Cholesterins induzieren können. Die Verwendung von einfach- und mehrfach ungesättigten Fettsäuren hat keine negative Auswirkung auf den Fettstoffwechsel.

Eine kohlenhydratreiche Ernährung, besonders dann wenn ballaststoffreiche Kohlenhydrate bevorzugt werden, führt praktisch nicht zu einer Verschlechterung des Lipidstoffwechsels. Erst bei einer Zufuhr von mehr als 500 g an Kohlenhydraten pro Tag ist mit einer Erhöhung der Blutfette zu rechnen.

Körperliche Aktivität

Kurzfristige Muskelarbeit hat keinen Einfluss auf die Lipoproteine. Auch regelmäßige geringe Belastungen (z. B. Spazierengehen) führen nicht zu einer Normalisierung erhöhter Blutfette. Dauerbelastungen mit hoher Intensität hingegen können die LDL-Fraktion senken und die HDL-Fraktion erhöhen. Aufgrund der eingeschränkten körperlichen Belastbarkeit von Typ-2-Diabetikern kommt Muskelarbeit zur Normalisierung erhöhter Blutfette kaum in Frage, bei Typ-1-Diabetikern kann dies jedoch eine wertvolle Maßnahme darstellen.

Obwohl die Steigerung der körperlichen Bewegung bei Typ-2-Diabetikern keinen direkten positiven Effekt auf die Lipoproteine hat, können jedoch die indirekten Effekte sehr wohl ausgenutzt werden, denn über die Verbesserung der Insulinresistenz und damit Verbesserung der Blutzuckerhomöostase wird ein nicht zu unterschätzender günstiger Einfluss auf die Lipoproteine ausgeübt.

Pharmakotherapie

Die Indikation zur Verabreichung eines Pharmakons ist erst dann gegeben, wenn trotz Einhaltung einer adäquaten Ernährung und trotz normoglykämischer Blutzuckereinstellung mit dauerhaften Blutzuckerwerten von unter 160 mg/dl (9,0 mmol/l) die Lipid-Zielwerte nicht erreicht werden. Allerdings sollte man wegen des hohen atherogenen Risikos bei Nichterreichen der Zielwerte nicht zögern, eine entsprechende lipidsenkende Pharmakotherapie einzuleiten und auch auf Dauer durchzuführen.

Bei Erhöhung der Triglyzeride kommen vor allem Medikamente aus der Gruppe der Fibrate in Frage. Bislang wurden jedoch keine Untersuchungen durchgeführt, ob der Einsatz von Fibraten tatsächlich einen günstigen Einfluss auf den weiteren Verlauf hat.

Bei Erhöhung der LDL-Fraktion haben sich CSE-Hemmer (Statine) bewährt. Die hierzu vorliegenden Studien haben eindeutig den äußerst günstigen Effekt dieser Medikamentengruppe bestätigt. Dies gilt insbesondere bei Patienten mit klinisch manifester koronarer Herzkrankheit, bei denen ein LDL von kleiner 100 mg/dl anzustreben ist. Wegen des hohen kardiovaskulären Risiko sollte auch bei Typ-2-Diabetiker auf ein LDL von kleiner 100 mg/dl geachtet werden. Eindrucksvoll konnte die CARDS-Studie belegen, dass Diabetiker im Hinblick auf kardiovaskuläre Ereignisse von einer Statintherapie profitieren.

15.4 Infektionskrankheiten

Vor Einführung der Antibiotika waren Infektionskrankheiten eine der führenden Todesursachen des Diabetikers. Unstrittig ist, dass eine schlecht kontrollierte diabetische Stoffwechsellage auch heute noch das Risiko für Infektionen erhöht, wohingegen eindeutig belegt ist, dass normoglykämisch eingestellte Diabetiker gegenüber Stoffwechselgesunden keine erhöhte Infektionsmorbidität aufweisen. Der kausale Zusammenhang zwischen erhöhter Blutglukose und Infektanfälligkeit ist unklar und die vorliegenden Untersuchungen sind ausgesprochen widersprüchlich. Kein Zweifel besteht darüber, dass jede Infektion beim Diabetiker die Stoffwechseleinstellung verschlechtert mit gesteigertem Insulin- oder oralem Antidiabetikabedarf. Dies ist zunächst auf eine infektbedingte Insulinresistenz zurückzuführen. Gar nicht so selten kann sogar bei einem Typ-2-Diabetiker, der unter oralen Antidiabetika eingestellt ist, eine vorübergehende Insulinpflichtigkeit auftreten. Die infektbedingte erhöhte Blutglukose führt aber ihrerseits zu Exazerbation der Infektion, zumindest aber zu einer Verschlechterung. Von klinischer Bedeutung sind im wesentlichen vier Infektionskrankheiten: Harnwegsinfekte, Pyodermien, Infektionen im Rahmen des diabetischen Fußes und Mykosen. Die früher zu beobachtende Häufung von Tuberkulose- und Hepatitisfällen bei Diabetikern spielt heute keine Rolle mehr.

15.4.1 Harnwegsinfekte

Harnwegsinfekte sind die häufigsten entzündlichen Erkrankungen des Diabetikers. Da sie oft ohne wesentliche klinische Symptomatik und ohne Beschwerden verlaufen, wodurch Diagnostik und Therapie verzögert wird, gehört die regelmäßige Harnuntersuchung zu den üblichen Routineuntersuchungen. Die akuten und chronischen Harnwegsinfektionen unterscheiden sich nicht von denen des Nichtdiabetikers. Auffallend ist allerdings, dass oft der Verlauf langwieriger und hartnäckiger ist und zu Rezidiven neigt. Für die Häufung von Harnwegsinfekten bei Diabetikern wurde immer wieder das zuckerhaltige Milieu des Urins herangezogen und argumentiert, dass dies ein guter Nährboden für Bakterienwachstum darstelle. Dafür könnte die Tatsache sprechen, dass unbefriedigend eingestellte Diabetiker mit Glukosurie häufiger an Harnwegsinfekten erkranken. Andererseits konnte dies nie definitiv belegt werden. Von besonderer Bedeutung bei der Entstehung eines Harnwegsinfekts dürfte jedoch die autonome Neuropathie sein, die zu einer Blasenentleerungsstörung mit erhöhter Restharnmenge führen kann. Harnwegsinfekte müssen konsequent nach Antibiogramm therapiert und saniert werden. Nur damit lassen sich aufsteigende Infektionen in die Nieren und damit die Pyelonephritis vermeiden.

15.4.2 Pyodermien

Bei schlecht eingestellten Diabetikern findet man häufig eitrige und nichteitrige Hauterscheinungen, wie z. B. die Furunkulose. Nicht selten führen sogar Pyodermien auf die Diagnose eines Typ-2-Diabetes hin. Bei Infektionskrankheiten normoglykämisch eingestellten Diabetiker sind solche Infektionen jedoch nicht häufiger als beim Stoffwechselgesunden.

15.4.3 Infektionen im Rahmen des diabetischen Fußes

Eine besondere Problematik beinhalten infektiöse Fußläsionen, da sie zum einen wegen der gleichzeitig bestehenden sensomotorischen Neuropathie völlig beschwerdefrei ablaufen und oft nicht ernst genommen werden, zum anderen aber zu einer Verschlechterung der Blutzuckereinstellung führen und somit die Abheilung der entzündlichen Fußläsion erschwert ist (s. Kap. 19)

15.4.4 Mykosen

Mykotische Erkrankungen sind bei Diabetikern ausgesprochen häufig. Ihr Auftreten ist eng mit der diabetischen Stoffwechsellage verknüpft. Die wichtigsten Erkrankungen sind das Erythrasma, die candidabedingte Vulvitis und Balanitis, Fußpilze und Nagelmykosen. Jede Pilzerkrankung bei einem Diabetiker muss konsequent behandelt werden. Dies gilt auch und gerade für den Fußpilz, da er nicht selten Auslöser für ein diabetisches Fußsyndrom ist.

16 Diabetische Mikroangiopathie

16.1 Grundlagen

Die Mikroangiopathie ist ein diabetesspezifischer Prozess, der sich an den kleinen Arteriolen und Kapillaren abspielt. Es ist ein generalisierter Prozess, der überall in allen Organen stattfindet, aber an den Nieren in Form der diabetischen Nephropathie und am Auge als diabetische Retinopathie klinisch als eigenständiges Krankheitsbild imponiert. Aber auch am Herzen, bei der Kardiomyopathie und beim diabetischen Fußsyndrom spielt die Mikroangiopathie eine wesentliche Rolle, wenngleich ihr dort, gegenüber der Makroangiopathie und der Neuropathie, weniger Bedeutung zukommt.

Als biochemische Grundlage der Mikroangiopathie werden die „Verzuckerungsprozesse“ (Glykolysierung) der Proteine angesehen, in gleicher Weise, wie es vom HbA_{1c} bekannt ist. Durch weitere Anlagerungen von Glukose und Stickstoffresten entstehen die sog. AGE-Produkte (Advanced-Gylcosylation-End-Products), die zu strukturellen und zu funktionellen Veränderungen der Proteine führen.

Pathologisch-anatomisch ist die Mikroangiopathie gekennzeichnet durch eine Verdickung der Basalmembran, Dilatation der Kapillaren, erhöhte Kapillarpermeabilität und schließlich durch Kapillarverschlüsse. Als Folge der Kapillarverschlüsse entsteht lokal ein Gewebsuntergang mit bindegewebigem Ersatz sowie pathologische Gefäßneubildungen. Dieser Prozess, der sich in allen Teilen des Organismus abspielt, führt also nicht nur zu funktionellen, sondern auch zu strukturellen Veränderungen.

Merke

Die diabetische Mikroangiopathie ist von zwei Faktoren abhängig: erstens von der Dauer der diabetischen Stoffwechsellage und zweitens von der Einstellungsqualität.

Die frühere Annahme, dass von der Mikroangiopathie ganz besonders Typ-1-Diabetiker betroffen werden, konnte eindeutig widerlegt werden. Nicht der Diabetestyp ist entscheidend für die Entstehung der Mikroangiopathie, sondern die Qualität der Blutzuckereinstellung und der Zeitfaktor. So entwickeln Typ-2-Diabetiker in Bezug auf die Diabetesdauer genauso häufig eine Nephropathie und Retinopathie wie Typ-1-Diabetiker. Nach einer 20-jährigen Diabetesdauer weisen 80 % der Typ-1- und Typ-2-Diabetiker eine Retinopathie und 50 % eine Nephropathie auf.

Unstrittig ist heute, dass eine gute, normoglykämische Einstellung das Auftreten der Mikroangiopathie verhindern, zumindest aber ihr Auftreten verzögern kann. Dies konnte auch in der großen amerikanischen DCCT-Studie (Diabetes Control and Complication Trial) an Typ-1-Diabetikern eindeutig belegt werden. Die Gruppe mit intensivierter Insulintherapie hatte nicht nur bessere HbA_{1c}-Werte, sondern es konnten die typischen diabetischen Folgeerkrankungen, wie Retinopathie, Nephropathie und Neuropathie, um durchschnittlich 50 % gegenüber der Gruppe mit einer konventionellen Insulintherapie und einem um 1,7 Prozentpunkte höherem HbA_{1c} reduziert werden.

Neben der Diabetesdauer und der Blutzuckereinstellungsqualität spielen aber auch noch andere Faktoren eine gewisse Rolle. So beschleunigen eindeutig Rauchen und die Hypertonie das Auftreten der mikroangiopathischen Komplikationen am Augenhintergrund als auch an den Nieren. Noch nicht definitiv geklärt ist, ob auch die Hypercholesterinämie, Übergewicht und hohe Insulindosis das Entstehen der Mikroangiopathie beschleunigen. Dies wird zwar immer wieder diskutiert, eindeutige Beweise hierfür liegen aber nicht vor. Aufgrund der Tatsache, dass man immer wieder Langzeitdiabetiker beobachtet, die trotz unbefriedigender Stoffwechseleinstellung keine, oder nur in geringem Ausmaß, mikroangiopathische Komplikationen aufweisen, auf der anderen Seite aber auch bei relativ gut eingestellten Diabetikern sehr frühzeitig eine Retinopathie oder Nephropathie auftreten kann, werden immer wieder genetische Faktoren diskutiert. Allerdings fehlt auch hier bis zum heutigen Tage der endgültige und schlüssige Beweis.

16.2 Nephropathie

Aufgrund ihres progredienten Verlaufs bis hin zum terminalen Nierenversagen stellt die diabetische Nephropathie die wohl gravierendste diabetische Folgeerkrankung im Hinblick auf Lebenserwartung, Lebensqualität und Kosten dar. Sie wurde erstmals 1936 von Kimmelstiel und Wilson, 14 Jahre nach Einführung von Insulin in die Diabetestherapie, als diabetische Glomerulosklerose beschrieben. Lange Zeit galt die diabetische Nephropathie als typische Folgeerkrankung des Typ-1-Diabetes. In den letzten Jahrzehnten erkannte man aber, dass nicht nur Typ-1-Diabetiker, sondern in noch viel ausgeprägterem Ausmaß Typ-2-Diabetiker davon betroffen werden. Heute sind von den 45.000 Patienten, die einer chronischen Dialyse bedürfen, ca. 50 % Diabetiker. Somit ist das Nierenversagen auf dem Boden eines Diabetes die Hauptursache für eine chronische Dialyse, wobei die Behandlung eines Dialysepatienten mit jährlich 40.000 bis 60.000 Euro zu veranschlagen ist.

Des Weiteren haben Diabetiker, obwohl die Nierenersatztherapie immer besser, effektiver und besser verträglich wurde, auf dem Boden der fortschreitenden Makroangiopathie ein wesentlich erhöhtes Morbiditäts- und Mortalitätsrisiko.

16.2.1 Pathogenese

Pathogenetisch verantwortlich für die diabetische Nephropathie ist die über eine schlechte Blutzuckereinstellung entstehende Veränderung der Basalmembran und der damit verbundene Umbau der Glomeruli und die Vergrößerung der Poren. Im weiteren Verlauf nimmt die glomeruläre Filtrationsrate durch Sklerotisierung und Vernarbung der Nephrone ab. Dies hat zur Folge, dass in den verbleibenden Glomeruli der Durchfluss erhöht wird und weitere Glomeruli hierdurch zugrund gehen. Dieser Prozess endet schließlich im terminalen Nierenversagen. Neben der chronischen Hyperglykämie spielt die begleitende Hypertonie in dem ganzen Geschehen eine wesentliche Rolle, da durch die ständige Druckerhöhung die Nieren weiter geschädigt werden.

16.2.2 Klinik

Da die Poren mit Fortschreiten der Schädigung für immer größere Eiweißmengen durchlässig werden, eignet sich die Eiweißausscheidung sehr gut als diagnostischer Parameter. Ab dem Stadium III (s. Tab. 16.1) ist eine geringe aber konstante Eiweißausscheidung nachweisbar. Wegen der geringen Mengen von 30 bis 300 mg/Tag nennt man diese Eiweißausscheidung Mikroalbuminurie. Mit den üblichen Teststäbchen auf Eiweiß ist diese geringe Menge nicht nachweisbar. Ihre routinemäßige Erfassung ist aber heute mit speziellen Schnelltests (z. B. Micral-Test®) möglich. Für die Bestimmung eignet sich am besten der Morgenurin oder der Urin nach der ersten Entleerung am Morgen. Da verschiedene Faktoren zu falsch positiven Ergebnissen (> 30 mg/Tag) führen können, ist es unerlässlich, dass mehrfache (mindestens drei) Messungen durchgeführt werden. Ein falsch positives Ergebnis findet man häufig nach starker körperlicher Anstrengung und bei fieberhaften Infekten. Auch eine unbefriedigende Blutzuckereinstellung kann u. U. eine Mikroalbuminurie vortäuschen. Deshalb ist es sinnvoll, die Bestimmung der Mikroalbuminurie nicht an aufeinander folgenden Tagen durchzuführen. Die diabetische Nephropathie teilt man in die Stadien I–V ein (Tab. 16.1).

Wegen der möglichen Reversibilität ist das Stadium III von ganz besonderer Bedeutung. Es ist im Übrigen auch das erste Stadium, in dem die Niereninsuffizienz klinisch fassbar wird. Deshalb kommt der Messung der Mikroalbuminurie eine zentrale Rolle zu, da mit dem Auftreten einer konstanten Mikroalbuminurie (> 30 mg/Tag) das Stadium III erfasst werden kann. Um eine frühzeitige Erfassung des Stadiums III zu gewährleisten, gehören regelmäßige (vierteljährliche) Bestimmungen der Mikroalbuminurie zum Routineprogramm. Durch konsequente Blutzuckereinstellung auf normoglykämische Werte und durch eine aggressive Behandlung erhöhter Blutdruckwerte sowie durch eine diätetische Eiweißrestriktion auf 0,6 g/kg/Tag lässt sich bei den meisten Patienten eine Reversibilität erreichen. Ganz besondere Bedeutung hat dabei die Blutdruckbehandlung. Systolische Blutdruckwerte über 130 mmHg und diastolische Blutdruckwerte über 85 mmHg dürfen in diesem Stadium nicht toleriert werden. Als Antihypertensivum haben sich u. a. Medikamente aus der Gruppe der ACE-Hemmer bzw. AT1-Blocker bewährt.

Tab. 16.1 Neue Stadieneinteilung der diabetischen Nephropathie

Stadium/Beschreibung	Albuminausscheidung (mg/l)	Kreatinin-Clearance (mg/min)	Bemerkungen
Nierenschädigung mit normaler Nierenfunktion			S-Kreatinin im Normbereich, Blutdruck normal, steigend oder Hypertonie Dyslipoproteinämie, Progredienz von KHK und AVK Retinopathie und Neuropathie
1a Mikroalbuminurie	20 – 200	> 90	
1b Mikroalbuminurie	>200		
Nierenschädigung mit Niereninsuffizienz (NI)	>200		S-Kreatinin grenzwertig oder erhöht, Dyslipoproteinämie, Hypertonie, Hypoglykämie-Neigung rasche Progredienz von KHK, AVK, Retinopathie und Neuropathie
2 Leichte Niereninsuffizienz	>200	60 – 89	
3 Mäßige Niereninsuffizienz	Abnehmend	30 – 59	
4 Hochgradige Niereninsuffizienz		19 – 29	Anämie-Entwicklung, Knochenstoffwechselstörungen
5 Terminale Niereninsuffizienz		<15	

Im Stadium IV ist eine Rückbildung nicht mehr möglich. Ab diesem Stadium schreitet die Niereninsuffizienz unausweichlich bis zur Dialysepflichtigkeit fort. Durch Normoglykämie und Normotonie lässt sich aber eine Verlangsamung der Progredienz erreichen, so dass die Notwendigkeit einer Dialyse hinausgezögert werden kann. Spätestens ab diesem Stadium sollte ein in der Behandlung von Diabetikern erfahrener Nephrologe konsiliarisch herangezogen werden.

16.3 Retinopathie

Die diabetische Retinopathie ist leider bei uns in Deutschland die häufigste Ursache des Erblindens; jährlich verlieren ca. 6.000 Diabetiker ihr Augenlicht. Seit Jahren laufen Bemühungen, die Häufigkeit der diabetischen Retinopathie zu verringern. Auch die St. Vincent-Deklaration von 1989 hat sich zum Ziel gesetzt, das Auftreten der diabetischen Retinopathie innerhalb von 5 Jahren um ein Drittel zu vermindern.

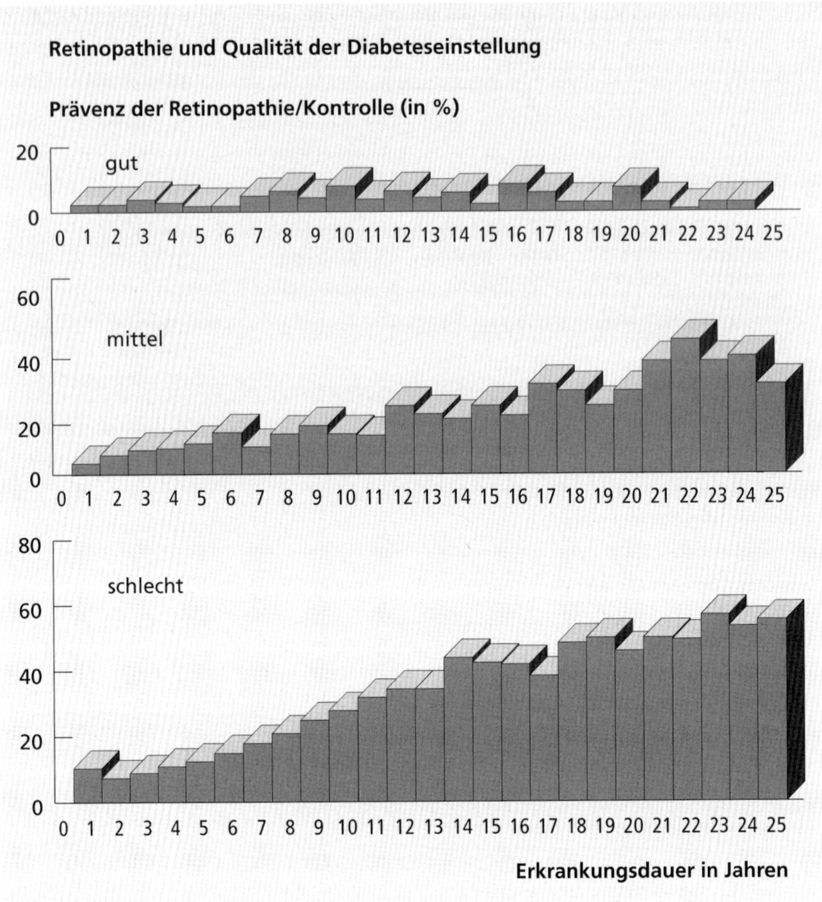

Abb. 16.1 Häufigkeit der diabetischen Retinopathie in Abhängigkeit von der Stoffwechseleinstellung

Dieses durchaus realistische Ziel ist jedoch bei weitem nicht erreicht worden. Im Gegenteil, es sieht so aus, als ob die Erblindungsrate aufgrund des Diabetes mellitus weiter angestiegen ist.

Die diabetische Retinopathie ist, als Folge einer Mikroangiopathie, abhängig von der Diabetesdauer und der Blutzuckereinstellungsqualität (Abb. 16.1). Nach einer 15-jährigen Diabetesdauer weisen ca. 80 % und nach 25 Jahren nahezu alle Diabetiker eine Retinopathie auf. Dabei gibt es keinen Unterschied, ob es sich um einen Typ-1- oder Typ-2-Diabetes handelt (Abb. 16.2). Rauchen und die arterielle Hypertonie sind Risikofaktoren, die die diabetische Retinopathie fördern.

Der immer wieder geäußerten Meinung, dass die Mikroangiopathie (Retinopathie, Nephropathie) keine typische Folgeerkrankung des Typ-2-Diabetes sei, muss entschieden entgegengetreten werden. Insbesondere auch deswegen, weil beim Typ-2-Diabetes eindeutig eine Verschiebung in jüngere Lebensabschnitte erfolgt und weil heutzutage aufgrund allgemeinmedizinischer Fortschritte die Lebenserwartung deutlich angestiegen ist. Somit haben auch Typ-2-Diabetiker die „Chance“, mikroangiopathische Folgeerkrankungen zu erleben.

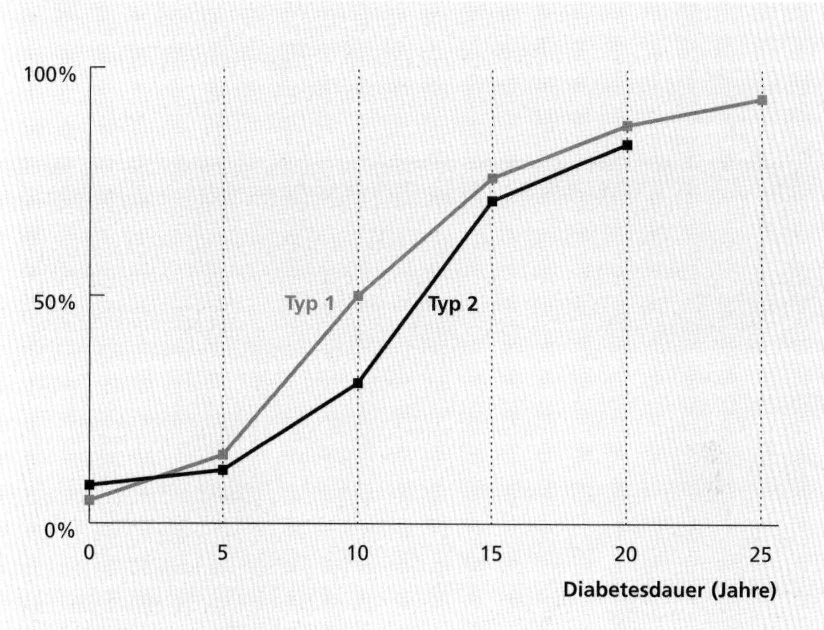

Abb. 16.2 Häufigkeit der Retinopathie in Abhängigkeit von der Dauer und vom Typ des Diabetes

Den Wert einer optimalen Blutzuckereinstellung mit dauerhaften normnahen HbA_{1c}-Konzentrationen hat in sehr eindrucksvoller Weise die DCCT (Diabetes Control and Complication Trial)-Studie auch im Hinblick auf die Retinopathie belegt. Bei Diabetikern mit Retinopathie, die jahrelang unbefriedigende Blutzuckerwerte aufweisen, kann eine normoglykämische Stoffwechselführung anfänglich zu einer weiteren Verschlechterung der Retinopathie führen. Durchschnittlich nach zwei Jahren normnaher Blutzuckereinstellung, z. B. mit einer intensivierten Insulintherapie oder mit einer Insulinpumpentherapie, kommt es dann zu einer Verlangsamung der Progression, so dass auf lange Sicht ein deutlicher Benefit zu erzielen ist.

16.3.1 Nichtproliferative Retinopathie

Bei der Betrachtung des Augenhintergrunds (Funduskopie) beobachtet man als erstes kleine rote Punkte, die kleine Aussackungen der Netzhautgefäße, sog. Mikroaneurysmen, darstellen (Abb. 16.3). Sie können einzeln oder in großer Menge auftreten. Der Visus wird davon nicht betroffen, sodass subjektiv nicht bemerkt wird, was sich am Augenhintergrund abspielt.

Im weiteren Verlauf treten Netzhautödeme, retinale Blutungen, „cotton-wool“-Herde und harte Exsudate auf. Unter „cotton-wool“-Herden oder sog. weichen Exsudaten versteht man unscharf begrenzte helle Herde von flauem Aussehen. Harte Exsudate dagegen sind gelbe scharf begrenzte Areale und auf Ablagerungen von Lipiden in der Netzhaut zurückzuführen. Das gesamte Gefäßsystem der Netzhaut verändert sich Schritt für Schritt: die Kapillaren und Arteriolen, aber auch die kleinen Venen, dilatieren und zeigen erhebliche Kaliberschwankungen. Gelegentlich zeigen sie eine perlschnurartige Anordnung und einen schlingenförmigen Verlauf.

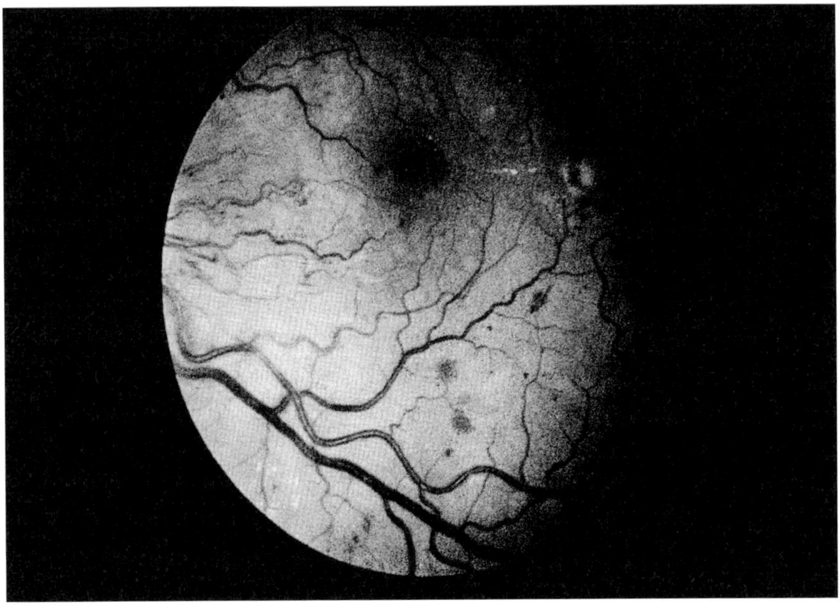

Abb. 16.3 Mikroaneurysmen an der Retina als Ausdruck einer nichtproliferativen diabetischen Retinopathie

16.3.2 Proliferative Retinopathie

Mit zunehmender Progression der Retinopathie sprießen kleine, neu gebildete Gefäße aus der Ebene der Netzhaut in den vor der Netzhaut liegenden Glaskörper und beziehen das gesamte Augeninnere in den Krankheitsprozess mit ein. Ab dem Zeitpunkt, wo sich das Geschehen nicht mehr ausschließlich auf die Netzhaut beschränkt, sondern auch auf die mittleren Augenabschnitte übergreift, spricht man von einer proliferativen Retinopathie (Abb. 16.4).

Die Gefahr besteht nun, dass aus solchen neu gebildeten Gefäßen Blutungen in den Glaskörper erfolgen. Der Patient sieht dann auf dem betroffenen Auge, da das Blut undurchsichtig ist, nur noch einen roten Schimmer. Die Blutungen werden zwar langsam resorbiert, aber es bleibt ein heller Schleier zurück, durch den man ähnlich wie durch eine Milchscheibe schaut. De facto heißt dies, der Patient ist erblindet.

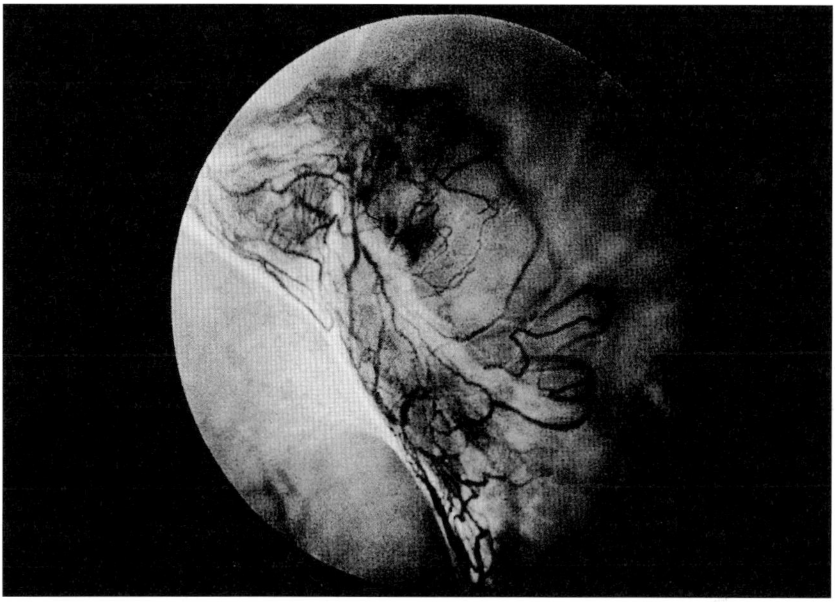

Abb. 16.4 Proliferative Retinopathie

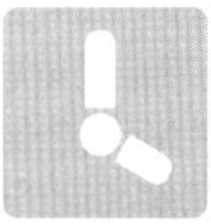

Kurz gefasst!

Um eine einheitliche Befunderhebung zu gewährleisten, wird heute die diabetische Retinopathie in acht Stadien eingeteilt:

A. Nichtproliferative Retinopathie
   1. Minimal nicht proliferative Retinopathie,
   2. nichtproliferative Retinopathie ohne Makulaödem,
   3. nichtproliferative Retinopathie mit nur geringem Makulaödem,
   4. nichtproliferative Retinopathie mit deutlichem Makulaödem.

B. Proliferative Retinopathie
   1. Präproliferative Retinopathie,
   2. proliferative Retinopathie ohne Hochrisikofaktoren,
   3. proliferative Retinopathie ohne Hochrisikofaktoren mit deutlichem Makulaödem,
   4. proliferative Retinopathie mit Hochrisikofaktoren.

Hochrisikofaktoren sind Gefäßneubildungen an der Papille und präretinale Blutungen

16.3.3 Diagnostik und Untersuchungsmethoden

Die wichtigste Untersuchungsmethode ist die augenärztliche Untersuchung mit der Ophthalmoskopie. Diese Untersuchung sollte, um frühzeitig Veränderungen am Augenhintergrund zu erkennen, bei jedem Diabetiker ohne Nachweis einer Retinopathie einmal im Jahr durchgeführt werden. Typ-2-Diabetiker müssen mit der Diagnosestellung einer augenärztlichen Untersuchung zugeführt werden, da die diabetische Stoffwechsellage des Typ-2-Diabetikers sich unbemerkt über mehrere Jahre hinzieht und so nicht selten mit der Diagnosestellung bereits Veränderungen am Augenhintergrund vorliegen. Liegt das Stadium der nichtproliferativen Retinopathie vor, wird mindestens halbjährlich untersucht, um den richtigen Zeitpunkt für eine Photokoagulationstherapie zu ermitteln. Da die Untersuchung bei medikamentös erweiterter Pupille stattfindet, ist der Patient darauf hinzuweisen, dass er nach der Untersuchung durch das normale Tageslicht für einige Stunden geblendet werden kann und er solange am Straßenverkehr nicht teilnehmen kann, bis die medikamentös hervorgerufene Pupillenerweiterung abgeklungen ist.

Einen sehr guten Einblick in die Gefäßstrukturen am Augenhintergrund erlaubt die Fluoreszenzangiographie, mit der auch sehr frühzeitig und zu einem Zeitpunkt, an dem die Ophthalmoskopie noch normalen Befund zeigt, schon kleinste Veränderungen an den Retinalgefäßen sichtbar werden. Hierzu wird Fluorescein-Natrium intravenös verabreicht und mittels photographischer Aufnahmen das im Blut strömende Fluorescein-Natrium am Augenhintergrund dargestellt.

16.3.4 Therapie

Eine sicher wirkende medikamentöse Therapie der Retinopathie ist nicht bekannt. Ein sehr effektives Verfahren stellt jedoch die Photokoagulation dar. Hierbei wird sehr scharf gebündeltes Laserlicht über die vorderen Augenabschnitte punktförmig auf die einzelnen Herde „geschossen“. Das hochenergetische Licht wandelt sich an der Netzhaut in Hitze um und führt zu einer Koagulation des entsprechenden Areals. Dadurch werden die Mikroaneurysmen verödet und sowohl das Blutungsrisiko als auch die Neubildung von pathologischen Gefäßen vermindert. Zur Behandlung sind oft mehrere hundert „Laserschüsse“ notwendig. Die zurückbleibenden Narben führen in aller Regel nicht zu einer Visusverschlechterung, vor allem aber wird die Progression der diabetischen Retinopathie gestoppt und letztendlich das Augenlicht gerettet.

16.4 Diabetische Makulopathie

Die diabetische Makulopathie kann in allen Phasen der diabetischen Retinopathie auftreten. Es handelt sich dabei um ein Ödem der Macula mit einer Verdickung der Netzhaut. Ophthalmologisch sieht man neben dem Ödem kranzförmige Lipidablagerungen (sog. „harte Exsudate“) am Rande des Ödembezirkes. Man unterscheidet 3 Formen der diabetischen Makulopathie (s. Tab. 16.2).

Tab. 16.2 Einteilung der diabetischen Makulopathie

Fokal	Umschriebene Zonen von Netzhautödem mit Mikroaneurysmen, intraretinalen Blutungen und harten Exsudaten
Diffus	Ausgedehntes nicht abgrenzbares Netzhautödem des hinten Pols mit intraretinalen Blutungen und harten Exsudaten
Ischämisch	Untergang perifovealen Kapillarnetzes ohne Ödem

Durch Laserkoagulation verödet man die Lecks in den Kapillaren und Mikroaneurysmen. Dadurch kommt es zu einem Rückgang des Ödems und zu einer Verbesserung der Netzhautfunktion. Oft sind jedoch diese therapeutischen Maßnahmen – insbesondere bei länger bestehendem Ödem nicht erfolgreich.

17 Makroangiopathie

17.1 Grundlagen

Während in der Vorinsulinära das Coma diabeticum die häufigste Todesursache darstellte, hat sich das Bild in den folgenden Jahrzehnten dramatisch geändert. Heute sind Komplikationen der Atherosklerose wie Herzinfarkt, apoplektischer Insult oder periphere arterielle Verschlusskrankheit (pAVK) die dominanten Todesursachen des Diabetikers (Abb. 17.1).

Die Makroangiopathie ist nicht diabetesspezifisch – sie ist aber dadurch charakterisiert, dass sie bei Diabetikern frühzeitiger und mit einer stärkeren Intensität auftritt als bei Nichtdiabetikern. Auch das Vorkommen der Mediaverkalkung vom Typ Mönckeberg (Mönckeberg'sche Sklerose) ist nicht diabetesspezifisch, aber besonders häufig bei Diabetikern anzutreffen.

Allerdings zeigt die Makroangiopathie beim Diabetiker einige Besonderheiten im Hinblick auf Geschlechtsverteilung, Lokalisation und Verlauf. So sind im Gegensatz zur nichtdiabetischen Population Frauen doppelt so häufig von einer Atherosklerose betroffen wie Männer. Die Lokalisation der Atherosklerose ist mehr in den peripheren Gefäßabschnitten gegeben und hat meist auch eine diffusere Verteilung. Dies wird besonders bei der peripheren arteriellen Verschlusskrankheit (pAVK) deutlich.

Besonders betroffen von der Makroangiopathie sind Typ-2-Diabetiker, die häufig schon zum Zeitpunkt der Diabetesmanifestation eine ausgeprägte Makroangiopathie aufweisen, während Typ-1-Diabetiker ohne Nephropathie und mit guter Blutzuckereinstellung kaum davon betroffen sind. Mit Auftreten einer Nephropathie oder einer Hypertonie nimmt aber auch beim Typ-1-Diabetes das Atherosklerose-Risiko sprunghaft zu.

Als wesentliche Ursache für die verstärkte und verfrüht auftretende Atherosklerose bei Diabetikern ist vor allem die gleichzeitig vorliegende Hyper- und Dyslipoproteinämie mit Erniedrigung der HDL-Fraktion, die Hypertonie, die Nephropathie, das Übergewicht mit Bewegungsmangel und der Nikotinabusus anzusehen.

Betrachtet man Diabetiker ohne nachweisbare atherogene Risikofaktoren, so zeigen auch diese ein erhöhtes Makroangiopathie-Risiko. So weisen Männer ein um das vierfache erhöhtes Risiko einer peripheren arteriellen Verschlusskrankheit gegenüber Nichtdiabetikern auf. Bei Frauen ist das Risiko sogar auf das fünffache gesteigert. Dieses Exzessrisiko ist offenbar in der diabetischen Stoffwechsellage selbst begründet, verursacht durch eine Schädigung des Gefäßendothels über die chronische Hyperglykämie und Hyperinsulinämie. Es wird deshalb verständlich, dass im Hinblick auf Prävention der Atherosklerose alles getan werden muss, um das atherogene Risiko durch Eliminierung aller vermeidbaren atherogenen Risikofaktoren so klein wie möglich zu halten.

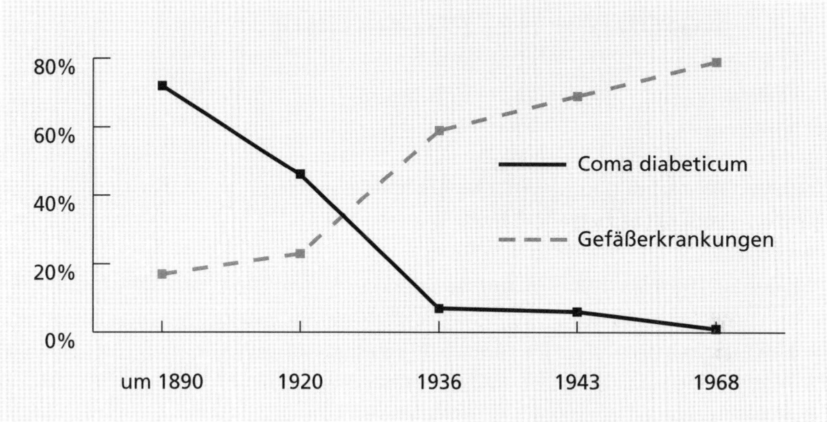

Abb. 17.1 Veränderungen der Todesursachen bei Diabetes mellitus (modifiziert nach A. Marble, 1976)

17.2 Makroangiopathie der zerebralen Gefäße

Das Auftreten einer zerebrovaskulären Insuffizienz ist bei Diabetikern doppelt so häufig wie bei Stoffwechselgesunden. Besonders hypertone Diabetiker sind gefährdet, einen Schlaganfall zu erleiden. Die Überlebenschance nach einem apoplektischen Insult ist zudem noch wesentlich ungünstiger und im Vergleich zu Nichtdiabetikern ist die Gesamtmortalität auf das Doppelte erhöht. Jährlich erleiden 44.000 Diabetiker einen tödlichen apoplektischen Insult. Der ungünstige Verlauf dürfte vor allem darin begründet sein, dass Diabetiker in aller Regel einen diffusen atherosklerotischen Befall sämtlicher Hirnarterien aufweisen.

Die Diagnose einer zerebralen arteriellen Verschlusskrankheit erfolgt nach den üblichen Richtlinien. Sie wird gesichert durch Ultraschall-Doppler- und Farb-Duplex -Untersuchungen der Halsschlagadern, der Computertomographie (CT) oder Magnetresonanztomographie (MRT) des Gehirns.

Die Therapie des apoplektischen Insults beim Diabetiker unterscheidet sich nicht von den Maßnahmen, die bei einem Nichtdiabetiker getroffen werden müssen. Auffallend ist jedoch, dass die Blutzuckereinstellung von Apoplektikern oft auffallend schwierig und durch große Blutzuckeramplituden auf hohem Niveau gekennzeichnet ist. Um frühzeitig Risikopatienten zu identifizieren, auch wenn keine entsprechenden Symptome vorliegen, sollten Ultraschalluntersuchungen der hirnversorgenden Arterien im jährlichen Abstand durchgeführt werden. Bei hochgradiger Stenosierung der A. carotis communis oder der A. carotis interna muss frühzeitig eine gefäßchirurgische Intervention durchgeführt werden.

17.3 Koronare Herzkrankheit

Die Häufigkeit der koronaren Herzerkrankung ist bei männlichen Diabetikern um 50 % und bei weiblichen Diabetikerinnen sogar um 150 % gesteigert (s. auch Kap. 20). Sie tritt – wie alle atherosklerotischen Manifestationen – bei Diabetikern schon im jüngeren Lebensalter und wesentlich stärker auf. Bei den älteren Diabetikern über 60 Jahre sind 70 % davon betroffen. Jährlich versterben über 27.000 Diabetiker an einem Herzinfarkt.

Die diagnostischen Kriterien unterscheiden sich nicht von denen der nichtdiabetischen Population und umfassen neben Anamnese, klinischem Befund, EKG, Belastungs-EKG, Echokardiographie und Koronarangiographie. Besondere Beachtung verdient die Tatsache, dass ischämische Schmerzen aufgrund der autonomen kardialen Neuropathie weniger ausgeprägt auftreten und damit eine wichtige klinische Leitsymptomatik fehlt. Aus diesem Grund sollte gezielt nach einer koronaren Herzkrankheit beim Diabetiker gefahndet und regelmäßig, d. h. in jährlichen Abständen ein Belastungs-EKG durchgeführt werden.

Bei Vorliegen eines pathologischen Belastungs-EKGs muss eine definitive Abklärung mittels Koronarangiographie erfolgen und beim Nachweis einer höhergradigen und hämodynamisch wirksamen Stenose eine Katheterdilatation (PTCA; perkutane transluminale koronare Angioplastie), ggf. mit Stent-Implantation oder eine aortokoronare Bypass-Operation durchgeführt werden. Die Langzeitüberlebenschancen nach einer Bypass-Operation sind allerdings bei Diabetikern deutlich schlechter als bei Nichtdiabetikern, wobei insulinpflichtige und schlecht eingestellte Diabetiker besonders benachteiligt sind. Die Sofort- und Langzeitmortalität nach einem Herzinfarkt ist bei Diabetikern besonders hoch. Neben der Makroangiopathie spielt dabei auch die stoffwechsel- und mikroangiopathisch bedingte diabetische Kardiomyopathie und die autonome kardiale Neuropathie eine Rolle.

17.4 Periphere arterielle Verschlusskrankheit

Die periphere arterielle Verschlusskrankheit (pAVK) an den Bein- und Beckenarterien tritt sechsmal häufiger und ca. 10 Jahre früher auf als bei Stoffwechselgesunden. Der bei Nichtdiabetikern übliche Geschlechtsunterschied zwischen Frauen und Männern von 1:7 ist nahezu aufgehoben. Auffallend ist, dass die periphere arterielle Verschlusskrankheit bei Diabetikern regelhaft distaler lokalisiert ist, sodass mehr der Unterschenkeltyp dominiert (Abb. 17.2). Dies gilt vor allem für den Typ-1-Diabetes, während bei Typ-2-Diabetikern durchaus eine pAVK vom Oberschenkeltyp oder Beckentyp auftreten kann (Abb. 17.3). Ursächlich hierfür dürfte das atherogene Risikoprofil des metabolischen Syndroms sein, das Jahre vor Auftreten einer diabetischen Stoffwechsellage vorhanden ist.

Bei gleichzeitigem Vorliegen einer peripheren sensomotorischen Polyneuropathie fehlen die typischen ischämischen Schmerzen, so dass auch bei fortgeschrittenen Gefäßprozessen keine Claudicatio-Symptomatik angegeben wird. Sind aus schließlich die Unterschenkelarterien verschlossen, ist in der Regel die Wadenmuskulatur noch so gut durchblutet, sodass eine typische Wadenclaudicatio nicht auftritt. Bei Belastung kommt es ausschließlich zur Ischämie des Fußes, wobei die Ischämieschmerzen bei begleitender Polyneuropathie kaum wahrgenommen werden. Die oft fehlende oder geringe Schmerzsymptomatik mag auch der Grund sein, warum eine Angiopathie beim Diabetiker zu selten vermutet wird.

Für die Praxis!

Typische Zeichen der pAVK sind ein kalter und blasser Fuß mit atrophischer, trockener und glänzender Haut sowie mit Verlust der Behaarung im Bereich des Unterschenkels und der Zehen. Trotz ausgeprägter Durchblutungsstörungen ist beim Diabetiker der Fuß oft noch warm und scheinbar gut durchblutet. Ursache für die noch gute Hautdurchblutung ist der nervale Schaden (Autosympathektomie des Diabetikers, offene AV-Shunts). Sicheres diagnostisches Zeichen für eine relevante Durchblutungsstörung sind die palpatorisch fehlenden Fußpulse.

Bei langjährigem Diabetes findet man häufig die typische Mediasklerose (Mönckeberg'sche Sklerose) an den distalen Gefäßen. Es handelt sich dabei um eine röhrenförmige Kalzifizierung der Tunica media, die so ausgeprägt sein kann, dass sie sich radiologisch im Nativbild darstellt (Abb. 17.4).

Die Mediasklerose scheint weitgehend diabetesspezifisch zu sein und tritt immer in Kombination mit einer Neuropathie auf, die auch für die Entstehung der Mediasklerose verantwortlich gemacht wird. Bei ausschließlicher Mediasklerose ohne Einengung oder Verschlüsse der Arterien ist der Fuß normal durchblutet und die Fußpulse sind tastbar. Fehlen die Fußpulse jedoch, ist eine Makroangiopathie zwar gesichert, die Feststellung der Schwere der Durchblutungsstörung jedoch schwierig. Die Dopplerdruckmessung liefert dann meist zu hohe Werte und ist als Untersuchungsmethode unbrauchbar. Bessere Ergebnisse sind durch den Einsatz von verschlussplethysmographischen Untersuchungsmethoden zu erwarten.

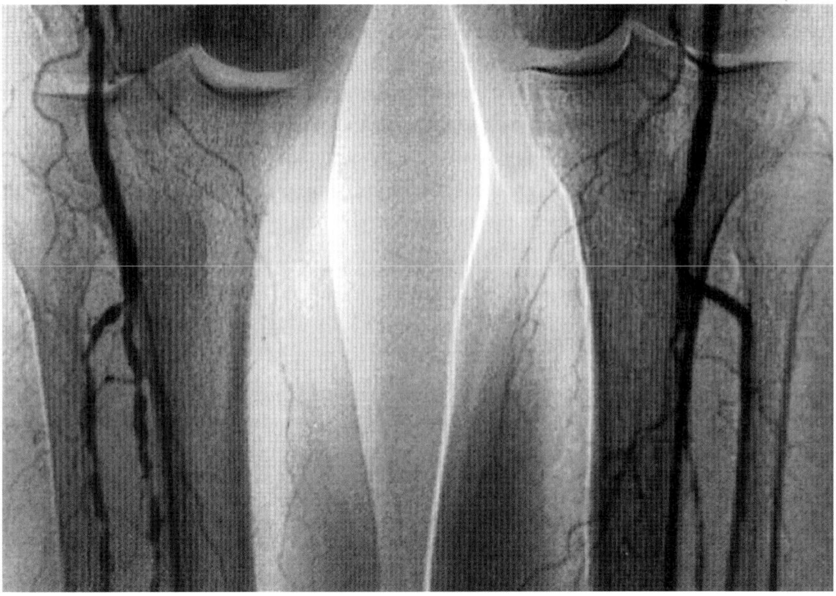

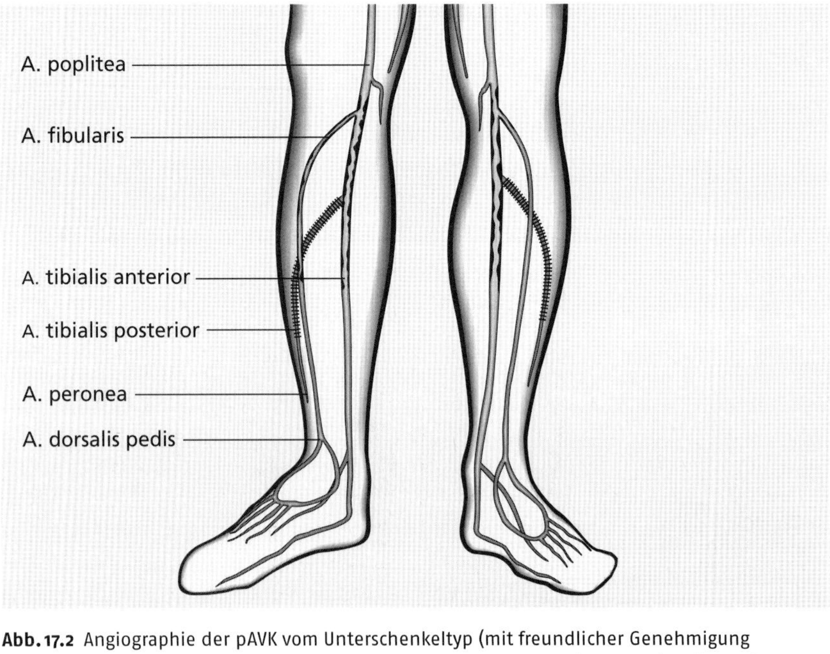

Abb. 17.2 Angiographie der pAVK vom Unterschenkeltyp (mit freundlicher Genehmigung von Herrn PD Dr. Schmitt, Leiter des Instituts für diagnostische und interventionelle Radiologie der Herz- und Gefäßklinik, Bad Neustadt)

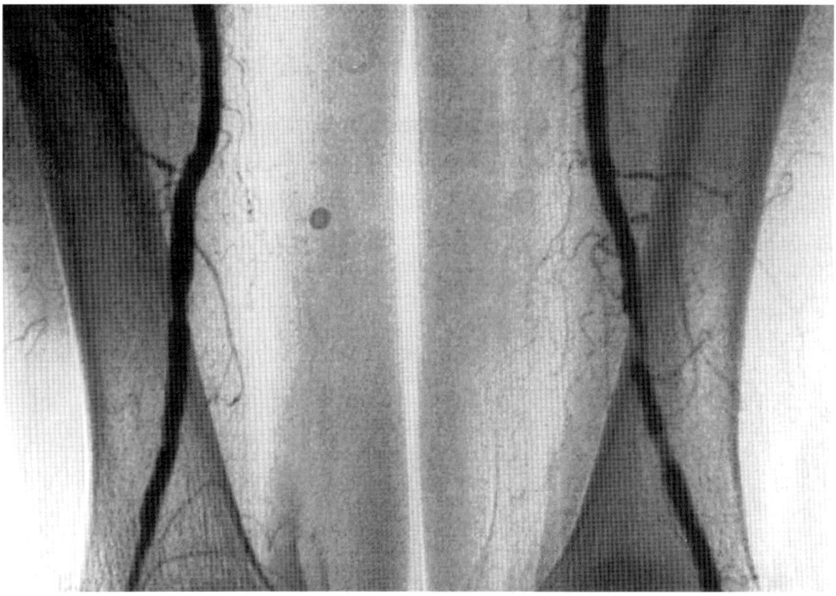

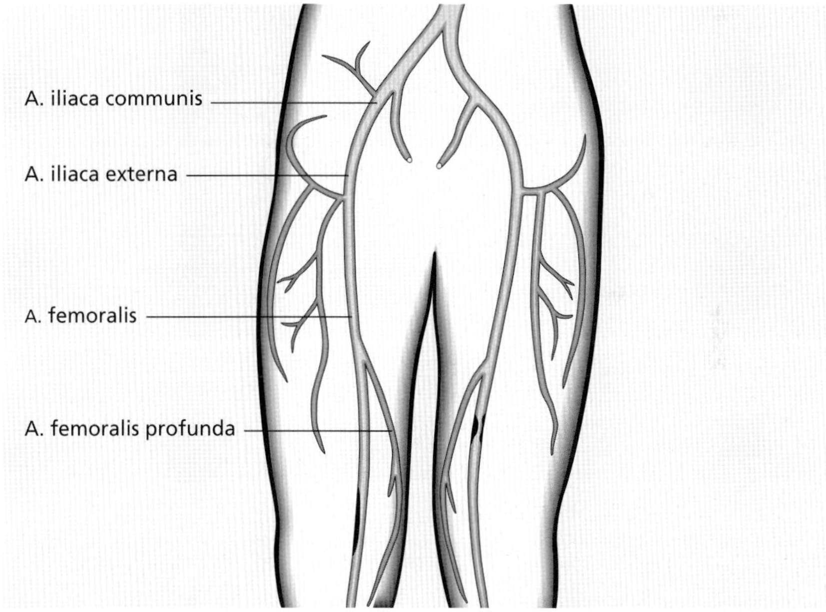

Abb. 17.3 Angiographie der pAVK vom Oberschenkeltyp (mit freundlicher Genehmigung von Herrn PD Dr. Schmitt, Leiter des Instituts für diagnostische und interventionelle Radiologie der Herz- und Gefäßklinik, Bad Neustadt)

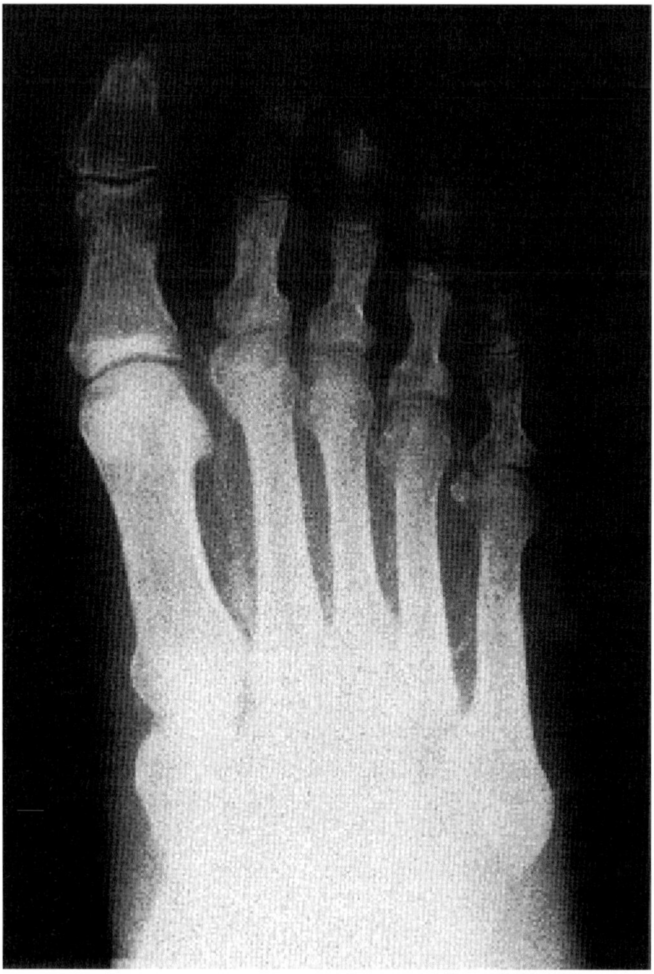

Abb. 17.4 Röntgenbild einer Mediasklerose

Die übliche Stadieneinteilung der peripheren arteriellen Verschlusskrankheit nach *Fontaine* (Tab. 17.1) ist bei Diabetikern wegen der fehlenden Claudicatio-Symptomatik nur mit Einschränkungen zu verwerten.

Sehr häufig entwickelt sich bei Diabetikern aus der peripheren arteriellen Verschlusskrankheit eine Fußgangrän. In großen Untersuchungen konnte nachgewiesen werden, dass das Risiko für eine Gangrän bei Diabetikern 50-mal größer ist als bei Nichtdiabetikern (s. Kap. 19).

Wegen der Häufigkeit und wegen des hohen Risikos der peripheren arteriellen Verschlusskrankheit müssen die Füße der Diabetiker regelmäßig auf das Vorliegen von Durchblutungsstörungen untersucht werden. Neben den üblichen klinischen Untersuchungen, wie Inspektion und Palpieren der Fußpulse, ist es unabdingbar auch angiologische Verfahren wie Dopplerdruckmessung und Ultraschall-Farb-Duplex-Untersuchung durchzuführen. Beim geringsten Verdacht auf Vorliegen eines stenosierenden Prozesses an den Beinarterien bedarf es einer angiographischen Gefäßdarstellung, damit entschieden werden kann, ob eine konservative Maßnahme mittels Katheterdilatation (PTA; perkutane transluminale Angioplastie und ggf. mit Stent-Implantation) oder eine operative Maßnahme, z. B. in Form einer Bypass-Operation in Frage kommt.

Tab. 17.1 Stadieneinteilung der Angiopathie (pAVK) modifiziert nach Fontaine

Stadium	Klinik
I	**Beschwerdefreiheit bei alltäglichen Belastungen**
II	**Claudicatio intermittens*)** (meist fehlend bei Diabetes mellitus)
IIa	Subjektiv tolerable Gehstrecke > 150 m
IIb	Subjektiv nicht tolerable Gehstrecke < 150 m
III	**Ruheschmerz*)** (kann fehlen bei Diabetes mellitus)
IV	**Akrale Läsion**
IVa	Akral infizierte Läsion/Ulkus
IVb	Akrale Läsion mit Nekrose/Gangrän

*) Bei überwiegend neuropathischer Komponente kann die Schmerzsymptomatik abgeschwächt oder aufgehoben sein

Neben den gefäßerweiternden bzw. rekonstruierenden Verfahren haben nach wie vor konservative Therapiemaßnahmen ihren Stellwert. Lange umstritten war des Gehtraining – es hat sich aber gezeigt, dass tägliches Gehtraining zu einer deutlichen subjektiven Verbesserung führt. Wichtig dabei ist dass das Gehtraining regelmäßig durchgeführt wird und dass keinesfalls bei Auftreten von ischämischen Schmerzen weiter gelaufen werden darf. Vasoaktive Medikamente, die in großer Zahl angeboten werden, haben durchwegs die Hoffnungen und Erwartungen nicht erfüllt. Sinnvoll und wirksam sind jedoch Thrombozytenaggregationshemmer (ASS, Clopidogrel).

18 Neuropathie

Durch einen jahrelang schlecht eingestellten Diabetes kommt es zu einer Schädigung sowohl des peripheren sensomotorischen als auch des autonomen Nervensystems. Die dabei entstehende Neuropathie ist nicht diabetesspezifisch und kann auch durch andere Erkrankungen oder Noxen hervorgerufen werden. Bei über einem Drittel der Neuropathien spielt aber der Diabetes eine ursächliche Rolle und ist damit in allen westlichen Industrienationen die hauptverantwortliche Ursache einer Neuropathie. Als zweithäufigste Ursache ist Alkohol zu nennen.

18.1 Pathogenese

Die genaue Pathogenese der diabetesbedingten Neuropathie ist nicht bekannt. An der neurotoxischen Schädigung durch die chronische Hyperglykämie besteht jedoch kein Zweifel.

Kurz gefasst!

Mögliche Ursachen für die Entstehung einer diabetesbedingten Neuropathie:

1. Metabolische Ursachen mit intranervaler Akkumulation von Sorbit und Erniedrigung von Myo-Inositol durch vermehrte Aktivität der Aldose-Reduktase,
2. Durchblutungsstörungen auf dem Boden einer Mikroangiopathie und dadurch verminderte Sauerstoffversorgung der Nerven,
3. Glykosylierungsprozesse an den Nervenproteinen,
4. immunologische Prozesse durch Antikörperbildung,
5. Mangel an Nervenwachstumsfaktor (NGF).

Morphologisch findet man verschiedenartige Veränderungen an den Nerven wie ödematöse Schwellungen der Nervenfasern, unterschiedliche Formen der Degenerationen und Kapillarverschlüsse. Häufig müssen noch weitere nervenschädigende Noxen bei Diabetikern angenommen werden, wie Alkohol oder Nikotin oder Erkrankungen wie Niereninsuffizienz oder die Einnahme von neurotoxischen Pharmaka. Dabei scheinen sich die Noxen und der Diabetes zu verstärken.

18.2 Klinisches Bild

Das klinische Bild der Neuropathie ist abhängig davon, welcher Teil des Nervensystems am meisten geschädigt worden ist. Entsprechend des Befalls unterscheidet man die peripher symmetrische sensomotorische Neuropathie und die autonome Neuropathie.

18.2.1 Periphere sensomotorische Neuropathie

Bei Nachweis einer Neuropathie ohne dass dabei der Patient Beschwerden hat spricht man von einem Minussyndrom, bei Vorliegen von Beschwerden von einem Plussyndrom. Dabei kann eine periphere sensomotorische Polyneuropathie mit Plussyndrom in ganz erheblichem Ausmaß die Lebensqualität des Diabetikers beeinträchtigen. Sie manifestiert sich in charakteristischer Weise symmetrisch („sockenförmig") und distal an der unteren Extremität mit typischen Schmerzen, Parästhesien und Taubheitsgefühl. Die Schmerzen werden von sehr unterschiedlicher Intensität angegeben, meist mit nächtlicher Zunahme der Symptomatik und Besserung beim Gehen. Die Beschwerdebesserung beim Gehen lässt die neuropathisch bedingten Symptome gut gegenüber denjenigen der arteriellen peripheren Durchblutungsstörung abgrenzen. Die nächtlichen Schmerzen und Parästhesien können so ausgeprägt sein, dass ein Schlafen unmöglich wird. Häufig führen schon kleinste Berührungen, wie etwa die Bettdecke zu einer massiven Schmerzexazerbation. Die Schmerzsymptomatik selbst kann sehr unterschiedlich ausgeprägt sein und wird vom Patienten als stechend, krampfartig, bohrend oder brennend charakterisiert werden. Im amerikanischen Schrifttum werden die neuropathischen Beschwerden an den Füßen als „burning feet", die brennenden Füße, beschrieben.

Bei der klinischen Untersuchung des Patienten fallen warme, gut durchblutete Füße auf mit fehlendem oder deutlich abgeschwächtem Achillessehnenreflex, vermindertem Vibrationsempfinden (Stimmgabeltest), Sensibilitätsstörungen und eingeschränkter Warm-Kalt-Diskriminierung. Objektiv lässt sich bei der elektrophysiologischen Untersuchung eine verzögerte Nervenleitgeschwindigkeit feststellen, die so ausgeprägt sein kann, dass daraus eine völlige Aufhebung der Schmerzempfindung resultiert und Verletzungen, Frakturen und Ulzerationen, die im Rahmen des neuropathisch bedingten diabetischen Fußsyndroms entstehen, nicht mehr gespürt werden.

Ausgeprägte Neuropathien führen auch zu einem fehlenden Feedback des Fußabrollens beim Gehen. Dies wiederum führt zu einer falschen Druckbelastung des Fußes und zur Entstehung von Druckulzerationen, insbesondere am Fersen- und Zehenballen. Hierbei spielen auch die neuropathisch bedingten trophischen Störungen eine mitentscheidende Rolle.

Wesentlich seltener ist der proximal einseitige laterale Befall mit motorischen Ausfällen im Glutaeus- oder Oberschenkelbereich. Diese Form der Neuropathie ist meist begleitet von starken Schmerzen und rascher Muskelatrophie. Gelegentlich sind auch die Hirnnerven betroffen, am häufigsten der N. oculomotorius und der N. abducens mit Lähmungen der Augenmuskulatur.

18.2.2 Autonome Neuropathie

In den letzten Jahren hat die autonome Neuropathie zunehmendes Interesse gefunden, da zum einen Untersuchungsmethoden etabliert wurden, die die autonome Neuropathie sicher erfassen lassen, zum anderen aber auch deshalb, weil man feststellen musste, dass mit Auftreten einer autonomen Neuropathie sich die Gesamtprognose rapide verschlechtert.

Der Befall des autonomen Nervensystems führt zu einem ausgesprochen „bunten" klinischen Bild, je nachdem welches autonom innervierte Organ vorrangig befallen ist. Grundsätzlich können alle inneren Organe davon betroffen sein und sich in den unterschiedlichen Funktionsstörungen und Funktionsausfällen manifestieren. Subjektiv ist jedoch nicht immer eine entsprechende Beschwerdesymptomatik zu verzeichnen. Dies führt nicht selten zu einer völligen Missdeutung. In Tabelle 18.1 sind die wichtigsten organbezogenen Funktionsstörungen dargestellt.

Tab. 18.1 Darstellung der Funktionsausfälle der einzelnen Organe bei Vorliegen einer autonomen diabetischen Neuropathie

Organ/Organsystem	Symptome
Kardiovaskuläres System	Ruhetachykardie, orthostatische Hypotonie, Herzfrequenzstarre, fehlender ischämischer Schmerz, Rhythmusstörungen
Gastrointestinaltrakt	Motilitätsstörungen, Gastroparese, postprandiale Hypoglykämien, Übelkeit, Erbrechen, Völlegefühl, nächtliche Diarrhöen, Obstipation
Urogenitalsystem	Blasenentleerungsstörungen, erektile Impotenz
Biliäres System	Gallenblasenentleerungsstörungen, Gallensteine
Endokrines System	Fehlende Hypoglykämiewahrnehmung („hypoglycaemia unawareness"), fehlende Gegenregulation bei Hypoglykämie
Periphere Nerven	Störung der Sudormotorik, gustatorisches Schwitzen, trophische Störungen

Kardiovaskuläres System

Die autonome Neuropathie verursacht vielfältige Funktionseinschränkungen am kardiovaskulären System und ist wesentlich verantwortlich für die Verschlechterung der Gesamtprognose (s. Kap. 20).

Die autonome Neuropathie am Herzen führt zu einem Anstieg der Herzfrequenz in Ruhe, die auch während der Nacht bestehen bleibt, sowie zu einer Frequenzstarre, die dazu führt, dass sich das Herzminutenvolumen nicht durch Erhöhung der Schlagzahl an den aktuellen Bedarf anpassen kann. Dies wird von den Patienten als außerordentlich belastend empfunden, da schon übliche Tätigkeiten im Alltag rasch zur Ermüdung und Erschöpfung führen. Darüber hinaus kommt es zu einer Aufhebung der physiologischen respiratorischen Arrhythmie.

Über Störungen der Baro-Rezeptoren wird die Blutdruckregulation ganz erheblich eingeschränkt mit der Folge von orthostatischen Dysregulationen, die bei fehlender Pulsfrequenzanpassung als äußerst unangenehm wahrgenommen werden.

Von großer klinischer Bedeutung ist die fehlende Schmerzwahrnehmung bei myokardialen Ischämien. Selbst ein ausgedehntes Infarktgeschehen wird subjektiv allenfalls als schmerzarm wahrgenommen und dadurch die gefährliche Situation verkannt und missachtet. Dies ist einer der Gründe für die schlechte Prognose des Herzinfarktes und für das Risiko des plötzlichen Herztods bei Diabetikern. Bei Vorliegen einer autonomen kardialen Neuropathie ist die 5-Jahres-Mortalität um das fünffache gesteigert.

Gastrointestinaltrakt

Im Bereich des Gastrointestinaltrakts stehen atonische Motilitätsstörungen im Vordergrund. Im oberen Gastrointestinaltrakt kann es zu Einschluckstörungen und Dysphagien kommen. Besonders dramatisch ist die Situation bei Befall des Magens. Die völlige Atonie des Magens induziert Entleerungsstörungen, die so ausgeprägt sein können, dass der Speisebrei nicht rechtzeitig über den Pylorus an den Dünndarm abgegeben wird und Stunden nach der Mahlzeitenaufnahme immer noch im Magen verweilt. Die Gastroparese am Magen führt nicht nur zu Völlegefühl, Übelkeit und Erbrechen, sondern auch zu einer völlig unkontrollierbaren resorptiven Situation, sodass vor allem bei insulinspritzenden Diabetikern die Blutzuckereinstellung durch die unübersichtliche Kohlenhydratresorption, von rasch wechselnden schweren hypo- und hyperglykämische Zuständen gekennzeichnet ist. Wenn bei einem langjährigen Diabetiker, der bislang einigermaßen befriedigend eingestellt war, plötzlich eine schwere Einstellbarkeit mit großen Blutzuckeramplituden festzustellen ist, sollte immer an das Vorliegen einer Gastroparese gedacht werden.

Als diabetische Enteropathie bezeichnet man das Auftreten von nächtlichen Diarrhöen, die auf eine Motilitätsstörung des Darmes zurückzuführen sind. Von einer diabetischen Enteropathie darf aber erst gesprochen werden, wenn durch eine eingehende gastroenterologische Diagnostik andere Ursachen für eine Diarrhöe ausgeschlossen sind. Nicht selten ist mit einer diabetischen Enteropathie auch eine anorektale Dysfunktion mit Beeinträchtigung des Analsphinkters und Stuhlinkontinenz verbunden.

Urogenitalsystem

Blasenentleerungsstörungen sind bei Diabetikern mit autonomer Neuropathie nicht selten. Bei älteren diabetischen Männern werden diese nicht selten als Folge einer Prostatahypertrophie missgedeutet. Sie sind durch Miktionsschwäche, Erhöhung der Restharnmenge und insbesondere bei Frauen durch Inkontinenz geprägt. Die erektile Impotenz (s. Kap. 21) ist eines der Hauptsymptome der autonomen Neuropathie am Urogenitalsystem bei Männern. Man nimmt an, dass ca. 40 bis 50 % davon betroffen sind.

Biliäres System

Am biliären System führt die autonome Neuropathie zu Motilitätsstörungen mit eingeschränkter Entleerung der Gallenblase auf entsprechende alimentäre Reize. Die Folge ist eine Eindickung der Gallenflüssigkeit und die Bildung von Gallensteinen.

Endokrines System

Besonders problematisch sind Funktionsstörungen und -ausfälle im Bereich des endokrinen Systems. Die einzelnen hormonbildenden Drüsen verlieren ihre Kommunikation, sodass viele der ineinander greifenden hormonellen Regelkreise ausfallen oder zumindest nur noch eingeschränkt funktionieren. Aufgrund der Funktionsausfälle des sympathischen Nervensystems werden die Frühsymptome der Hypoglykämie nicht mehr wahrgenommen („hypoglycaemia unawareness“) und entsprechende Gegenmaßnahmen werden nicht durchgeführt. Darüber hinaus bleibt die hormonell gesteuerte Gegenregulation, die zu einem Wiederanstieg der Blutglukose führt, aus. Dies hat natürlich katastrophale Auswirkungen auf den Alltag des Patienten, insbesondere dann, wenn noch gleichzeitig eine Gastroparese vorliegt. Eine Teilnahme am Straßenverkehr ist aus verständlichen Gründen dann nicht mehr möglich. Nur durch laufende Blutzuckerselbstkontrolle und ständige Insulinanpassung in kleinen Dosen kann diese äußerst bedrohliche Situation einigermaßen gemeistert werden.

Periphere Nerven

Im Bereich der peripheren Nerven wird vor allem die Schweißsekretion betroffen. Dies führt an der unteren Extremität zu einer verminderten Schweißbildung (Anhidrose) mit trockener, schuppiger Haut und in der oberen Körperhälfte zu einer übermäßigen Schweißbildung (Hyperhidrose). Ganz charakteristisch ist das sog. gustatorische Schwitzen, d. h. vermehrtes Schwitzen beim Essen im Kopf-, Nacken-, Achsel- und Brustbereich. Über trophische Störungen entstehen auch Hyperkeratosen an Stellen erhöhter Druckbelastung, bevorzugt am Fersen- und Vorfußballen und an der Großzehe. Durch die hyperkeratotisch bedingte vermehrte Druckbelastung entstehen sog. neuropathische Ulzerationen und Eintrittspforten für die unterschiedlichsten Erreger, die zu Infektionen bis zum Knochenbefall (Osteomyelitis) führen können. Wegen der gleichzeitig vorliegenden sensomotorischen Polyneuropathie sind diese Läsionen in aller Regel schmerzfrei oder schmerzarm. Trophische Störungen können auch zu Veränderungen der Knochen führen, die sich an den Stellen der höchsten Belastung, nämlich am Fuß, in Form von Knochen- und Gelenksdestruktionen manifestieren. Diese Osteoarthropathie führt nicht selten, wegen des fehlenden sensorischen „feedbacks", beim Gehen, zum unkoordinierten Abrollen des Fußes mit hoher pathologischer Druckbelastung und der Gefahr von unbemerkten Frakturen, die zum Zusammenbruch der gesamten Fußarchitektur führen können (sog. Charcot-Fuß)

18.3 Diagnostik

18.3.1 Sensomotorische Neuropathie

Zur Diagnostik der peripheren sensomotorischen Polyneuropathie werden überwiegend Funktionstests und Wahrnehmungstests herangezogen, die eine gute Aussage über die Funktion der klein- und großkalibrigen Nervenfasern zulassen. Eine Überprüfung der Nervenleitgeschwindigkeit, als direktes Maß für die Schädigung der Nerven, ist nur selten indiziert und wird, wegen der Variabilität der Befunde, ohnehin in ihrem Interpretationswert überschätzt.

Inspektion

Jede neurologische Untersuchung des Fußes beginnt mit der sorgfältigen Inspektion des Fußes. Ist die Haut warm und gut durchblutet, aber wegen fehlender Schweißsekretion trocken, kann dies ein erster Hinweis auf Vorliegen einer Neuropathie sein. Man achtet ferner auf Schwielenbildungen, Hühneraugen, Rhagaden und Fissuren, lokale Rötungen, mykotischem Befall und Deformationen (z. B. Hammerzehe, Charcot-Fuß). Die meist schmerzlosen neuropathischen Ulzerationen befinden sich in typischer Weise an den Druckstellen z. B. am Fersen- und Zehenballen. Alle sichtbaren Veränderungen, auch hinsichtlich ihrer Beschaffenheit (z. B. Eiterbelag, Schorf etc.), müssen nachvollziehbar dokumentiert werden

Gangbild

Das Gangbild des Patienten gibt wichtige Informationen. Man lässt dazu den Patienten barfuss einige Schritte gehen und achtet auf Hinken, Nachschleppen des Fußes, Fehlbelastungen (z. B. Zehenstand) und auf die Beeinträchtigungen beim Abrollen des Fußes.

Eigenreflexe

Die Überprüfung des Achillessehnen- und Patellarsehnenreflexes gehört zu jeder Untersuchung. Eine Abschwächung oder gar Aufhebung des Achillessehnenreflexes weist auf eine bereits weit fortgeschrittene Neuropathie hin. Ist der Patellarsehnenreflex ebenfalls beeinträchtigt, handelt es sich um eine hochgradige Schädigung.

Temperaturdiskriminierung

Sehr früh ist die Temperaturdiskriminierung gestört und eine sichere Unterscheidung der Kalt-/Warmwahrnehmung nicht mehr möglich. Die Thermanästhesie wird heute üblicherweise computergesteuert durch Erfassung der Kalt- und Warmschwellen am Fußrücken durch Aufbringen entsprechender thermischer Kontaktreize untersucht. Unter Berücksichtigung der altersbezogenen Normwerte kann eine zuverlässige Aussage über die Temperaturdiskriminierung gemacht werden.

Vibrationsempfinden

Das sehr einfache, schnelle und ohne apparativen Aufwand zu messende Vibrationsempfinden, das ebenfalls schon sehr früh gestört ist, gehört zur regelmäßigen Routineuntersuchung bei jedem Diabetiker. Man verwendet hierzu eine kalibrierte Stimmgabel (nach Rydel-Seiffer) und überprüft die Vibrationswahrnehmungsschwelle am Knöchel und ggf. an der Vorderseite der Tibia. Liegt die Wahrnehmungsschwelle unter 6/8 (bei über 50-Jährigen unter 5/8) muss eine Nervenschädigung angenommen werden.

Druckempfindung und Berührungsempfinden

Sehr einfach und schnell lässt sich auch eine gestörte Druckempfindung mit 10-g-Fiament an der Plantarseite des Metatarsale II im Bereich des Zehenballens nachweisen. Der Nachweis ob „spitz" oder „stumpf" richtig erkannt wird kann auch zur Beurteilung des Berührungsempfindens herangezogen werden.

Schmerzempfindung

Zur Überprüfung ob eine Störung der Schmerzempfindung vorhanden ist, kann man einen definierten Schmerzreiz z. B. durch Kneifen in die Haut oder mit einer spitzen Nadel setzen.

Nervenleitgeschwindigkeit

Das relativ aufwendige Verfahren der Messung der Nervenleitgeschwindigkeit ist für die Routineuntersuchung nicht notwendig. Mit diesem Verfahren wird die maximale Nervenleitgeschwindigkeit nur in den großkalibrigen Fasern erfasst und je nach Platzierung der entsprechenden Elektroden ist die Aussage variabel. Da nur die Nervenleitgeschwindigkeit in den großkalibrigen Fasern gemessen werden kann, die Untersuchung für die Patienten eine gewisse Belastung darstellt und die Ergebnisse zwischen den einzelnen Untersuchern variieren können, kann ohne Informationsverlust in der Praxis darauf verzichtet werden.

18.3.2 Autonome Neuropathie

Einen globalen Test für die autonome Neuropathie gibt es nicht, vielmehr muss bei entsprechendem Verdacht eine organspezifische Diagnostik vorgenommen werden. Hierzu ist eine sorgfältige Erhebung der Anamnese und Erfassung des Beschwerdebildes unerlässlich.

Kardiovaskuläre Diagnostik

Blutdruck, Ruhe-EKG, Belastungs-EKG und Schellong-Test sind unentbehrliche diagnostische Verfahren bei Untersuchungen des kardiovaskulären Systems. Ggf. kann die Diagnostik noch durch den Valsalva-Test ergänzt werden.

Zur Erfassung der respiratorischen Arrhythmie wird der Patient unter laufender EKG-Registrierung aufgefordert tief ein- und auszuatmen. Die Variabilität wird mit dem Zirkel am EKG-Streifen ermittelt.

Mit dem Schellong-Test lässt sich sehr einfach und ohne großen Aufwand eine orthostatische Dysregulation erfassen. Ggf. kann auch eine Kipptisch-Untersuchung durchgeführt werden.

In Spezialabteilungen steht heute ein computergesteuertes Verfahren (Cardanalyser) zur Verfügung, das mit geringem zeitlichem und zumutbarem finanziellen Aufwand eine sichere Diagnostik erlaubt.

Gastroenterologische Diagnostik

Endoskopische Verfahren sind zur Diagnose der autonomen Neuropathie am Gastrointestinaltrakt nicht geeignet, da makroskopisch und mikroskopisch morphologisch keine Abnormitäten zu erkennen sind. Die Endoskopie des oberen und unteren Gastrointestinaltrakts ist aber unentbehrlich zum Ausschluss anderer gastroenterologischer Erkrankungen, die mit ähnlichen klinischen Bildern einhergehen. Für die Diagnostik der Gastroparese sind verschiedene radiologische und szintigraphische Verfahren entwickelt worden. Wegen der einfachen Durchführung sollte zunächst immer eine radiologische Untersuchung mit Bariumbrei veranlasst werden, wenngleich die Entleerungsverhältnisse bei Verabreichung eines flüssigen Substrates anders sind als bei Verabreichen einer festen oder halbfesten Mahlzeit. Dieses Manko wird mit szintigraphischen Verfahren durch Verabreichung eines mit Isotopen markierten Pfannkuchens minimiert. Das Verfahren ist aber wesentlich aufwendiger, und nicht überall steht eine nuklearmedizinische Abteilung zur Verfügung.

Urogenitale Diagnostik

Eine einfache Untersuchungsmethode für neuropathische Störungen im Urogenitalbereich ist die Bestimmung der Restharnmenge mit Ultraschall. Nach Entleeren der Blase wird dabei die Harnmenge in der Blase bestimmt. Von einer Blasenentleerungsstörung kann man dann ausgehen, wenn mehr als 50 ml Restharn verbleiben.

Sehr hilfreich kann auch das Führen eines Miktionstagebuchs über 48 Stunden sein.

Die Diagnostik der erektilen Impotenz beschränkt sich vorwiegend auf die Angaben des Patienten. Sehr sorgfältig müssen psychische Ursachen der Impotenz ausgeschlossen werden. Selbstverständlich stehen auch spezielle Untersuchungsverfahren zur Verfügung, die aber nur in Einzelfällen zum Einsatz kommen und für die Routineuntersuchung keine Bedeutung haben.

Biliäre Diagnostik

Die Ultraschalluntersuchung der Gallenblase gehört zur Routineuntersuchung und muss mindestens einmal im Jahr durchgeführt werden. Weitere sinnvolle Verfahren stehen nicht zur Verfügung.

Endokrine Diagnostik

Bei entsprechender Symptomatik können endokrine Funktionstests im Einzelfall angebracht sein. Routinemäßig erfolgt aber keine weiterführende Diagnostik.

Periphere nervale Diagnostik

Die Überprüfung der Sudormotorenfunktion durch thermische und chemische Reize ist sehr aufwendig und hat sich als Untersuchungsmethode nicht durchsetzen können.

Pedographie

Als ein sehr wertvolles Verfahren zur Erfassung von Fußfehlbelastungen und zur Analyse des Gangbildes hat sich die Pedographie entwickelt. Hierbei wird über eine dynamische Druckverteilungsmessung beim Gehen über eine entsprechende Bodenplatte (oder als Einlage im Schuh) das Druckverteilungsmuster der Fußsohle computergesteuert graphisch dargestellt und die unterschiedlichen Drücke werden farblich kodiert. Pathologische Fehlbelastungen können damit optisch sehr gut erkannt werden und sollten immer Konsequenzen, z. B. durch Verordnung eines entlastenden Schuhwerks zur Folge haben. Mittels der dynamischen Druckverteilungsmessung im Schuh kann Druckentlastung durch das verordnete Schuhwerk kontrolliert werden.

18.4 Therapie

Der Therapieerfolg hängt ganz entscheidend vom Stadium der Neuropathie ab. Gute Erfolge sind im Anfangsstadium der Neuropathie zu erwarten. Bei weit fortgeschrittenen Formen, dann nämlich, wenn bereits erhebliche Strukturdefekte bestehen, bleibt oft nur noch eine symptomatische Therapie übrig. Da die Regenerationsfähigkeit der Neuronen begrenzt ist, ist bei bereits eingetretenen morphologisch fassbaren Defekten jede Therapiemaßnahme limitiert.

Primäres Ziel der Therapie ist die Ausschaltung der primären Noxe. Aus diesem Grund kommt der dauerhaften normoglykämischen Stoffwechseleinstellung kausale Bedeutung zu. Sie ist unabdingbar und muss mit einer intensivierten Insulintherapie oder ggf. mit einer Insulinpumpentherapie erzwungen werden. Dies bedeutet jedoch nicht, dass gut eingestellte Typ-2-Diabetiker, wenn sie unter diätetischen Maßnahmen oder unter oralen Antidiabetika mit HbA_{1c}-Konzentrationen von kleiner als 6,5 % einstellbar sind, auf Insulin umgestellt werden müssen.

Von den vielen Medikamenten, die für die Behandlung der diabetischen Polyneuropathie entwickelt wurden, sind die meisten unwirksam oder wegen Nebenwirkungen nicht in den Handel eingeführt oder wieder zurückgenommen worden. In nicht weit fortgeschrittenen Stadien kann mit α-Liponsäure (Thioctsäure) ein Versuch unternommen werden. Nicht selten findet man überraschende Therapieerfolge. Dabei ist α-Liponsäure besonders bei hochdosierter (600 mg/d) intravenöser Zufuhr in Form von täglichen Kurzinfusionen besonders wirksam. Wird innerhalb von 14 Tagen von Patientenseite keine deutliche Besserung angegeben, kann der Versuch wegen Erfolglosigkeit abgebrochen werden.

Bessert sich jedoch die Symptomatik, sollte die intravenöse Verabreichung von α-Liponsäure noch für weitere 10 bis 14 Tage fortgeführt und anschließend in oraler Form als Tabletten verabreicht werden. Auch von Benfotiamin, einem fettlöslichen B1-Vitamin, sind gute Erfolge berichtet worden, so dass ein Versuch als Monotherapie oder in Kombination mit α-Liponsäure durchaus vertretbar ist. Andere Vitamine, insbesondere Vitaminkomplexe sind wirkungslos.

Überraschend effektiv hat sich die Gabe von Pregabalin (Lyrica®) erwiesen und hat bei vielen Patienten mit diabetischer Neuropathie zu einer ganz erheblichen Reduktion der Beschwerden geführt.

Alle anderen zur Verfügung stehenden Verfahren sind unspezifisch und symptombezogen. Sehr hilfreich können zentral angreifende Substanzen wie Antidepressiva, zum Beispiel trizyklische Antidepressiva oder selektive Serotonin/Noradrenalin-Wiederaufnahmehemmer sein. Sie führen zu einer Schmerzdistanzierung und können dazu beitragen, die teilweise unerträglichen Schmerzen einigermaßen erträglich zu gestalten. Auch Carbamazepin wird eingesetzt. Daneben kann auch die lokale Anwendung von Capsaicin-Creme im Einzelfall zu einer Besserung führen.

Im Einzelfall können auch elektrotherapeutische Maßnahmen zur Nerven- bzw. Muskelstimulation, physiotherapeutische und verhaltentherapeutische Maßnahmen angezeigt sein.

Bei Vorliegen einer kardialen autonomen Neuropathie kann ein Versuch mit niedrig dosierten β-Blockern angebracht sein. Oft bleibt jedoch der erwünschte Erfolg aus. Zu beachten ist allerdings, dass durch die Gabe eines β-Blockers die Hypoglykämiewahrnehmung eingeschränkt werden kann.

Bei orthostatischer Hypotonie haben sich physikalische Maßnahmen in Form von Stützstrümpfen und vorsichtiges körperliches Training bewährt.

Störungen im Bereich des Gastrointestinaltraktes werden rein symptomatisch behandelt und sind oft schwer und unbefriedigend therapierbar. Ähnliches gilt für die Blasenentleerungsstörung, bei denen eine medikamentöse Therapie meist unbefriedigend bleibt. Eine manuelle suprapubische Druckerhöhung auf die Blase, die in etwa vierstündigen Abständen durchgeführt wird, kann bei der Auslösung der Miktion hilfreich sein.

Die erektile Impotenz (s. Kap. 21) darf keinesfalls durch eine Hormontherapie (Testosteron) behandelt werden. Dies führt nur zu einer ohnehin erhaltenen Libidosteigerung, ohne dass die Potenz verbessert wird. Die Selbstbehandlung mit der SKAT-Methode hat sich als Behandlungsmethode mittlerweile etabliert und wird gut toleriert und akzeptiert. Seit einigen Jahren hat sich die Pharmakotherapie mit den PDE-5-Inhibitoren (Sildenafil (Viagra®), Tadalafil (Cialis®) und Vardenafil (Levitra®) bei Beachtung der entsprechenden Kontraindikationen bewährt.

Wegen der unbefriedigenden Therapie der Neuropathie und wegen der erheblichen Beeinträchtigung der Lebensqualität und der Prognose kommt der Prävention, durch eine dauerhafte Normoglykämie, von Anfang an entscheidende Bedeutung zu.

19 Diabetischer Fuß

Unter einem „diabetischen Fuß" oder „diabetischen Fußsyndrom" (DFS) versteht man das Auftreten eines Gangräns, eines Ulkus oder einer anderen Fußläsion infolge eines Diabetes mellitus. Durch verschiedene diabetesspezifische Faktoren, wie z. B. arterielle Durchblutungsstörungen oder Veränderungen an den Nerven, sind die Diabetiker ganz besonders gefährdet, Läsionen an den Füßen zu entwickeln, die nicht selten zur Amputation zwingen.

Der diabetische Fuß ist besonders bei älteren Patienten häufig. Jährlich erkranken 57.000 Diabetiker an einem diabetischen Fußsyndrom und bei 25.000 wird eine mehr oder weniger ausgedehnte Amputation vorgenommen. Ein nicht kleiner Teil der Amputationen ist jedoch unnötig und könnte bei entsprechender fachkompetenter Behandlung vermieden werden. Insgesamt ist das Risiko ein Fußgangrän zu entwickeln bei Diabetikern 40- bis 50-mal höher als in der nichtdiabetischen Population.

Ein diabetischer Fuß beeinträchtigt in ganz außergewöhnlicher Weise die soziale Integrität des Diabetikers und führt zu nahezu unüberwindbaren psychosozialen Belastungen. Wegen des langen und oft auch komplikationsreichen Verlaufs entstehen, bedingt durch lange Hospitalisationsphasen, frustrane Rehabilitationsmaßnahmen und der sich oft daraus entwickelnden Pflegebedürftigkeit, enorme Kosten im Gesundheitssystem. Nach einer schwedischen Studie müssen 25 bis 30 % aller finanziellen Aufwendungen, die für stationäre Behandlungsmaßnahmen bei Diabetikern aufgebracht werden, allein für den diabetischen Fuß ausgegeben werden.

Der diabetische Fuß ist eine der folgenschwersten diabetischen Folgeerkrankungen. Zur Prävention ist auch hier die Patientenschulung ein ausgesprochen wichtiger Aspekt: Neben der allgemeinen Aufklärung zu seiner Krankheit, muss der Patient zusätzlich in der sachgerechten Fußpflege unterrichtet, über richtiges Schuhwerk informiert und zu regelmäßigen Fußinspektionen angehalten werden. Auch durch eine regelmäßige Fußgymnastik, vor allem aber durch regelmäßige Inspektion ist eine sichere Prävention möglich. Bei Letzterem muss auf Schwielen- und Hornhautbildungen ebenso geachtet werden wie auf Deformitäten, mykotischen Befall und eingewachsene Zehennägel.

19.1 Pathogenese

Das komplexe Zusammenspiel mehrerer krankheitsverursachender Faktoren ist verantwortlich für die Entstehung eines diabetischen Fußsyndroms (Abb. 19.1). Da die einzelnen auslösenden Faktoren durchaus variabel sein können, ist es möglich, dass unterschiedliche klinische Bilder des diabetischen Fußes entstehen. Wohl kaum eine einzelne Ursache allein ist auslösend, immer kommen mehrere Geschehnisse zusammen: Immer sind eine Neuropathie sowie Makro- und Mikroangiopathien, die auf dem Boden einer jahrelang unbefriedigenden Blutzuckereinstellung entstanden sind, beteiligt. So kann beim diabetischen Fußsyndrom beim einen mehr die neuropathische Komponente und beim anderen mehr die angiopathische Komponente im Vordergrund stehen.

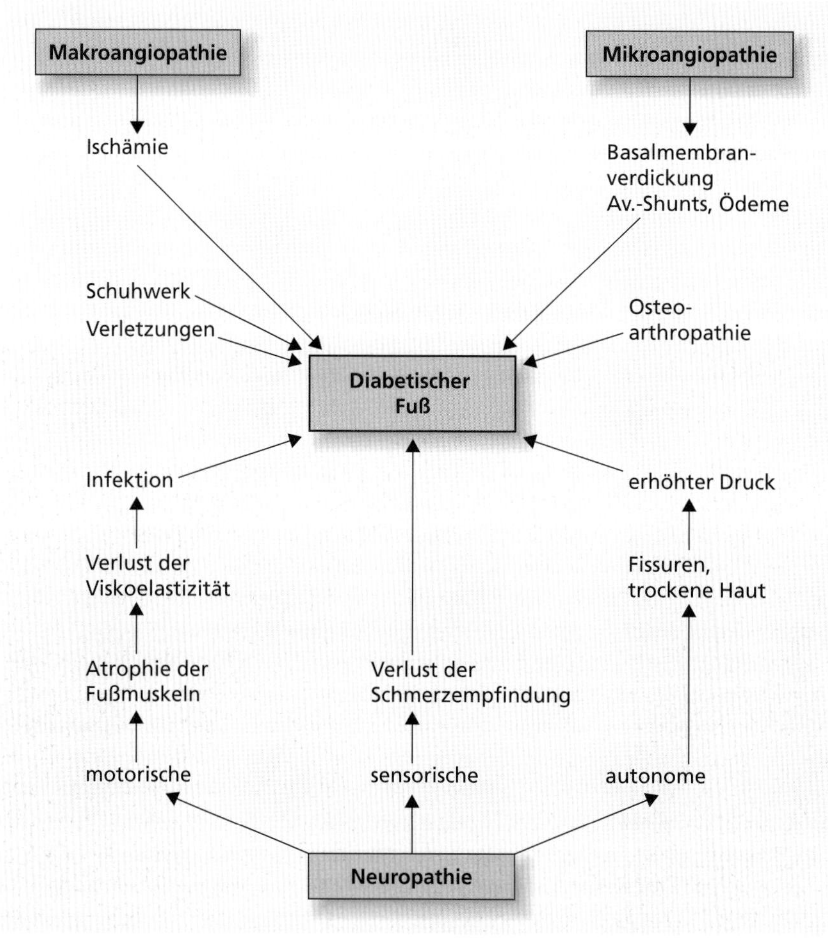

Abb. 19.1 Ursachen des diabetischen Fußes

19.1.1 Der neuropathische Fuß

Eine der Hauptursachen des diabetischen Fußes stellt die sensible periphere Neuropathie dar. Dabei ist die sensible Neuropathie in mehrerer Hinsicht für das diabetische Fußsyndrom prägend. Zum einen werden, durch den Verlust der Schmerzempfindung, selbst größere Verletzungen und Läsionen am Fuß nicht wahrgenommen, zum anderen führt die Neuropathie zu einer erheblichen Dysbalance der Unterschenkel- und Fußmuskulatur und zu Muskelatrophien, die ihrerseits zu erheblichen Fehlbelastungen des Fußes führen und dadurch Drucknekrosen an besonders belasteten Stellen, wie Fersenballen und Zehenballen verursachen. Der fehlende Schmerz ist das Leitsyndrom des neuropathischen Fußes: Die Läsion wird vom Patienten nicht wahrgenommen oder bagatellisiert. Wenn keine begleitende Makroangiopathie vorliegt, ist der Fuß warm und gut durchblutet bei gut tastbaren Fußpulsen, aber fehlender Sensibilität auf Schmerz, Vibration und Temperatur sowie eingeschränktem oder fehlendem Achillessehnenreflex. Die Diagnostik ist im Prinzip einfach, da sie ohne große Hilfsmittel durchgeführt werden kann. Aus präventiver Sicht sollten die diagnostischen Maßnahmen regelmäßig, d. h. mindestens zweimal jährlich bei jedem Diabetiker von Anfang an durchgeführt werden. Die durch pathologische Fehlbelastungen entstandenen Druckstellen beginnen immer mit Hornhautschwielen, unter denen dann das Gewebe nekrotisch einschmilzt und ulzeriert, bis sich schließlich das kreisrunde Malum perforans pedis ausbildet. Diese Nekrosen, die sich leicht bakteriell infizieren können, dehnen sich rasch in die Tiefe aus, können den Knochen befallen und zur schwer behandelbaren Osteomyelitis führen (Abb. 19.2).

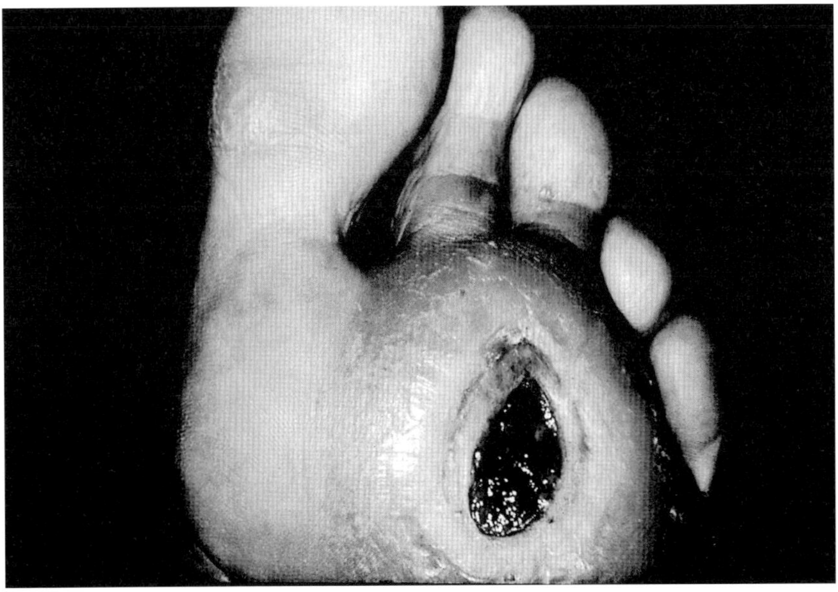

Abb. 19.2 Neuropathischer Fuß

Kurz gefasst!

Diagnostische Maßnahmen	
Untersuchungsart	Untersuchungsziel
Anamnese	Gezielt nach Taubheitsgefühl, Brennen, Schmerzen etc. fragen
Inspektion	Läsionen, Ulzeration, mykotischer Befall, Schweißbildung
Palpation	Fußpulse, Temperatur
Stimmgabeltest	Vibrationsempfinden
Heiß-kalt	Temperaturdiskriminierung
Filament	Berührungsempfindlichkeit
Eigenreflexe (ASR, PSR)	Reflexverhalten
Pedographie	Druckbelastungen des Fußes

Eine Sonderform des diabetischen Fußes stellt der „Charcot-Fuß" dar. Hier verursachen aseptische Knochennekrosen, bei fehlender Schmerzempfindung und erheblichen Störungen des Knochenstoffwechsels, den Zusammenbruch der physiologischen Fußarchitektur und deformieren den Fuß nach medial oder plantar.

Dabei spielen Mikrotraumen, die subjektiv aufgrund der Neuropathie unbemerkt bleiben, als auslösende Ursache eine entscheidende Rolle. Man nimmt an, dass jeder 500. Diabetiker einen Charcot-Fuß entwickelt (Abb. 19.3).

Mit der Pedographie ist es möglich schon sehr frühzeitig Fehlbelastungen am Fuß zu erkennen (Abb. 19.4). Dies erlaubt die Anfertigung druckentlastender Einlagen und Schuhe. Durch diese vorsorgende Maßnahme kann der Entwicklung des diabetischen Fußsyndroms vorgebeugt werden.

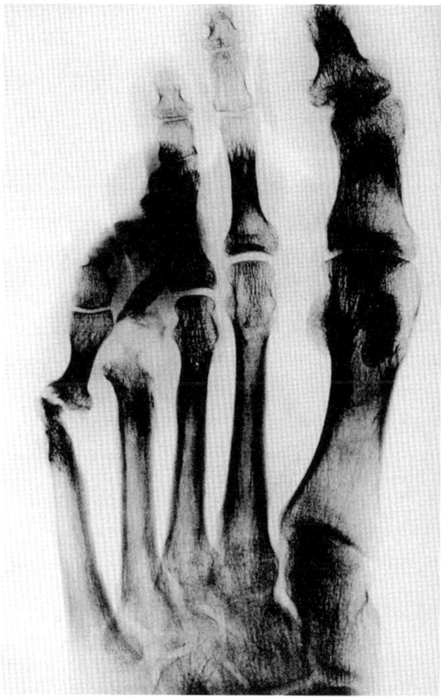

Abb. 19.3 Röntgenbild eines Charcot-Fußes mit Frakturen

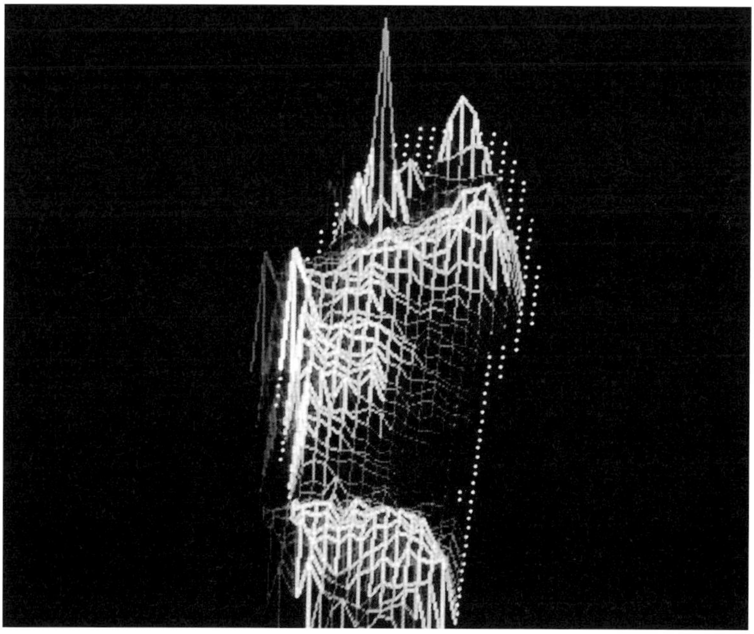

Abb. 19.4 Pedographie

19.1.2 Der angiopathische Fuß

Die periphere arterielle Verschlusskrankheit ist bei Diabetikern viermal häufiger als bei Nichtdiabetikern und um so ausgeprägter, je länger der Diabetes besteht. Die periphere arterielle Verschlusskrankheit wird durch die klassischen atherogenen Risikofaktoren, wie inhalatives Rauchen, Hypertonie und Fettstoffwechselstörung, in ihrem Ausmaß beeinflusst. Aus diesem Grund ist es zwingend notwendig, bei Diabetikern darauf zu achten, dass der Blutdruck und die Blutlipide konsequent im Normbereich sind, und dass der Diabetiker strikte Nikotinkarenz einhält. Die periphere arterielle Verschlusskrankheit des Diabetikers zeigt jedoch Besonderheiten. Sie ist in aller Regel peripherer am Unterschenkel lokalisiert und meist auch diffuser als bei Nichtdiabetikern. Häufig fehlt – selbst bei fortgeschrittener Angiopathie, wegen der begleitenden Neuropathie der typische Schmerz nach längerem Gehen, wie er üblicherweise bei der Claudicatio intermittens zu finden ist. Wegen der Schmerzfreiheit wird die arterielle periphere Verschlusskrankheit oft lange Zeit übersehen. Kommt es wegen der mangelhaften Durchblutung dann zum Gangrän, findet man dieses an den Akren und am Vorfuß (Abb. 19.5).

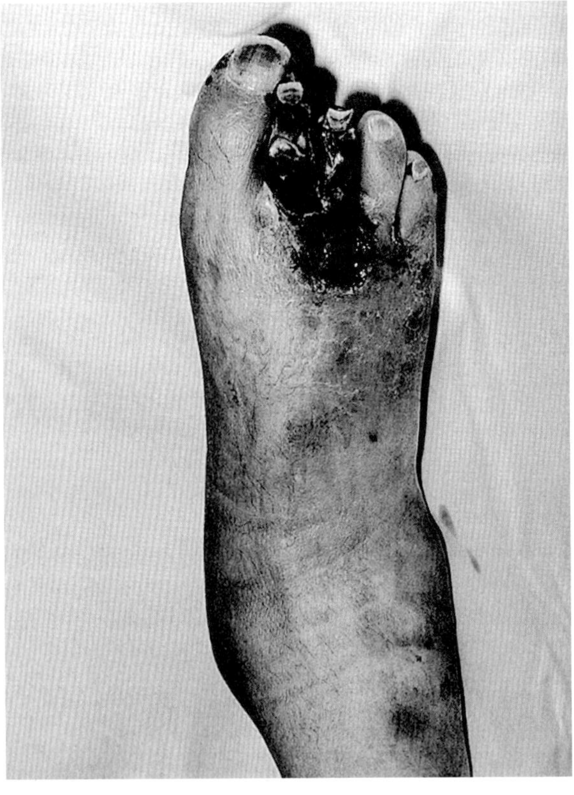

Abb. 19.5 Angiopathischer Fuß

Tab. 19.1 Gegenüberstellung des angiopathischen und neuropathischen Fußes

	Angiopathischer Fuß	Neuropathischer Fuß
Schmerzsyndrom	Schmerzhaft	Meist schmerzlos
Aussehen	Weiß, livid	Rosig
Durchblutung	Schlecht	Gut
Hauttemperatur	Kalt	Warm
Lokalisation der Läsion	Zehen	Zehen-, Fersenballen
Fußpulse	Fehlen	Vorhanden
Eigenreflexe	Vorhanden	Abgeschwächt/fehlend
Vibrationsempfinden	Vorhanden	Eingeschränkt
Erkennen heiß/kalt	Vorhanden	Eingeschränkt
Erkennen spitz/stumpf	Vorhanden	Eingeschränkt

Kurz gefasst!

Der angiopathische Fuß ist blass, kalt und die Fußpulse fehlen. Wenn keine gleichzeitige Neuropathie vorliegt, ist die Läsion schmerzhaft.

Bei Verdacht auf eine periphere arterielle Verschlusskrankheit müssen angiologische und sonografische (Duplex, Doppler) Verfahren klären, ob eine rekonstruierende Maßnahme (Angioplastik, Bypass-OP) erforderlich und möglich ist. Nach einer solchen gefäßrekonstruierenden Maßnahme bessert sich das klinische Bild oft dramatisch und das Bein des Patienten kann erhalten werden. Die Unterscheidungsmerkmale des angiopathischen und neuropathischen Fußes sind in Tabelle 19.1 zusammengefasst.

19.1.3 Mediasklerose

Die Mediasklerose entsteht wahrscheinlich über eine Neuropathie, die über eine Störung der Innervation der glatten Muskelzellen, die Intima schädigt. Dabei besteht ein direkter Zusammenhang mit der Diabetesdauer und der Einstellungsqualität. Die Mediasklerose ist für den Diabetiker – neben der meist vorhandenen Neuropathie – in zweifacher Hinsicht von Bedeutung: Zum einen liegt bei über 50 % der Diabetiker mit einer Mediasklerose auch gleichzeitig eine periphere arterielle Verschlusskrankheit vor und zum anderen erhält man über die Rigidität der Gefäße bei dopplersonographischen Untersuchungen falsch hohe (normale) Druckwerte, und eine weit fortgeschrittene periphere arterielle Verschlusskrankheit kann übersehen werden.

Merke

Die röhrenförmige Verkalkung der Arterien ohne wesentliche Lumeneinengung und damit ohne Zeichen einer Durchblutungsstörung, die sog. Mediasklerose vom Mönckeberg-Typ, ist nahezu charakteristisch für Diabetiker.

19.1.4 Infektionen und Verletzungen

Das Verletzungsrisiko ist für Diabetiker mit Neuropathie besonders groß, da der Fuß schmerzunempfindlich ist. Aus diesem Grund ist es besonders wichtig, dem Diabetiker in der Schulung das Risiko bewusst zu machen und ihm Verhaltensregeln an die Hand zu geben, die das Risiko der Verletzung minimieren. Dies ist wichtig, weil häufig kleinste Bagatellverletzungen der auslösende Moment für ein diabetisches Gangrän darstellen. Fußpflege mit verletzenden Instrumenten wie Schere und Hobel, sind strikt zu unterlassen, ebenso wie Barfuss laufen. Zu enges oder drückendes Schuhwerk ist einer der wichtigsten Auslöser und nicht selten ist eine „harmlose“ Blase letztlich verantwortlich, dass ein diabetischer Fuß mit allen seinen Konsequenzen entsteht. Aber auch zu heißes Fußbad oder Verbrennungen an der Wärmflasche können auslösend sein.

Die Abwehrfähigkeit der Haut ist bei Diabetikern erheblich geschwächt, insbesondere wenn noch zusätzliche Faktoren wie Neuropathie oder Angiopathie dazukommen. Durch die immer vorhandene Besiedlung der Haut mit pathogenen Keimen, wie Staphylokokken, Streptokokken u. a., aber auch mit Pilzen und Hefen, ist der Fuß des Diabetikers besonders gegenüber invasivem Keimwachstum gefährdet. Dieses Risiko ist besonders groß, wenn eine Läsion vorhanden ist. Die Keime wachsen dann sehr schnell in die Tiefe und können am Knochen zu einer Osteomyelitis führen. Wegen der geschwächten Abwehrkraft entwickelt sich nicht selten eine Sepsis, die für den älteren Diabetiker vital bedrohlich werden kann.

19.2 Therapie

Jeder diabetische Fuß bedarf einer umgehenden und sachgerechten Behandlung. Je früher die Behandlung erfolgt, umso größer sind die Chancen der vollständigen Abheilung. Wegen der Komplexität des diabetischen Fußes und wegen des notwendigerweise interdisziplinären Therapieansatzes muss jeder diabetische Fuß in einem entsprechenden Fachzentrum behandelt werden. Eine Stadieneinteilung (Tab. 19.2) des diabetischen Fußes erscheint sinnvoll, da sich daran direkt die notwendigen therapeutischen Maßnahmen orientieren.

Tab. 19.2 Einteilung der Fußläsionen nach Wagner

Schweregrad	Klinischer Befund	Therapie
0	Risikopatient ohne Läsion ggf. Fußdeformation	Regelmäßige und sachgerechte Fußpflege, richtiges Schuhwerk, regelmäßige Fußinspektion
1	Oberflächliches Ulkus ohne Infektion (oder nur im Wundbereich)	Entlastung des Fußes, Immobilisation, Entlastungsschuh, tägliche Wundbehandlung (Débridement, steriler Verband, ggf. Antibiose)
2	Tiefes, infiziertes Ulkus	Völlige Ruhigstellung des Fußes, Hospitalisation („Fußklinik"), sorgfältige Wundpflege, Nekrosektomie, Röntgen des Fußes, gezielte Antibiose
3	Penetrierendes Ulkus mit Knochenbeteiligung (Osteomyelitis oder Abszess, Charcot-Fuß)	Stationäre interdisziplinäre diabetologische/angiologische/gefäßchirurgische Behandlung, chirurg. Wundbehandlung (Exzision, Spülung, Antibiotika, Eiterableitung)
4	Kleinere Vorfuß- oder Fersennekrosen	Wie 3 Exzision infizierten und nekrotischen Gewebes, ggf. Gefäßrekonstruktion ggf. Minor-Amputation
5	Nekrose des Fußes	Stationäre chirurgisch/diabetologische Behandlung, Grenzzonen-Amputation

Jeder diabetische Fuß muss sofort absolut ruhig gestellt werden. Eine strikte Bettruhe ist jedoch im Regelfall nur unter stationären Bedingungen möglich, deshalb ist es zwingend notwendig, dass jeder diabetische Fuß hospitalisiert wird. Allein die Ruhigstellung verbessert den lokalen Befund und das immer vorhandene Begleitödem schwillt in wenigen Tagen ab. Die Lagerung des Patienten muss so erfolgen, dass eine sichere Dekubitusprophylaxe, insbesondere an den Fersen und am Steißbein, gesichert ist. Wegen der vorhandenen Neuropathie, aber auch wegen der mikroangiopathischen Durchblutungsstörungen, entwickeln Diabetiker sehr schnell einen Dekubitus, der meist schmerzfrei ist und somit vom Patienten selbst nicht wahrgenommen wird. Beim unkomplizierten neuropathischen Fuß mit Ulzerationen am Zehenballen kann nach wenigen Tagen mit einem Vorfuß-Entlastungsschuh eine vorsichtige Mobilisierung vorgenommen werden. Liegt jedoch eine deutliche Infektion vor, sollte die Bettruhe mindestens auf 10 bis 14 Tage ausgedehnt werden, und bei Knochenläsionen mit Instabilität muss u. U. der Fuß monatelang ruhig gestellt werden, bis radiologisch eine ausreichende Stabilität wieder erreicht wurde. Der Patient darf nur mit dem Rollstuhl bewegt werden. Das Laufen auf Krücken – unter strenger Entlastung des betroffenen Beines – ist nur möglich, wenn der gesunde Fuß durch die zusätzliche Belastung nicht gefährdet wird.

19.2.1 Blutzuckereinstellung, Blutdruckeinstellung, Nikotinabstinenz

Die meist infizierte Wunde kann nur dann abheilen, wenn die Blutzuckerhomöostase im normoglykämischen Bereich liegt. Dies ist nicht immer einfach zu erreichen, da zum einen die Infektion und zum anderen die Immobilität des Patienten den Blutzucker verschlechtern.

Eine Insulintherapie beim bislang mit oralen Antidiabetika eingestellten Patienten ist nicht zwingend notwendig, wenn Blutzuckerwerte problemlos im Zielbereich von 80 bis 160 mg/dl erreichbar sind. Andererseits darf bei Nichterreichen der Zielwerte nicht gezögert werden, eine Umstellung auf Insulin vorzunehmen. Die Insulintherapie erfolgt dabei am besten in Form einer intensivierten Insulintherapie; in Einzelfällen ist auch das Anlegen einer Insulinpumpe überlegenswert. Der Insulinbedarf kann als Parameter für die Intensität der Infektion angesehen werden. Sinkender Insulinbedarf signalisiert einen Rückgang des infektiösen Geschehens, während ein Anstieg des Insulinbedarfs bzw. eine Verschlechterung der Blutzuckereinstellung nicht selten ein Rezidiv der Wundinfektion anzeigt. Neben der Normalisierung der Blutzuckerhomöostase kommt der normotonen Blutdruckeinstellung entscheidende Bedeutung zu. Die angestrebten Blutdruckwerte sollten – auch im Hinblick auf die meist zusätzlich vorhandene Mikroalbuminurie (oder Proteinurie) – im tiefen normotonen Bereich liegen. Blutdruckwerte über 130/80 mmHg sind nicht tolerabel. Um die Wundheilung nicht zu gefährden, ist eine konsequente und absolute Nikotinabstinenz unumgänglich.

19.2.2 Antibiotische Therapie

Jede Läsion mit entzündlichem Lokalbefund mit und ohne systemische Infektionszeichen bedarf einer sofortigen und breit wirksamen Antibiose. Dabei ist zu berücksichtigen, dass bei dem entzündlichen Geschehen regelhaft eine Mischinfektion grampositiver und gramnegativer Keime sowie Anaerobier und Aerobier vorliegt. Entsprechend des Ergebnisses des vor Antibiotikagabe abgenommenen Wundabstriches kann dann die Antibiose gezielt durchgeführt werden.

19.2.3 Wundversorgung

Die Wundheilung ist ein dynamischer Prozess mit Bindegewebsbildung und Kapillarbildung. Beim diabetischen Fuß liegen meist größere Defekte vor, die alleine durch Kontraktion der Wunde nicht abheilen, sondern einen Verschluss durch Epithelisierung erfordern. Der Epithelisierungsprozess und damit die Geschwindigkeit der Wundheilung hängen davon ab, ob ein granulations- und epithelförderndes Milieu geschaffen werden kann. Grundsätzlich heilen diabetische Ulzera wesentlich langsamer als andere Ulzerationen. Die Heilungschancen tiefer Beinulzera von Nichtdiabetikern sind zehnmal größer als bei Diabetikern. Wegen der gestörten Wundheilungstendenz bedarf der diabetische Fuß einer besonders fachgerechten und zielgerichteten Therapie. Nur so lassen sich Komplikationen, vor allem aber Amputationen vermeiden.

Débridement

Ein intensives und sorgfältiges Débridement muss regelmäßig durchgeführt werden. Meist sind diabetische Fußulzera mit fibrinösen Belägen, eingetrocknetem Blutkoagulat, Nekrosen und hartem Schorf belegt. Diese „Fremdkörper" hemmen die Ausbreitung der Epithelzellen und damit die Granulation und den Wundverschluss. Alle nekrotischen Bezirke, eingetrocknetes Blut und harter Schorf müssen initial, aber auch im weiteren Verlauf, entfernt werden, da sonst eine ordnungsgemäße Wundheilung nicht stattfinden kann. Dabei ist allerdings darauf zu achten, dass gesundes Gewebe möglichst geschont wird, da frische Blutungen wiederum die Wundheilung stören können. Bei Vorliegen von Blasen muss der Blasendeckel vorsichtig und vollständig chirurgisch abgetragen werden und alle Infektionsherde müssen nach außen drainiert werden.

Die infizierte Wunde

Nach dem sorgfältigen Débridement muss die Granulation gefördert werden. Dies gelingt nur dann, wenn ein dauerhaft feuchtes Milieu vorhanden ist und eine schnelle und zuverlässige Infektionsbehandlung erfolgt. Als Desinfektionsmittel haben Farbstoffe bei der modernen Wundbehandlung, mit Ausnahme von PVP-Iod-Komplexen keine Bedeutung mehr. Kaliumpermanganat ist problematisch in der Dosierung und kann zu schweren Hautverätzungen führen. Ethacridinlaktat weist eine hohe Allergierate und nur eine beschränkte mikrobielle Wirksamkeit auf. Das quecksilberhaltige Merbromin ist hochtoxisch, beeinträchtigt die Granulation und ist problematisch bei der Entsorgung. Andere Farbstoffe, wie z. B. Brillantgrün, Methylviolett und Fuchsin, sind wegen ihrer geringen Wirksamkeit, vor allem aber wegen des epithelschädigenden Effekts obsolet.

Granulationsförderung

Nach Reinigung der Wunde und Beherrschung der Infektion muss die Granulation und Epithelisierung gefördert werden. Die Auswahl der Wundauflage sollte im Einzelfall anhand der Exsudatmenge, der Tiefe der Wunde, dem Vorliegen oder Fehlen von Infektionen sowie von Kosten-Effektivitätskriterien getroffen werden. Bei tiefen Wunden hat sich ein Calcium-Alginat-Verband bewährt. Der Wundverschluss erfolgt dabei mit einem strukturierten Gel, welches sich auch zerklüfteten Wunden anpasst. Das strukturierte Gel nimmt das Wundexsudat auf und fixiert zwischen den Fasern Bakterien, sodass der Wundboden granulieren kann. Zudem bildet sich ein wachstumsförderndes feuchtes Milieu aus, ohne dass dabei der Gasaustausch eingeschränkt wird. Das Gel schützt die Wunde nach außen und verhindert das erneute Eindringen von Keimen. Der Verband, der bis zu sieben Tagen in der Wunde verbleiben kann, lässt sich rückstandsfrei und atraumatisch aus der Wunde entfernen.

Druckentlastung

Vor allem beim überwiegend neuropathischen Fuß ist die konsequente Druckentlastung eine der wichtigsten Voraussetzungen für den Therapieerfolg. Bei infektiösem

Befall der Wunde ist eine absolute Bettruhe unabdingbar. Da unter ambulanten Bedingungen eine strikte und kompromisslose Bettruhe nicht eingehalten wird, ist eine stationäre Behandlung in einem besonders für den diabetischen Fuß qualifizierten Zentrum mit interdisziplinären Therapiemöglichkeiten zwingend notwendig. Nur so lässt sich eine weitere Druckschädigung und ein weiteres Ausbreiten der Infektion in den ossären Bereich und damit eine Amputation vermeiden.

Nach erfolgreicher Behandlung der Infektion kann beim sehr häufigen Malum perforans pedis im Bereich des Fußballens durch einen Vorfußentlastungsschuh eine Druckentlastung und damit eine Lockerung der strikten Bettruhe vorgenommen werden. Alle anderen Läsionen bedürfen einer spezifischen Entlastung durch Spezialschuhe bzw. Spezialeinlagen, die von einem erfahrenen orthopädischen Schuhmachermeister für die individuellen Bedürfnisse des Patienten angefertigt werden müssen.

Die frühzeitige Miteinbeziehung eines orthopädischen Schuhmachermeisters ist dringend anzuraten, da nach Abheilung der Wunde ein dauerhaft druckentlastendes Schuhwerk für die Sekundärprävention notwendig wird

Gefäßrekonstruierende Maßnahmen

Aufgrund der oben beschriebenen Mechanismen heilen periphere Gewebsläsionen beim Diabetiker langsamer, lokale Infektionen können schlechter kontrolliert werden oder breiten sich rascher aus. Die beim Diabetiker ohnehin reduzierte nutritive Durchblutung (AV-Shunts etc.) wird durch eine Makroangiopathie noch verstärkt. Dadurch kommt es oft zu einer raschen, manchmal innerhalb von wenigen Stunden auftretenden Ausbreitung der Entzündung.

Die Einsatzmöglichkeiten einer konservativ-medikamentösen Therapie zur Durchblutungsverbesserung sind beim Diabetiker begrenzt. Der vermeintliche Therapieerfolg ist oft eher auf allgemeine Maßnahmen, wie Ruhigstellung, antibiotische Therapie, Ödembehandlung, lokales Wunddébridement etc. zurückzuführen, als auf die vasoaktive Substanz. Sinnvoll scheint jedoch der Einsatz von Prostaglandinen bei Durchblutungsstörung zu sein.

Durch die interventionelle Behandlung, in der Regel durch Ballonkatheter und Implantation eines Stents, können druckreduzierende Stenosen oder kurze Verschlüsse meist gut beseitigt werden. Auch wenn – wie beim Diabetiker häufig – zusätzliche sehr peripher gelegene Gefäßprozesse vorliegen, kann durch die Beseitigung proximaler Verschlussprozesse, z. B. in der Oberschenkel- und Kniekehlarterie, die Durchblutung soweit verbessert werden, dass es zu einer Abheilung der peripheren Läsion kommt. Auch die interventionelle Behandlung von kruralen Gefäßverschlüssen im proximalen und mittleren Unterschenkeldrittel steht als Therapieoption zur Verfügung, wenn auch die Ergebnisse der Katheterbehandlung in dieser Gefäßetage oft nur kurzfristig zur Verbesserung der Durchblutung führen. Das primäre Ziel ist es, die Durchblutung wenigstens solange zu verbessern, bis die periphere Läsion abgeheilt ist.

Sehr häufig liegt beim Diabetiker ein ausschließlich im Unterschenkel lokalisierter Verschlussprozess vor. Eine Abheilung der peripheren Läsionen und Infektionen ist unter konservativen und lokalen Therapiemaßnahmen nicht zu erwarten, wenn es sich um einen Komplettverschluss aller drei Unterschenkelarterien (sog. Querschnittsverschluss) handelt. Fast immer findet man beim Diabetiker weit distal offene Gefäßsegmente oder einen zumindest teilweise erhaltenen Fußbogen. Für die Beurteilung der Gefäßsituation ist eine selektive Angiographie unabdingbar. Allein durch diese Maßnahme lässt sich feststellen, ob eine Gefäßrevaskularisation technisch möglich ist.

Die gefäßchirurgischen Möglichkeiten zur Verbesserung bzw. Wiederherstellung der Durchblutung beinhalten vorwiegend den Bypass mit Venentransplantaten.

Amputation

Minoramputation

Entscheidend bei nekrotischen oder gangränösen Veränderungen im Vorfußbereich ist die vollständige Resektion abgestorbener Gewebeteile. Osteomyelitisch befallene Fußknochen müssen komplett entfernt werden.

Im akuten Stadium ist es oft schwierig, die Grenze zwischen eindeutiger Nekrose und gesundem Gewebe (so genannte nekrobiotische Grenzzone) festzustellen. In diesem Fall sollte mehrzeitig vorgegangen werden: In der ersten Sitzung wird nur das eindeutig abgestorbene Gewebe entfernt, auch auf die Gefahr hin, in weiteren Sitzungen nachresezieren zu müssen. Keinesfalls darf „radikal" vorgegangen und gesundes Fußgewebe geopfert werden („saubere" Mittelfußamputation statt Strahlresektion). Anatomische Grenzen gibt es für die Grenzzonenamputation nicht.

Beim rein neuropathischen Fuß gelingt es meistens – auch wenn schwere Infektionen vorliegen – durch konsequente Bettruhe, fachgerechte Wundbehandlung und gezielte Antibiose, eine Amputation zu vermeiden. Bei größeren osteomyelitischen Defekten kann jedoch eine Resektion des betroffenen Knochenstücks erforderlich werden. Bei Befall des Metatarsalköpfchens kann unter Belassung der angrenzenden Knochenstrukturen gut von dorsal reseziert werden. Dieses Verfahren erzielt weit bessere Ergebnisse als die früher durchgeführte Resektion mit Sekundärheilung.

Der neuroischämische, vor allem aber der ischämische Fuß, muss wesentlich häufiger amputiert werden, insbesondere dann, wenn gefäßrekonstruierende Maßnahmen nicht durchführbar sind.

Majoramputation

Unter einer Majoramputation versteht man eine Amputation im Unterschenkel oder Oberschenkel bzw. Exartikulation im Kniegelenk. Eine Minoramputation ist nicht mehr sinnvoll, wenn Ferse und Calcaneus betroffen sind. Es kommt dann die klassische Unterschenkelamputation in Frage, durch die eine rasche Gehfähigkeit mit Prothese in der Regel erreicht werden kann. Nur selten muss man primär eine Oberschenkelamputation durchführen, wobei hier die Mobilisierungsrate meist sehr ungünstig ist. Alternativ kommt die Kniegelenksexartikulation in Frage, wobei bei diesem Verfahren jedoch mit häufigen Infektkomplikationen und Nachamputationen zu rechnen ist.

19.3 Rehabilitation

Nach Beherrschung der Akutsituation und nach Abheilung der Wunde muss jeder Patient mit diabetischem Fußsyndrom einer Rehabilitation zugeführt werden. Die Rehabilitation umfasst neben Schulungsmaßnahmen wie Fußpflege, Selbstkontrolle etc., die Schuhanpassung mit druckentlastendem Schuhwerk und nach Amputationen die notwendige prothetische Versorgung und ggf. intensive Gehschule.

19.4 Prävention

Wegen der Häufigkeit, den verheerenden Folgen für den Patienten und wegen der großen sozioökonomischen Bedeutung muss alles getan werden, um das diabetische Fußsyndrom zu vermeiden. Alle zur Verfügung stehenden präventiven Maßnahmen müssen bei jedem Diabetiker ergriffen werden. Zur Früherkennung des diabetischen Fußsyndroms hat die regelmäßige Inspektion der Füße und die sachgerechte Fußpflege, neben der normoglykämischen Blutzuckereinstellung und der Minimierung aller atherogenen Risikofaktoren, zentrale Bedeutung. Kleinste Veränderung, auch mykotische Erkrankungen müssen abgeklärt und fachregerecht behandelt werden.

19.4.1 Stoffwechseleinstellung

Normoglykämische Blutzuckereinstellung stellt die sicherste präventive Maßnahme für alle diabetischen Folgeerkrankungen dar. Bei Typ-1-Diabetiker lässt sich eine Normoglykämie nur durch eine intensivierte Insulintherapie mit zwei- bis dreimaliger Basal- (NHP)-Insulininjektion und Normalinsulingaben zu den Mahlzeiten erreichen. Unabhängig von der gewählten Therapieform gilt als oberste Prämisse die Normoglykämie mit Blutzuckerkonzentrationen zwischen 80 und 160 mg/dl und eine dauerhafte HbA_{1c}-Konzentration von kleiner 7,0 %. Diese Ziele sind jedoch nur erreichbar, wenn der Patient hinsichtlich Ernährungstherapie, Selbstkontrolle, Insulinanpassung und über das Risiko der diabetischen Folgeerkrankungen gut geschult ist. In verschiedenen Studien konnte eindeutig belegt werden, dass die Schulung des Patienten das Amputationsrisiko dramatisch reduzieren kann. Nur beim hochbetagten Typ-2-Diabetiker, dessen Lebenserwartung aufgrund seines biologischen Alters begrenzt ist, gelten andere Therapieziele; hier steht die Lebensqualität ganz im Vordergrund.

19.4.2 Risikoreduktion

Alle beeinflussbaren atherogenen Risikofaktoren müssen soweit wie möglich minimiert werden. Dies gilt in erster Linie für das Rauchen, da gerade das Rauchen die Entstehung der arteriellen peripheren Verschlusskrankheit fördert.

Diabetiker haben aufgrund ihrer biochemischen Besonderheit eine veränderte Zusammensetzung sowohl der LDL-Partikel (sog. „low desnity lipoproteine“), die eine hohe atherogene Potenz aufweisen, als auch durch Glykosylierungsprozesse der LDL-Fra tion eine verminderte Bindung am LDL-Rezeptor. Aus diesem Grund ist eine Normalisierung der Lipoproteine – notfalls unter Einsatz einer Pharmakotherapie – zur Reduzierung des atherogenen Risikos zwingend notwendig.

Bei Diabetikern ist neben der guten Blutzuckereinstellung und der Normalisierung der Lipoproteine ganz besonders auf eine dauerhafte normotone Blutdruckeinstellung, auch im Hinblick auf den nephroprotektiven Effekt, zu achten. Blutdruckwerte über 130/80 mmHg sind keinesfalls tolerabel und müssen konsequent behandelt werden.

Da Alkohol neurotoxisch wirkt, ist insbesondere beim neuropathischen Fuß aus eine Alkoholabstinenz zu achten.

19.4.3 Fußpflege

Zur Prophylaxe des diabetischen Fußsyndroms kommt der richtigen Fußpflege entscheidende Bedeutung zu. Tägliches Füßewaschen unter Kontrolle der Wassertemperatur (nicht über 37 °C) mittels Thermometer und nicht länger als 3 Minuten, um unnötige Hautmazerationen zu verhindern und unter Verwendung einer milden Seife gehören zu den unverzichtbaren Standardmaßnahmen. Die Temperaturkontrolle ist wegen der gestörten Thermosensibilität bei Vorliegen einer sensomotorischen Polyneuropathie zur Vermeidung von Verbrühungen zwingend erforderlich. Nach dem Fußbad sind die Füße sorgfältig mit einem weichen Handtuch abzutrocknen, auch in den Zehenzwischenräumen, um einer mykotischen Besiedlung vorzubeugen. Ist wegen einer körperlichen Behinderung kein sorgfältiges Abtrocknen der Füße möglich, kann ersatzweise ein Fön, der allerdings nur auf niedrigster Stufe eingestellt sein darf, verwendet werden. Nach dem Trocknen der Füße sind diese mit einer Fettcreme einzucremen, aber nicht in den Zehenzwischenräumen.

Eine richtige Behandlung und Pflege von Schwielen und Hornhautbildungen ist im Hinblick auf die Prävention von neurotropen Plantarulzerationen von zentraler Bedeutung, da über eine richtige Schwielenbehandlung der plantare Druck erheblich reduziert werden kann. Zur Behandlung der Schwielen und Hornhautbildungen wird nach dem Fußbad mit einem Bimsstein oder einem batteriebetriebenen Handschleifgerät die Hornhaut vorsichtig abgeschliffen und anschließend mit einer Fettcreme eingecremt. Hornhauthobel, Skalpelle, Rasierklingen oder ähnliche verletzungsträchtige Instrumente, sowie Keratolytika sind strikt zu meiden.

Die Entfernung von Hühneraugen und Dornwarzen darf keinesfalls vom Patienten mit unsachgemäßem Instrumentarium durchgeführt werden. Sachgemäß erfolgt die Entfernung des zentralen Klavuszapfen, ebenso wie die Entfernung von Dornwarzen mit einem scharfen Löffel.

Die anatomischen Veränderungen, wie eingewachsene Nägel, Verletzungen, Blasenbildung, aber auch bei Hühneraugen und mykotischem Befall sollte ein Arzt hinzugezogen werden.

Für die Praxis!

Das Kürzen der Zehennägel wird mit einer Nagelfeile vorgenommen. Schneidende und spitze metallische Gegenstände wie Nagelscheren oder Nagelzangen können zu Verletzungen führen und somit zum Ausgangspunkt einer Fußgangrän werden. Die Zehennägel werden gerade abgefeilt mit leicht abgerundeten Ecken.

19.4.4 Antimykotische Prophylaxe und Therapie

Jeder mykotische Fußbefall muss konsequent therapiert werden. Für die Prophylaxe hat dies ganz entscheidende Bedeutung, da durch Mykosen, insbesondere im Interdigitalbereich, tiefere Läsionen entstehen können, die Initialpunkt des diabetischen Fußes sein können. Auch beim diabetischen Fußsyndrom muss der mykotische Befall – neben den anderen Maßnahmen – unbedingt behandelt werden. Zur Behandlung des Fußpilzes steht eine ganze Reihe von hochwirksamen Substanzen zur Verfügung und sie stellt in aller Regel kein Problem dar. Viel schwieriger ist die Behandlung der Onychomykose, die oft sehr hartnäckig ist und deren Therapie Monate benötigt. Die Applikation von therapeutischem Nagellack ist nur sinnvoll, wenn nicht mehr als ein Drittel des Nagels befallen ist. Bei ausgedehnterem Befall ist fast immer eine systemische Therapie notwendig. Die früher übliche Entfernung des Nagels sollte unterbleiben, da zum einen das Verletzungsrisiko zu groß ist und zum anderen der nachwachsende Zehennagel kosmetisch meist nicht befriedigt. Im Sinne der Fußpilz-Prävention ist Feuchtigkeitsbildung zu vermeiden. Fest schließendes, nicht atmungsaktives Schuhwerk, wie z. B. Gummistiefel, sind zu umgehen. Grundsätzlich sollten nur Stümpfe aus Naturfasern (Wolle, Baumwolle), die gut Feuchtigkeit aufnehmen können und den Fuß gut trocken halten, getragen werden. Auf ein sorgfältiges Trocknen der Füße nach der Fußwaschung, auch in den Zehenzwischenräumen, wurde bereits hingewiesen.

19.4.5 Gefäßtraining

Physikalische Maßnahmen zur Verbesserung der Kollateraldurchblutung wie das Gehtraining sind beim diabetischen Fuß solange kontraindiziert, bis sämtliche Läsionen abgeheilt sind und keine Entzündungszeichen mehr vorliegen. Da der diabetische Patient in aller Tegel den Ischämieschmerz im Bereich des Fußes aufgrund seiner Polyneuropathie nicht bemerkt, kann ein entsprechendes Trainingsprogamm nur nach exakter Feststellung des Ausmaßes der Durchblutungsstörung erfolgen. Keinesfalls darf man einen Diabetiker dazu anhalten, so lange zu laufen, bis Schmerzen eintreten. Nicht selten führen derartige Anordnungen dazu, dass es aufgrund der nicht bemerkten Ischämie zu Gewebsläsionen kommt. Ein Trainingsprogramm sollte deshalb durch einen angiologisch versierten Arzt erstellt und überwacht werden. Wichtig ist eine

Effektivitätskontrolle, da in der Regel nur dadurch die Motivation des Patienten aufrechterhalten werden kann.

19.4.6 Richtiges Schuhwerk

Die Anforderungen an ein adäquates Schuhwerk bei einem Diabetiker mit sensomotorischer Polyneuropathie sind hoch. Unabdingbar ist, dass für den gesamten Fuß einschließlich des Zehenbereichs ausreichend Platz vorhanden ist und dass der Schuh bequem sitzt. Zu enge, zu spitze, drückende Schuhe mit harter Vorderkappe oder zu harter Innensohle sind für Diabetiker völlig ungeeignet und gefährden im höchsten Maße den Fuß. Schuhe, die zu einer abnormen plantaren Druckverteilung führen, wie z. B. Sandalen, verursachen Hornhautschwielen und fördern die Entstehung von Druckulzerationen. Im Rahmen der Schulung muss jeder Diabetiker erfahren, wie der für ihn geeignete Schuh beschaffen sein muss. Er muss weiterhin lernen, dass er beim Schuhkauf mit der Hand die Innenseite des Schuhes auf hervorstehende Stifte, Wülste, Falten und sonstige Unebenheiten, die zu Blasen, Druckstellen oder Verletzungen führen können, abtastet.

Liegen bereits Ulzerationen vor, muss druckentlastendes Schuhwerk getragen werden. Die Ulzeration muss dabei absolut und sicher druckentlastet werden.

20 Diabetes und Herz

Diabetiker haben eine wesentlich höhere Morbiditäts- und Mortalitätsrate an „Herzerkrankungen“ als Nichtdiabetiker. Dies ist vor allem auf die sog. diabetische Herzkrankheit zurückzuführen. Unter der „diabetischen Herzkrankheit“ versteht man ein nicht einheitliches Krankheitsbild, welches sowohl von der koronaren Herzkrankheit als auch von Erkrankungen des Herzmuskels (Kardiomyopathie) und von Störungen der herzversorgenden Nerven (kardiale Neuropathie) geprägt ist (Abb. 20.1). Liegt gleichzeitig noch eine Hypertonie vor, kommt noch der herzmuskelschädigende Einfluss des erhöhten Blutdrucks hinzu.

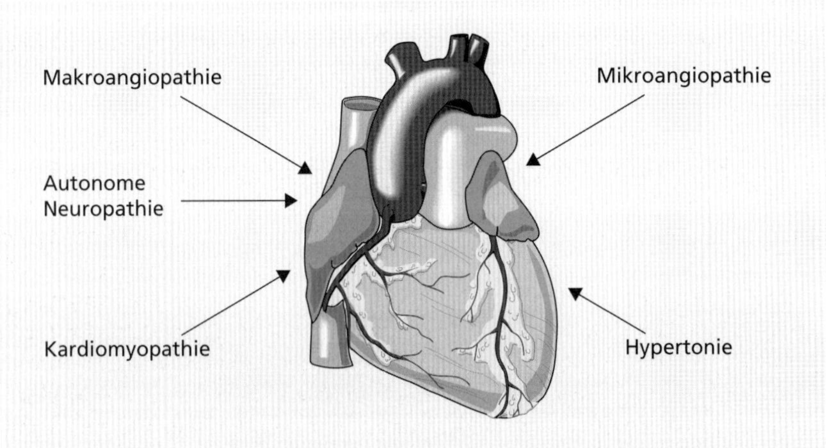

Abb. 20.1 Ursachen der diabetischen Herzkrankheit

Das „bunte“ Bild der diabetischen Herzkrankheit ist von unterschiedlichen Symptomen und Beschwerden begleitet, je nach dem ob mehr die kardiale Neuropathie, die Kardiomyopathie oder die koronare Herzkrankheit im Vordergrund steht. Dabei ist zu beachten, dass die typischen ischämischen Beschwerden der koronaren Herzkrankheit, die sich in Form von linksthorakalen oder präkardialen stenokardischen Schmerzen äußern, durch eine gleichzeitig vorhandene kardiale Neuropathie kaschiert werden und subjektiv vom Patienten nicht oder nur in abgeschwächter Form wahrgenommen werden.

Kurz gefasst!

Symptome und Charakteristika der diabetischen Herzkrankheit:

- Frühzeitige Koronarsklerose,
- erhöhtes Herzinfarkt-Risiko,
- stumme Herzinfarkte,
- schlechtere Prognose nach Herzinfarkt,
- Herzinsuffizienz (Kardiomyopathie),
- Herzrhythmusstörungen,
- Mikroangiopathie (small vessel disease).

20.1 Pathophysiologie

20.1.1 Diabetische Makroangiopathie

Die Makroangiopathie, die sich von der üblichen Atherosklerose nicht unterscheidet, tritt bei Diabetikern wesentlich früher und mit stärkerer Intensität auf als bei Nichtdiabetikern. Am Herzen werden die großen und mittleren Arterien davon betroffen und führen zum typischen Bild der Koronarsklerose (koronare Herzkrankheit).

Bei Diabetikern über 60 Jahre muss bei $^{2}/3$ der Patienten mit einer Koronarsklerose gerechnet werden. Frauen sind im Vergleich zur nichtdiabetischen Population doppelt so häufig betroffen wie Männer. Bei Diabetikern sind Mehrgefäßerkrankungen besonders häufig, wobei der Schweregrad enger mit der Dauer der diabetischen Stoffwechsellage und mit dem begleitenden Risikoprofil (Fettstoffwechselstörungen, Hypertonie) korreliert als mit der Stoffwechseleinstellung. Dies gilt besonders für Typ-2-Diabetiker, mit ihrem hohen atherogenen Risiko über das metabolische Syndrom. Ganz besonders ausgeprägt sind die atherosklerotischen Veränderungen, wenn gleichzeitig noch eine unbefriedigend behandelte Hypertonie oder Hyperlipoproteinämie vorliegt.

Über die makroangiopathischen Veränderungen an den Koronararterien (koronare Herzkrankheit) ist das Herzinfarkt-Risiko wesentlich erhöht, wobei die Herzinfarkte, wegen der gleichzeitig vorhandenen kardialen Neuropathie oft stumm, d. h. ohne typische Schmerzsymptomatik ablaufen. Dadurch wird nicht nur die Diagnose verzögert, sondern auch die Prognose weiter verschlechtert. Jährlich erleiden 27.000 Diabetiker einen tödlichen Herzinfarkt.

20.1.2 Diabetische Mikroangiopathie

In charakteristischer Weise werden durch einen langjährigen und schlecht eingestellten Diabetes die kleinen Arteriolen und Kapillaren betroffen. Die pathogenetische Grundlage ist die Verdickung der Basalmembran und alle daraus resultierenden Veränderungen, wie Lumeneinengungen und fehlende Kollateralverbindungen. Dies führt zu erheblichen Störungen der Mikrozirkulation und zur Beeinträchtigung der Sauerstoffversorgung und letztlich zur Schwächung der Muskelkontraktilität. Vor allem die diastolische Myokardentspannung ist davon betroffen und im weiteren Verlauf aber auch die systolische Kontraktion. Diese Veränderungen führen in ihrer Konsequenz zur Herzinsuffizienz, aber auch zu Rhythmusstörungen und sind verantwortlich für die schlechte Prognose nach einem Herzinfarkt.

20.1.3 Kardiomyopathie

Neben den mikroangiopathischen Veränderungen am Herzmuskel sind auch Stoffwechselanomalitäten für die Entstehung der diabetischen Kardiomyopathie verantwortlich.

Bei diabetischer Stoffwechsellage kommt es zu einer Verschiebung der myokardialen Energiegewinnung in dem Sinne, dass vermehrt Lipide als Energiedonatoren herangezogen werden. Dies führt dazu, dass die Herzmuskulatur bei Diabetikern vermehrt Triglyzeride und freie Fettsäuren aufnimmt. Der Herzmuskel kann aber nur begrenzt Fett metabolisieren, so dass ein Teil der Lipide sich im Myokard ablagern und damit die Kontraktilität einschränken. Daneben sind noch weitere Stoffwechselstörungen, die insbesondere den Eiweiß- und den Elektrolytstoffwechsel betreffen, bekannt, und die ihrerseits wiederum die Herzleistung beeinträchtigen. Bei guter Stoffwechselführung sind jedoch diese metabolischen Störungen weitestgehend kompensierbar.

20.1.4 Kardiale Neuropathie

Die diabetische kardiale Neuropathie ist besonders problembeladen, da dadurch gravierende funktionelle Störungen am Herzen auftreten, die die Prognose des Patienten erheblich verschlechtern. Betroffen werden durch einen langjährigen und unbefriedigend eingestellten Diabetes die parasympathischen, sympathischen und sensiblen Nervenfasern.

Die funktionellen kardiovaskulären Störungen ziehen nach sich:

Störungen der Herzfrequenzregulation

Über eine meist schon sehr frühzeitige Schädigung der parasympathischen Nervenfasern kommt es zu einer Abnahme der physiologischen respiratorischen Herzfrequenzvariabilität und zur erhöhten Ruhefrequenz. Die verminderte respiratorische Herzfrequenzvariabilität kann als einfaches diagnostisches Verfahren zur Ermittlung einer kardialen diabetischen Neuropathie herangezogen werden.

Orthostatische Dysregulation

Bei weiter fortgeschrittener autonomer Neuropathie werden auch die sympathischen Nervenfasern geschädigt. Da das sympathische Nervensystem das Blutdruck- und Herzfrequenzverhalten steuert und bei Ausfall des sympathischen Nervensystems diese Regulation nicht mehr vorgenommen werden kann, kommt es zum typischen Bild der Orthostase. So kommt es z. B. beim schnellen Aufstehen oder beim längeren Stehen nicht mehr zu einer peripheren Gefäßkonstriktion und zum Anstieg der Herzfrequenz. Die Folge ist ein orthostatischer Blutdruckabfall, der aufgrund der fehlenden Herzfrequenzanpassung bei Diabetikern wesentlich ausgeprägter ausfällt als bei Nichtdiabetikern.

Fehlende kardiale Anpassung bei körperlicher Belastung

Die Schädigung der sympathischen Nervenfasern führt auch dazu, dass sich die kardiale Leistung nicht an die aktuellen Bedürfnisse anpassen kann. Der unzureichend ansteigende Blutdruck und die mangelhafte Herzfrequenzanpassung führen zur raschen Ermüdung bei körperlicher Belastung.

Herzrhythmusstörungen

Nicht nur die metabolischen Störungen am Herzen, sondern auch die kardiale Neuropathie sind verantwortlich für das vermehrte Auftreten von supraventrikulären und ventrikulären Extrasystolen.

Stumme Ischämien

Die Funktionsstörung der sensiblen Nervenfasern führt zur verminderten oder völligen Aufhebung ischämischer Beschwerden. Ca. 1/3 aller Diabetiker haben überhaupt keine Schmerzsymptomatik bei einem Herzinfarkt und ein weiteres Drittel verspürt nur einen geringen ischämischen Schmerz. Die stumme Myokardischämie ist, nicht zuletzt wegen der verzögerten Diagnostik, verantwortlich für die überhöhte Sterblichkeit der Diabetiker bei Herzinfarkt.

20.1.5 Hypertonie

Diabetiker weisen häufiger hypertone Blutdruckwerte auf als Nichtdiabetiker. Die erhöhten Blutdruckwerte tragen ganz wesentlich zum myokardialen Schaden mit druckbedingter Hypertrophie und Gefügedilatation der Herzmuskelfasern und zum Entstehen der linksventrikulären Pumpfunktionsstörung bei. Darüber hinaus fördert die Hypertonie auch die koronare Herzkrankheit. Als Ursachen der Hypertonie bei Diabetikern kommen das metabolische Syndrom, die diabetische Nephropathie, die Volumenzunahme bei Hyperglykämie und die verminderte Vasodilatation bei diabetischer Neuropathie in Frage.

20.2 Diagnostik

Das „bunte Bild" der diabetischen Herzerkrankung erfordert eine umfassende Diagnostik. Vor allem aus prognostischen Gründen sollte die diabetische Herzerkrankung frühzeitig erfasst werden.

Kurz gefasst!

Folgende diagnostische Maßnahmen stehen zur Verfügung:

1. Blutdruckregulation
   - regelmäßige Blutdruckkontrollen (bei jedem Arztbesuch),
   - 24 Std. RR-Messung,
   - Belastungs-EKG,
   - Schellong-Test,
   - Kipptisch-Untersuchung.
2. Koronare Herzkrankheit
   - EKG,
   - Belastungs-EKG,
   - Koronarangiographie,
   - Myokardszintigraphie.
3. Autonome kardiale Neuropathie
   - EKG, langer Streifen und während der Registrierung tief ein- und ausatmen lassen, anschließend die Frequenzvariabilität erfassen,
   - Hand-grip-Test,
   - Schellong-Test.
4. Rhythmusstörungen
   - EKG,
   - Langzeit-EKG,
   - Belastungs-EKG.
5. Kardiomyopathie
   - Echokardiographie,
   - Myokardszintigraphie.

20.3 Therapie

Neben der Optimierung der diabetischen Stoffwechsellage bedarf der Diabetiker mit diabetischer Herzerkrankung einer kontinuierlichen kardiologischen Betreuung mit eingehender Diagnostik und regelmäßigen Kontrollen.

Alle einzelnen Funktionsstörungen der diabetischen Herzerkrankung müssen nach genau denselben Richtlinien behandelt werden wie bei Nichtdiabetikern, wobei sich insbesondere der frühe Einsatz von ACE-Hemmern bzw. AT1-Blocker bei Vorliegen einer Myokardinsuffizienz bewährt hat. Ganz im Vordergrund sollten jedoch präventive Maßnahmen stehen, um die diabetische Herzerkrankung in ihrem Ausmaß zu limitieren oder erst gar nicht entstehen zu lassen. Unzweifelhaft kommt für alle Einzelerscheinungen der diabetischen Herzerkrankung der dauerhaften Normoglykämie zentrale Bedeutung zu. Alle anderen Risikofaktoren müssen abgebaut (Übergewicht, Nikotin) oder konsequent behandelt werden (Hypertonie, Fettstoffwechselstörungen). Bei der Behandlung der Hypertonie haben sich bei Diabetikern ganz besonders ACE-Hemmer bzw. AT1-Blocker bewährt. Bei Fettstoffwechselstörungen sind die Statine die Pharmaka der ersten Wahl. Es hat sich leider gezeigt, dass Fibrate, die ja sehr gut die Triglyzeride senken können, bei Diabetikern zu keiner Prognoseverbesserung geführt haben (Field-Studie). Thrombozytenaggreationshemmung mit ASS oder Clopidogrel ist bei Diabetikern genau so wie bei Nicht-Diabetikern obligater Bestandteil der Thearpie bei koronarer Herzkrankheit.

Der Einsatz von kardioselektiven Betablockern ist bei Patienten mit Diabetes mindestens genau so effektiv wie bei Stoffwechselgesunden. Sie sind stoffwechselneutral, d. h. sie führen nicht zu einer Verschlechterung des Glukosestoffwechsels und schwächen auch nicht die Hypoglykämie-Symptomatik ab.

Eine perkutane Koronarintervention oder Stent-Implantationen können beim Diabetiker mit vergleichbarem Ergebnis wie bei Nicht-Diabetikern durchgeführt werden. Allerdings haben einige Untersuchungen gezeigt, dass im Langzeitverlauf bei Diabetikern die Restenoserate erhöht ist. Bypass-Operationen können bei Diabetikern genauso wie bei Stoffwechselgesunden mit vergleichbar gutem Primär- und Langzeitergebnis durchführt werden. Um gute Langzeitergebnisse zu sichern ist jedoch eine konsequente Pharmakotherapie sicher zu stellen.

21 Erektile Dysfunktion

Das dominante Symptom sexueller Störungen bei männlichen Diabetikern ist die erektile Dysfunktion. In verschiedenen Untersuchungen konnte nachgewiesen werden, dass Erektionsstörungen bei 40 bis 50 % aller männlichen Diabetiker nachweisbar sind. Während noch vor Jahren sehr wenig über dieses Problem bei der Anamnese zu erfahren war, wird in jüngster Zeit von Patientenseite wesentlich offener darüber gesprochen.

Neben der erektilen Dysfunktion sind aber noch andere Störungen, wie retrograde Ejakulation, verzögerte Ejakulation, Orgasmus- oder Libidoverlust bekannt. Diese spielen aber eine untergeordnete Rolle und sollen im Weiteren auch nicht beschrieben werden.

21.1 Ursachen

Die Ursachen der erektilen Dysfunktion sind nicht restlos geklärt. Sicher scheint zu sein, dass auch bei langjährigem Diabetes keine wesentlichen hormonellen Störungen wie z. B. erniedrigte Testosteronkonzentrationen oder eine Unausgewogenheit der Hypophysenvorderlappenfunktion vorliegt.

Im Ergebnis ist die Erektion ein unter nervaler Kontrolle stehendes hämodynamisches Ereignis. Insofern kann als Ursache sowohl eine Neuropathie als auch eine Angiopathie in Frage kommen. Eingehende angiologische Untersuchungen zeigten eindeutig, dass Diabetiker mit zunehmender Krankheitsdauer z. T. ganz erhebliche Durchblutungsstörungen im Becken- und Genitalbereich aufweisen. Viel schwieriger ist der Nachweis von nervalen Störungen im Genitalbereich; trotzdem muss angenommen werden, dass bei der Entstehung von Erektionsstörungen bei Diabetikern auch die autonome Neuropathie eine Rolle spielt. Wahrscheinlich handelt es sich um ein multifaktorielles Geschehen, das im kausalen Zusammenhang mit den vaskulären und neuropathischen Folgeerkrankungen des Diabetes mellitus steht.

Selbstverständlich können auch bei einem Diabetiker psychische Faktoren als primäre Ursache in Frage kommen. Vor dem Hintergrund der erheblichen Einschränkungen im Alltag, der notwendigen Lebensumstellung, der möglichen negativen Veränderungen in der Familie und im Beruf ist eine psychische Genese durchaus abklärungsbedürftig, bevor eine organische Ursache angenommen werden darf.

21.2 Krankheitsbild

Der Erektionsverlust tritt meist schleichend ein und kann verschiedene Muster aufweisen. Es kann zum einen eine Erektion überhaupt nicht möglich sein oder aber nach einer kräftigen Erektion kann diese nicht aufrechterhalten werden. Durchweg wird jedoch über eine ungenügende Steifigkeit (Rigidität) des Gliedes geklagt, so dass ein Eindringen nicht oder nur sehr erschwert möglich ist. Die erektile Impotenz ist dabei unabhängig von der Tageszeit (fehlende nächtliche Erektionen) und von exogener erotischer, sexueller Stimulierung.

Neben dieser permanenten erektilen Impotenz beobachtet man auch gelegentlich eine passagere Form bei ungenügender Stoffwechsellage. Nach Besserung der Blutzuckerhomöostase ist diese Störung jedoch völlig reversibel.

21.3 Therapie

Die chronische Impotenz bessert sich im Gegensatz zur passageren Form nicht durch eine gute Stoffwechselkontrolle. Liegt der Verdacht nahe, dass eine psychische Genese wahrscheinlich ist, sollte die Indikation zu einer Psychotherapie überprüft werden.

Merke

Eine Hormontherapie mit Testosteron ist in aller Regel kontraindiziert, da sie nur die Libido steigert und die Potenzprobleme nicht beheben kann.

Seit Einführung der intrakarvenösen Pharmakotherapie mit verschiedenen vasoaktiven Substanzen wie Papaverinhydrochlorid und Prostaglandin E1 ist eine Methode (SKAT = Schwellkörperautoinjektion) etabliert worden, bei der durch Selbstinjektion mit einer sehr dünnen Nadel das Pharmakon an der Peniswurzel injiziert wird. Nach 5 bis 15 Minuten entwickelt sich dann eine ca. 30 bis 90 Minuten anhaltende Erektion. Die SKAT-Methode wird meist ohne Nebenwirkungen gut toleriert und von über 80 % der Diabetiker akzeptiert. Die Akzeptanz der Partnerin liegt in derselben Größenordnung. Nachteilig bei der SKAT-Methode sind die hohen Kosten.

Weitere Verfahren zur Behandlung der erektilen Impotenz bestehen in der Anwendung externer Erektionshilfen. Dazu wird meist eine Vakuumpumpe benutzt, die in Form einer Saugglocke über den Penis gestülpt und mittels einer Handpumpe ein Unterdruck erzeugt wird, der dann über die venöse Blutfülle zur Erektion führt. Um die Blutfülle aufrechtzuerhalten, muss vor Abnahme der Saugglocke ein Gummiband straff um die Peniswurzel gelegt werden. Auch diese externe Erektionshilfe wird in aller Regel gut toleriert und akzeptiert. Gelegentlich treten jedoch unangenehme Sensationen wie Hautbrennen und auch Schmerzen auf.

Durch die Verfügbarkeit der Pharmakotherapie mit den PDE-5-Inhibitoren wie Sildenafil (Viagra®), Tadalafil (Cialis®) und Vardenafil (Levitra®) konnte die Therapie der erektilen Dysfunktion bei Diabetikern entscheidend verbessert werden. PDE-5-Inhitoren sind jedoch kontraindiziert bei gleichzeitiger Einnahme von NO-Donatoren (Nitrate, Molsidomin), bei hypotonen Kreislaufzustörungen mit einem Blutdruck kleiner 90/50 mmHg, bei Angina pectoris, Zuständen nach Schlaganfall oder Herzinfarkt in den letzten 6 Monaten, und bei schweren Leber- und Nierenfunktionsstörungen. Die Patienten sind auf potentielle Nebenwirkungen hinzuweisen wie Farbsehstörungen, hypotone Kreislaufreaktionen, Flushsymptomatik und Kopfschmerzen.

Bevor man sich zu einer Therapieform entscheidet, müssen sehr ausführlich und einfühlsam mit dem Patienten und der Lebenspartnerin in einem gemeinsamen Gespräch die Vor- und Nachteile der Methoden dargestellt werden. Letztlich muss der Patient selbst und in Übereinstimmung mit seiner Partnerin das Verfahren auswählen.

22 Hypoglykämie

Nach der Definition der WHO spricht man von einer Hypoglykämie bei einem Blutzucker von kleiner 50 mg/dl (2,8 mmol/l) wenn dabei typische Symptome vorhanden sind oder bei einem Blutzucker kleiner 40 mg/dl (2,2 mmol/l) auch ohne Symptome. Auch Stoffwechselgesunde können nach längerem Fasten Blutzuckerkonzentrationen von unter 50 mg/dl (2,8 mmol/l) aufweisen, zeigen dann allerdings meist keine wesentlichen klinischen Symptome. Normoglykämisch eingestellte Diabetiker mit durchgängigen Blutzuckerkonzentrationen zwischen 80 und 140 mg/dl (4,4 bis 9,0 mmol/l) zeigen bei einem Blutzucker um 50 mg/dl (2,8 mmol/l) und selbst darunter oft auch keine typische Symptomatik. Meist wird sogar ein Blutzucker von kleiner 40 mg/dl (2,2 mmol/l) subjektiv nicht bemerkt. Dies liegt daran, dass der absolute Blutzucker nicht allein für die Symptomatik ausschlaggebend ist. Es spielen auch die Geschwindigkeit des Abfalls, die Höhe des Ausgangswerts und die Dauer der Hypoglykämie eine Rolle. Die Schnelligkeit und Effektivität der hormonell gesteuerten Gegenregulation für die subjektiv empfundene Symptomatik ist ebenfalls wichtig. Auch Diabetiker die innerhalb kurzer Zeit immer wieder Hypoglykämien haben verspüren häufig die typische Symptomatik nicht mehr.

22.1 Pathophysiologie

Die Blutzuckerhomöostase wird sehr komplex und beim Stoffwechselgesunden in sehr engen Grenzen reguliert. Dies ist aus vitalen Gründen zur Aufrechterhaltung wichtiger Körperfunktionen auch notwendig. Letztlich ist die Höhe des Blutzuckers das Ergebnis aus glukoseverbrauchenden und glukoseproduzierenden Prozessen einschließlich der resorbierten Glukose aus der Nahrung. Steigt die Blutglukose, z. B. nach der Mahlzeitenaufnahme an, führt dies zur Insulinsekretion und die Blutglukose kann vom Gewebe metabolisiert werden oder in Glykogen und bei hohen Mengen sogar in Fett umgewandelt werden. Viel komplexer sind die Vorgänge, wenn die Blutglukose abfällt. Eine ganze Reihe von Hormonen, die der Insulinwirkung entgegengesetzt sind und somit den Blutzucker erhöhen können, werden durch den tiefen Blutzucker stimuliert.

Diese Hormone werden auch als kontrainsulinäre Hormone bezeichnet. Innerhalb weniger Minuten steigt z. B. das Adrenalin über das Zehnfache an und die Noradrenalinausschüttung wird auf das Doppelte gesteigert. Im weiteren Verlauf kommt es dann zur Mehrausschüttung von Glukagon, Kortison, ACTH, Prolaktin und Wachstumshormon. Durch diese kontrainsulinären Hormone wird vermehrt Glykogen abgebaut und die Glukoseneubildung aus entsprechenden Vorstufen gefördert. Diese Mechanismen laufen auch beim Diabetiker ab, so dass prinzipiell, wenn ausreichende Glykogenreserven und andere Glukosevorstufen vorhanden sind, jede Hypoglykämie sich alleine nach einer gewissen Zeit kompensieren würde. Das Problem beim Diabetiker liegt in zwei Punkten. Erstens, wenn der medikamentös-induzierte blutzuckersenkende Effekt durch exogen gespritztes Insulin oder durch Sulfonylharnstoffe zu stark überwiegt, werden sehr rasch die Kompensationsmöglichkeiten überschritten. Das zweite Problem liegt in einer überschießenden Glukoseneubildung. Während beim Stoffwechselgesunden nach Ausgleich der Hypoglykämie und jetzt einsetzender leichter Erhöhung der Blutglukose sofort die Insulinsekretion stimuliert wird und damit der Blutzucker normoglykämisch bleibt, fehlt, insbesondere beim Typ-1-Diabetiker, Insulin, so dass die Glukoneogenese ungestört weiterläuft und ständig neue Glukose produziert wird. Dies führt im Endeffekt zu einer reaktiven Hyperglykämie, die u. U. sehr ausgeprägt ausfallen kann. Diese hyperglykämische Gegenregulationsstörung nennt man, nach dem Erstbeschreiber, *Somogyi-Effekt*. Sie ist insofern von Bedeutung, dass dadurch über viele Stunden, gelegentlich sogar über einige Tage eine gewisse Insulinresistenz verursacht wird, die bei insulinbehandelten Diabetikern zu einer Steigerung der Insulindosis führt mit allen daraus resultierenden Konsequenzen. Somit stört jede Hypoglykämie die Stabilität der Blutzuckerhomöostase und die Blutzuckereinstellung.

22.2 Ursachen

Eine Hypoglykämie tritt immer dann auf, wenn absolut oder relativ zu viel Insulin vorhanden ist durch

- zu geringe Nahrungszufuhr,
- Auslassen von Zwischenmahlzeiten,
- ungewohnte starke körperliche Aktivität,
- zu hohe Insulin- oder Sulfonylharnstoffdosis,
- falsches Timing zwischen Insulin- (Sulfonylharnstoff-) dosis und Mahlzeitenaufnahme,
- zu langen Spritz-Ess-Abstand,
- verzögerte Magenentleerung bei Neuropathie,
- nichtindizierte Insulin- bzw. Sulfonylharnstoff-Therapie beim diätetisch führbaren Typ-2-Diabetiker,
- falschen Insulintyp,
- falschen Sulfonylharnstofftyp bei Niereninsuffizienz,
- Gewichtsreduktion ohne Anpassung der Insulin- bzw. Sulfonylharnstoff- Therapie,

- reichlichen Alkoholgenuss ohne gleichzeitige Kohlenhydratzufuhr,
- gewisse Medikamente (z. B. Salicylate, Phenylbutazon, Cumarinderivate).

Häufig ist nicht nur eine Ursache, sondern eine Kombination mehrerer Ursachen für die Hypoglykämie verantwortlich, z. B. zu geringe Kohlenhydratzufuhr und außergewöhnliche körperliche Aktivität, wie Rad fahren, Hausputz, Tragen schwerer Taschen etc.

22.3 Klinik und Symptome

Die Hypoglykämie kann verschiedene Symptome hervorrufen, wobei jeder Diabetiker anders reagiert. Beim einzelnen Diabetiker bleiben die Symptome meist sehr lange Zeit gleich, sodass in aller Regel schon die Vorboten einer Hypoglykämie erkannt werden.

Subjektive Symptome der Hypoglykämie sind

- Hungergefühl, Heißhunger,
- Kopfschmerzen,
- Konzentrationsstörungen,
- Müdigkeit,
- weiche Knie,
- Unruhe,
- periorale Parästhesien,
- wie durch Watte hören,
- Angst,
- Zittern,
- Sehstörungen.

Objektive Symptome der Hypoglykämie sind:

- Tachykardie,
- weite Pupillen,
- Schweißausbrüche,
- Hypothermie,
- Hyperreflexie,
- Redezwang,
- ständiges Gähnen,
- lallende Sprache,
- krakelige Schrift,
- Verwirrtheit,
- affektives Verhalten (Clownerie, Wutausbruch),
- Depression,
- Sprachstörungen.

Eine leichte Hypoglykämie äußert sich oft nur in einem unbestimmten Unwohlgefühl, wie „flaues" Gefühl, Müdigkeit oder Konzentrationsschwäche. Werden diese Prodrome übersehen, nehmen die Beschwerden zu und können die unterschiedlichsten psychiatrischen aber auch neurologischen Bilder imitieren. Nicht selten beobachtet man erhebliche Wesensänderungen, wie Aggressivität, Tobsuchtsanfälle, Weinerlichkeit, depressive Stimmungslage und Clownerie. Mit Zunahme der Hypoglykämie nimmt die Selbstkritik immer mehr ab, sodass die Gefährlichkeit des eigenen Zustandes nicht realisiert wird. Dies kann dazu führen, dass die angebotenen kohlenhydrathaltigen Getränke verweigert werden, oder dass im Straßenverkehr nicht angehalten und die Fahrt trotz eingeschränkter Fahrtauglichkeit fortgesetzt wird.

Werden auch diese deutlichen Zeichen der Hypoglykämie vom Diabetiker oder von der Umgebung nicht beachtet und keine entsprechenden Gegenmaßnahmen eingeleitet, kommt es schließlich zur weiteren Eintrübung und zur Bewusstlosigkeit (hypoglykämischer Schock). Hierbei weisen sehr viele Patienten eine ausgeprägte neurologische Symptomatik auf und nicht selten erfolgt die stationäre Einweisung unter dem Bilde eines apoplektischen Insults.

Kurz gefasst!

Symptome im hypoglykämischen Schock:

- Bewusstlosigkeit,
- Tachykardie,
- gut gefüllter Puls,
- normaler oder leicht erhöhter Blutdruck,
- feuchte Haut,
- blass-rot-wechselnde Gesichtsfarbe,
- auffallend unruhig,
- Hypothermie,
- gesteigerte Eigenreflexe,
- Hemiparese (oder Tetraplegie) mit positivem Babinski-Reflex,
- klonisch-tonische Krämpfe,
- Stuhl- und Urinabgang.

22.4 Therapie

Ein wesentliches Ziel der Diabetikerschulung ist, den insulin- und sulfonylharnstoffbehandelten Patienten so zu schulen, dass er eine beginnende Unterzuckerung rechtzeitig anhand seiner Symptome erkennt und in der Lage ist, eine entsprechende Therapie selbst einzuleiten, um eine weitere Entwicklung bis zum hypoglykämischen Schock zu vermeiden. Aus diesem Grund muss der Patient ständig „Notproviant" in Form von Würfelzucker oder Traubenzucker bei sich tragen.

Aus therapeutischen Gründen hat sich eine Unterteilung in leichte, mittelschwere und schwere Hypoglykämien bewährt.

22.4.1 Therapie der leichten Hypoglykämie

Bei leichten oder fraglichen Hypoglykämien sollte zuerst der Blutzucker gemessen werden, um sicher zu sein, dass es sich wirklich um eine Unterzuckerung handelt. Bei einem Blutzucker von 50 bis 60 mg/dl (2,8 bis 3,3 mmol/l) müssen 1 bis 2 BE langsam resorbierbarer Kohlenhydrate aufgenommen werden, z. B. 30 bis 50 g Brot mit etwas Butter (oder Margarine), dünn belegt mit Käse oder Wurst.

Merke

Grundsätzlich gilt bei einer leichten Hypoglykämie-Symptomatik der Leitsatz: Zuerst messen, dann essen!

22.4.2 Therapie der mittelschweren Hypoglykämie

Bei einer mittelschweren Hypoglykämie zwischen 50 und 40 mg/dl (2,2 bis 2,8 mmol/l) muss zuerst die Zufuhr einer schnellen und einer langsameren Broteinheit (BE) erfolgen; anschließend wird der Blutzucker gemessen. Als schnelle BEs eignen sich Traubenzucker, Würfelzucker, ersatzweise auch Apfel- oder Orangensaft, Coca-Cola oder ein anderes mit Zucker gesüßtes Getränk.

Bei stärker ausgeprägter Symptomatik oder bei Blutzuckerkonzentrationen von unter 40 mg/dl (< 1,7 mmol/l) sollten zwei schnelle BE aufgenommen werden.

Merke

Bei mittelschweren Hypoglykämien gilt der Leitsatz:
Zuerst essen, dann messen!

22.4.3 Therapie der schweren Hypoglykämie

Grundsätzliche wird jede Hypoglykämie, bei der Fremdhilfe erforderlich ist, als schwere Hypoglykämie bezeichnet.

Bei schweren hypoglykämischen Zuständen mit Bewusstseinsverlust darf, wegen der Gefahr der Aspiration, keine Kohlenhydratzufuhr per os erfolgen. Umgehend müssen mindestens 100 – 200 ml einer 20 % Glukoselösung intravenös verabreicht werden. Die Verabreichung einer so hochprozentigen Glukoselösung darf nur von einem Arzt durchgeführt werden und muss streng intravenös erfolgen.

Nach der intravenösen Verabreichung von Glukose wacht der Patient regelhaft innerhalb von wenigen Minuten auf. Ist der Patient sehr unruhig und damit eine sichere intravenöse Verabreichung der Glukose nicht möglich oder wenn kein Arzt zur Verfügung steht, kann auch 1 mg Glukagon i.m. gespritzt werden. Glukagon steht für diesen Zweck als Fertigspritze zur Verfügung. Wacht der Patient nach einigen Minuten auf, so muss er mindestens 3 bis 5 Broteinheiten zu sich nehmen, da durch die Entleerung der hepatischen Glykogenreserven die Gefahr einer erneuten Hypoglykämie besteht. Am besten verfährt man so, dass mit einer intravenösen Glukosezufuhr der Blutzucker über einige Stunden zwischen 150 und 200 mg/dl (8,3 bis 11,0 mmol/l) gehalten wird.

Glukagon hat sich auch für Angehörige eines Hypoglykämie-gefährdeten Diabetikers (Kinder!) im häuslichen Milieu zur Überbrückung bis zum Eintreffen des Notarztes sehr gut bewährt. Allerdings sollten hierfür die Angehörigen im Umgang und in der Handhabung der Glukagonspritze geschult sein. Nach einer längeren Hypoglykämiephase oder nach einer längeren Nahrungskarenz, dann nämlich, wenn die Glykogenspeicher der Leber erschöpft sind, ist Glukagon ineffektiv.

Patienten, die unter einer Kombinationstherapie von Insulin oder Sulfonylharnstoffen mit Acarbose (Glucobay®) stehen, können aufgrund der spezifischen Wirkung der Acarbose, Mehrfachzucker, wie Saccharose (Haushaltszucker), nicht spalten. Damit steht Glukose zur Behebung der Hypoglykämie nicht zur Verfügung. Diese Patienten müssen bei Hypoglykämie reinen Traubenzucker (z. B. Dextro-Energen) einnehmen. Dieses Patientenkollektiv muss natürlich diesbezüglich geschult werden.

Die Pflegenden werden im Krankenhaus in aller Regel zuerst zu einem Patienten mit Hypoglykämie gerufen. Ist der Patient bei Bewusstsein, führt die rasche Zufuhr schnellresorbierbarer Kohlenhydrate (Zucker, Traubenzucker, Fruchtsaftgetränke) zu einer raschen Behebung der Situation. Anschließend sollte der Patient noch 1 bis 2 Scheiben Brot bekommen, um eine wiederholte Hypoglykämie zu vermeiden. Zu beachten ist, dass nicht zu viel Kohlenhydrate verabreicht werden, da dies die Blutzuckereinstellung u. U. für Tage erschwert.

Nach jeder Hypoglykämie wird in kurzen Abständen der Blutzucker mittels Blutzuckermessgerät gemessen, da dadurch sofort der aktuelle Blutzucker zur Verfügung steht und keine lange Wartezeiten durch das Labor entstehen.

22.5 Besonderheiten beim älteren Diabetiker

Ältere Diabetiker sind durch eine Hypoglykämie in mehrfacher Weise gefährdet:

1. Das oft fehlende Hungergefühl kann zu einer reduzierten Kohlenhydrataufnahme oder
2. zum völligen Weglassen einer Mahlzeit führen. Bei insulinspritzenden oder sulfonylharnstoffbehandelten Diabetiker kann dann durch das Überwiegen des blutzuckersenken den Insulineffekts eine Hypoglykämie auftreten.
3. Aufgrund der vorhandenen zerebrovaskulären Insuffizienz werden die Frühsymptome der Hypoglykämie weder vom Patienten noch von seiner Umgebung rechtzeitig bemerkt und entsprechende Interventionen unterbleiben.
4. Ältere Typ-2-Diabetiker nehmen oft in hohen Dosen sehr stark wirkende Sulfonylharnstoffe (Glibenclamid) ein. Und gerade diese Medikamente können zu schweren und vor allem rezidivierenden Hypoglykämien führen.
5. Die häufige soziale Isolation älterer Menschen begünstigt die Hypoglykämie und Fremdhilfe steht im Falle einer Hypoglykämie meist nicht zur Verfügung.
6. Bei älteren Menschen kann aufgrund einer präexistenten zerebralen Insuffizienz bzw. einer koronaren Herzerkrankung ein apoplektischer Insult oder ein Herzinfarkt in der Hypoglykämie eintreten mit ausgesprochen schlechter Prognose.

Wegen des hohen Risikos ist es deshalb erklärtes Therapieziel bei älteren Diabetikern, Hypoglykämien zu vermeiden. Hier steht ohnehin nicht primär die Normoglykämie, sondern die Lebensqualität im Vordergrund.

22.6 Hypoglykämie und Straßenverkehr

Besonders problematisch kann eine Hypoglykämie im Straßenverkehr sein, da die fehlende Selbstkritik, die verminderte Konzentrationsfähigkeit sowie die Bewusstseinstrübung in der Hypoglykämie zu einer Selbst- und Fremdgefährdung führen kann. Jeder Diabetiker, der ein Kraftfahrzeug im Straßenverkehr fährt, muss immer schnellresorbierbare Kohlenhydrate in Form von Würfelzucker oder Traubenzucker griffbereit bei sich führen. Bei den ersten Anzeichen einer Hypoglykämie muss sofort angehalten werden. Die vorrätig gehaltenen Kohlenhydrate müssen verzehrt und es muss solange abgewartet werden, bis die Hypoglykämie-Symptomatik völlig abgeklungen ist. Erst nach Normalisierung des subjektiven Empfindens darf weitergefahren werden. Auch hierüber müssen die Patienten geschult werden.

22.7 Prognose

Die Prognose der kurzfristigen Hypoglykämie mit Bewusstlosigkeit ist gut bis sehr gut; mit einem bleibenden Schaden ist nicht zu rechnen. Leichte und mittelschwere Hypoglykämien mit Blutzuckerwerten über 30 mg/dl hinterlassen ebenfalls, auch wenn sie häufiger auftreten, keine Schäden. Bei länger andauernden Hypoglykämien, die mehrere Stunden anhalten, ist jedoch die Prognose wesentlich schlechter. Die zerebralen Ausfälle sind oft auch nach Durchlaufen eines sog. Durchgangssyndroms nicht mehr reversibel.

Die Letalität der schweren protrahiert verlaufenden Hypoglykämie hängt ganz wesentlich vom Alter und von der Vorschädigung des Patienten ab. Immerhin versterben 4 bis 5 % der Typ-1-Diabetiker unter 50 Jahren an den Folgen eines hypoglykämischen Schocks.

23 Hyperglykämie und Coma diabeticum

Jede Blutzuckererhöhung über 160 mg/dl (9,0 mmol/l) entspricht einer Hyperglykämie. Bei Blutzuckerwerten über 200 mg/dl (11,0 mmol/l) spricht man von einer deutlichen Hyperglykämie, die, wenn sie chronisch ist und zu einer Überschreitung der Nierenschwelle führt, zu klinischer Symptomatik mit Polyurie, Polydipsie, zunehmender Müdigkeit und schließlich zum Coma diabeticum hinführen kann.

Bei Blutzuckerkonzentrationen von unter 160 mg/dl (9,0 mmol/l) ist der Urin zuckerfrei. Überschreitet der Blutzucker ein bestimmtes Niveau wird Glukose im Urin ausgeschieden. Den Schwellenwert, bei dem die Glukosurie gerade beginnt, nennt man Nierenschwelle. Die Nierenschwelle ist individuell unterschiedlich und liegt üblicherweise in einem Blutzuckerbereich zwischen 180 und 240 mg/dl (10,0 bis 13,3 mmol/I). Sie ist bei jungen Menschen niedriger und steigt mit dem Alter an. Zudem haben Vorschädigungen der Niere einen Einfluss auf die Höhe der Nierenschwelle. In der Schwangerschaft ist sie physiologischerweise herabgesetzt und kann sogar unter 160 mg/dl (9,0 mmol/l) liegen.

23.1 Polyurie und Polydipsie

Über die wasserbindende Eigenschaft der im Blut erhöhten Glukose wird Flüssigkeit den Gewebszellen entzogen. Es kommt zu einer Wasserverschiebung vom Intra- in den Extrazellulärraum. Die sich im Kreislauf befindende vermehrte Flüssigkeit wird über die Nieren ausgeschieden und es entsteht eine Polyurie. Diese wird noch verstärkt, wenn gleichzeitig eine Glukosurie (osmotische Diurese) vorliegt, da über die erhöhte Uringlukose vermehrt Wasser „mitgerissen" wird.

Gleichzeitig kommt es über den verstärkten Flüssigkeitsentzug auch zu einer vermehrten Ausscheidung von Elektrolyten (Kalium, Natrium, Magnesium, Phosphat etc.).

Durch die Polyurie und den damit verbundenen starken Flüssigkeitsverlust entsteht eine Exsikkose, die der Organismus durch ein starkes Durstgefühl und damit dem Zwang zu verstärkten Flüssigkeitsaufnahmen zu kompensieren versucht. Dabei kann das Durstgefühl dramatische Ausmaße annehmen und zu einer Trinkmenge von mehr als 10 Liter am Tag führen. Trotzdem gelingt es nicht, durch die erhöhte Trinkmenge einen vollständigen Flüssigkeitsausgleich zu erreichen. Die Folge ist ein Gewichtsverlust.

Merke

Starkes Durstgefühl bei gleichzeitig vorhandenem ständigen Harndrang (und ggf. schnelle Gewichtsabnahme) ist das Kardinalsymptom des entgleisten Diabetes mellitus und bedarf einer sofortigen therapeutischen Intervention mit dem Ziel der Blutzuckernormalisierung, die in aller Regel nur durch eine Insulintherapie gelingt.

23.2 Präcoma diabeticum

Durch die intrazelluläre Dehydratation, durch den Mineralverlust und vor allem aber durch den intrazellulären Glukosemangel kommt es zur zunehmenden Müdigkeit und Kraftlosigkeit und letztlich zu Bewusstseinsstörungen (Präcoma diabeticum). Da über den Insulinmangel Glukose als wichtigster Energiedonator in der Zelle fehlt und Glukose gerade für die Nervenzellen und somit für die Hirnfunktion das essenzielle Energiesubstrat darstellt, ist die Bewusstseineintrübung pathophysiologisch leicht erklärbar. Als alternative Energiesubstrate werden vermehrt Fettsäuren über eine gesteigerte Lipolyse herangezogen und der essenzielle Bedarf von Glukose durch verstärkten Abbau von Eiweiß gedeckt. Die endogene Glukosegewinnung über Eiweiß ist ausgesprochen unökonomisch und führt zwangsläufig in die Katabolie, wodurch der ohnehin schon vorhandene Gewichtsverlust weiter verstärkt wird. Für die Bereitstellung von 100 g Glukose, die für den täglichen Bedarf als essenziell angesehen werden, müssen immerhin 200 g körpereigenes Eiweiß abgebaut werden.

Über den verstärkten Fettabbau entstehen Ketonkörper, die, da sie gut wasserlöslich sind, mit dem Urin ausgeschieden werden. Der Nachweis von Ketonkörpern im Urin signalisiert somit immer eine dekompensierte Stoffwechsellage und einen vital bedrohlichen Zustand.

Bei noch geringen Restmengen von Insulin, eine Situation wie man sie in aller Regel beim Typ-2-Diabetes vorfindet, kann die Lipolyse noch weitgehend über das noch vorhandene Insulin inhibiert werden und eine überschießende Ketonkörperproduktion unterbleibt. Somit kann auch beim Typ-2-Diabetes eine gefährliche Dekompensation vorliegen, ohne dass Ketonkörper im Urin gefunden werden. Bei völligem Fehlen von Insulin, wie es typisch für den Typ-1-Diabetes ist, kommt es aber immer zur Ketonurie.

Um eine Gefährdung des Patienten abzuwenden, bedarf ein Präcoma diabeticum einer sofortigen stationären Krankenhausbehandlung.

Nur durch eine zielgerichtete therapeutische Intervention mit Flüssigkeitsersatz, Ausgleich des Mineralstoffwechsels und einer blutzuckerkontrollierten intravenösen und kontinuierlichen Insulinzufuhr ist dieser Zustand behebbar und das Abgleiten in ein Coma diabeticum vermeidbar.

23.3 Coma diabeticum

Unterbleibt eine Behandlung des Präcoma diabeticum, tritt schließlich ein völliger Bewusstseinsverlust und eine weitere Stoffwechseldekompensation ein: das Coma diabeticum. Dies ist die schwerste Form der diabetischen Stoffwechselentgleisung und führt unbehandelt unweigerlich zum Tode.

Als häufigste auslösende Ursachen eines Präcoma oder Coma diabeticum ist die Erstmanifestation eines Diabetes mellitus zu nennen, aber auch das fälschliche Absetzen der erforderlichen Insulininjektionen wegen verminderter Nahrungsaufnahme bei Erbrechen, Übelkeit oder Durchfall und die nicht adäquate Insulinanpassung bei fieberhaften Infekten. Bei Insulinpumpenträgern kann eine Unterbrechung der Insulinzufuhr durch einen technischen Defekt (Pumpenversagen, Katheterverstopfung, Katheterdislokalisation) sehr schnell zu einer schweren dekompensierten Stoffwechselsituation führen.

Es werden zwei Komaformen unterschieden: das ketoazidotische und das nichtketoazidotische (hyperosmolare) Coma diabeticum.

23.3.1 Ketoazidotisches Coma diabeticum

Wie oben bereits beschrieben, führt der absolute Insulinmangel des Typ-1Diabetikers aufgrund des völligen Fehlens der energetisch so wichtigen intrazellulären Glukose zu einer gesteigerten Lipolyse und zur vermehrten Produktion von Ketonkörpern. Die Blutglukosekonzentration kann dabei unterschiedlich hoch sein. In aller Regel findet man im Präcoma und Coma diabeticum Konzentrationen von größer 400 mg/dl (22,2 mmol/I), aber auch bei niedrigeren (Schwangerschaft!) Konzentrationen kann u. U. eine völlige Dekompensation des Stoffwechsels eintreten.

Ketonkörper sind gut wasserlöslich und werden mit dem Urin ausgeschieden, was als Nachweis einer dekompensierten Stoffwechsellage dient. Sie sind zudem stark saure Produkte, so dass die Pufferkapazitäten des Blutes rasch überschritten werden und eine Übersäuerung des Organismus mit Abfall des Blut-pH und vital bedrohlicher Azidose entsteht. Ketonkörper werden nicht nur renal eliminiert, sondern sind auch flüchtige, aromatisch riechende Substanzen, die über die Lunge abgeatmet werden können. Dies führt zum typischen Azetongeruch, der an saure Äpfel oder Nagellackentferner erinnert. Die zunehmende Azidose regt die Atemtätigkeit an und es entwickelt sich daraus eine schnelle und vertiefte Atmung im Sinne einer Hyperventilation, die nach ihrem Erstbeschreiber als Kußmaul'sche Atmung bezeichnet wird.

Der durch die Polyurie bedingte Flüssigkeitsverlust kann bedrohliche Ausmaße annehmen und bis zu 10 % des Körpergewichtes betragen.

Für die Praxis!

Der bewusstlose oder zumindest stark bewusstseinsgetrübte Patient ist stark exsikkiert mit vermindertem Hautturgor, ausgetrockneter Mundhöhle und weichen, tief in der Augenhöhle liegenden Bulbi.

Durch die erhebliche Dehydratation ist die Mikrozirkulation beeinträchtigt, worunter die Organdurchblutung leidet. Sowohl die erhebliche Störung der Mikrozirkulation als auch der erhöhte Blutzucker führen zu einer Neuropathie, die sich als Ileus oder Gastroparese manifestieren kann. Nach Normalisierung des Blutzuckers sind diese Erscheinungen völlig reversibel.

Der renale Mineralverlust ist beachtlich; allein die Kaliumverluste sind vital bedrohlich, obwohl ein normaler oder nur gering erniedrigter Serumkaliumspiegel vorliegen kann. Dieser paradoxe Befund erklärt sich dadurch, dass Kalium normalerweise überwiegend intrazellulär vorkommt, jetzt aber verstärkt in den Extrazellulärraum wandert und zu einer scheinbaren Normalität im Serum führt. Tatsächlich sind aber über die seit Tagen bestehende Polyurie enorme Mengen an Kalium dem Organismus entzogen worden und haben zu einem absoluten intrazellulären Kaliummangel geführt. Dieser Effekt wird in der Azidose noch verstärkt, sodass die Serumkaliumkonzentrationen ein völlig falsches Bild von der dramatischen Situation abgeben und nicht als repräsentativ für den Körperkaliumbestand herangezogen werden dürfen.

Für die Praxis!

Neben der Bewusstseinseintrübung, der schweren Exsikkose, der Kußmaul'schen Atmung imponieren klinisch häufig noch Muskelkrämpfe vor allem in der Bauchmuskulatur und in den Waden. Die schmerzhaften Muskelkrämpfe in den Bauchdecken, oft verbunden mit Abwehrspannung, Leukozytose und erhöhter Körpertemperatur können besonders bei Kindern zur Fehldiagnose einer Appendizitis und fälschlicherweise zu Appendektomie führen.

23.3.2 Hyperosmolares Coma diabeticum

Ist noch eine gewisse Restsekretion von Insulin vorhanden, eine Situation wie sie regelhaft beim Typ-2-Diabetes vorliegt, unterdrückt das restliche Insulin weitgehend die Lipolyse und eine vermehrte Ketonkörperbildung bleibt aus, zumindest aber werden die physiologischen Pufferkapazitäten des Blutes nicht überschritten und eine Ketoazidose kann sich nicht ausbilden. Die vorhandene Insulinrestsekretion reicht aber nicht mehr aus, die Blutzuckerhomöostase zu kontrollieren mit der Folge von dramatisch ansteigenden Blutzuckerkonzentrationen. Im nicht-ketoazidotischen Koma können Blutzuckerkonzentrationen von 800 bis 1000 mg/dl und auch darüber beobachtet werden. Da die Glukose sehr stark hyperosmolar ist, steigt die Serumosmolarität stark an, und man spricht deshalb auch vom hyperosmolaren oder nicht-ketoazidotischen Coma diabeticum. Aufgrund der stark überhöhten Blutglukose ist auch der Flüssigkeitsverlust über die Polyurie ausgeprägter und die Dehydratation und auch der Mineralverlust wesentlich stärker als im ketoazidotischen Koma. Allein diese Tatsache macht das hyperosmolare Koma noch bedrohlicher als das ketoazidotische Koma. Zu beachten ist ferner, dass es sich meist um Typ-2-Diabetiker im fortgeschrittenen Lebensalter handelt, die aufgrund ihrer Multimorbidität und der Gefahr des Multiorganversagens wesentlich gefährdeter sind als Typ-1-Diabetiker. Es ist verständlich, dass auch heute noch das hyperosmolare, nicht-ketoazidotische Koma eine schlechte Prognose aufweist.

23.4 Therapie des Coma diabeticums

23.4.1 Erstmaßnahmen

Aufgrund der typischen Anamnese und des klinischen Bildes macht die Diagnose in aller Regel keine Schwierigkeiten. Hyperglykämie, Glukosurie, Exsikkose und beim ketoazidotischen Koma noch zusätzlich Azetongeruch und tiefe Kußmaul'sche Atmung sind pathognomonisch für ein Coma diabeticum. Über eine Blutzuckermessung lässt sich innerhalb weniger Sekunden die Diagnose verifizieren. Der ambulant erstversorgende Arzt sollte sofort und umgehend eine Volumensubstitution mit einer physiologischen Kochsalzlösung durchführen und eine sofortige Einweisung auf eine Intensivstation veranlassen. Die Gabe eines Plasmaexpanders ist streng kontraindiziert, da dadurch der intrazelluläre Volumenmangel weiter verstärkt würde. Auf die Gabe von Insulin sollte ambulant grundsätzlich verzichtet werden, da Insulin den Kaliumverlust zusätzlich verstärken kann. Ähnliches gilt für den ambulanten Azidoseausgleich mit Natriumbikarbonat.

23.4.2 Allgemeine intensivmedizinische Maßnahmen

Im Krankenhaus bedarf das Coma diabeticum einer sofortigen umfassenden Therapie, die sich an den pathobiochemischen und pathophysiologischen Gegebenheiten zu orientieren hat: Therapieziel ist die langsame (über 48 h) Normalisierung der Flüssigkeitsbilanz, des Elektrolyt- und Säure-Basen-Haushalts und der Hyperglykämie sowie das rasche Einleiten einer antibiotischen Therapie, wenn als auslösende Ursache ein Infektgeschehen nachweisbar ist. Wegen der notwendigen engmaschigen Überwachung ist eine Behandlung auf einer Intensivstation erforderlich. Intensivmedizinische Maßnahmen sind:

1. Legen eines zentralen Venenkatheters und Messen des zentralen Venendrucks (ZVD). Der ZVD ist für die Abschätzung der notwendigen Flüssigkeitszufuhrrate unentbehrlich.
2. Abnahme von Laborparametern: Blutglukose, Elektrolyte, Kreatinin, Harnstoff, Blutgase und pH-Wert, Osmolarität, kleines Blutbild.

3. Flüssigkeitszufuhr in Form einer isotonen Kochsalzlösung oder einer Ringerlösung in Abhängigkeit von ZVD und Flüssigkeitsbilanzierung.
4. Übliche intensivmedizinische Überwachung von Blutdruck, Puls und Körpertemperatur, ZVD, Ein- und Ausfuhr sowie Bewusstseinslage.
5. Legen eines Blasenkatheters, um nach Wiedereinsetzen der Urinproduktion die stündliche Harnmenge zu überprüfen und eine 4- bis 6-stündliche Bilanzierung vorzunehmen.
6. Sofortiges EKG-Monitoring zum Erkennen von Rhythmusstörungen.
7. Legen einer Magensonde, da wegen der vorhandenen Magenatonie Aspirationsgefahr besteht. Bei Erbrechen ggf. Intubation.
8. Nach Vorliegen der Laborparameter gezielte Elektrolytsubstitution und bei Vorliegen einer Azidose Natriumbikarbonatgabe.
9. Vorsichtige Insulinsubstitution, beginnend mit einem Initialbolus von 10 – 20 I. E. i. v. plus einer Insulininfusion von 6 I. E. (0,1 I. E./kg Körpergewicht) pro Stunde bis zur Beherrschung der Ketoazidose und Absenken der Blutglukose auf 250 mg/dl; danach werden die Patienten auf die subkutane Insulintherapie umgestellt und erhalten eine 5 %ige Glukoselösung i. v. und/oder orale Ernährung.
10. Bei pO_2-Werten von unter 80 mmHg 2 bis 4 l Sauerstoff über eine Nasensonde verabreichen.
11. Low-dose-Heparinisierung und Beine wickeln.
12. Lagerung, Dekubitusprophylaxe und Wärmeschutz.
13. Alle zwei Stunden Kontrolle von Blutzucker, Elektrolyten, Osmolarität und Blutgase.

Für die Praxis!

Von pflegerischer Seite ist im Coma diabeticum besonders zu beachten:

1. Regelmäßige, mindestens zweistündliche Blutdruck- und Pulskontrolle,
2. kontinuierliches EKG-Monitoring,
3. mindestens zweistündliche ZVD-Kontrolle,
4. initial zweistündliche Kontrollen von Blutzucker (bettseitiger Test mit Blutzuckermeßgerät), Elektrolyten- und Blutgasanalysen,
5. Legen eines Blasenkatheters und Überwachung der Nierenfunktion durch kurzfristige Kontrolle der Urinproduktion,
6. exakte Zufuhr- und Ausfuhrbilanz alle 4 bis 6 Stunden,
7. Legen eines Magenschlauchs wegen Aspirationsgefahr durch den Arzt,
8. sorgfältige Lagerung, Dekubitusprophylaxe und Wärmeschutz,
9. Anlegen von Antithrombosestrümpfen oder Beine wickeln,
10. sorgfältige klinische Überwachung im Hinblick auf Bewusstseinslage, Atemfrequenz, Auftreten von Krämpfen, Austrocknungsgrad der Schleimhäute,
11. exakte Dokumentation aller Maßnahmen.

Bei der intensivmedizinischen Behandlung des Coma diabeticums kommt dem Pflegepersonal eine wichtige und entscheidende Bedeutung zu: Ihnen obliegt die gesamte pflegerische Versorgung, die klinische Überwachung und ein Großteil der Dokumentation.

23.4.3 Rehydrierung

Im Vordergrund der therapeutischen Maßnahmen steht zunächst die Flüssigkeits- und Elektrolytsubstitution. Um einen Überblick über den Wassermangel zu bekommen, ist die Bestimmung des zentralen Venendrucks (ZVD) unumgänglich. Schon aus diesem Grund, aber auch wegen der notwendigen hohen Flüssigkeitszufuhr, ist das Legen eines zentralen Venenkatheters unvermeidlich. Als Flüssigkeitsersatz dienen isotone Lösungen wie physiologische Kochsalzlösung oder eine Ringerlösung. Vor der Zufuhr von hypotonen Lösungen sei dringend gewarnt. Sie führen zu einem hohen osmotischen Druckgradienten an der Hirnschranke und erhöhen damit die Gefahr eines Hirnödems.

Initial sollten während der ersten Stunde 1000 ml Flüssigkeit verabreicht werden. Anschließend richtet sich die Flüssigkeitsinfusionsrate streng nach dem ZVD nach der in Tabelle 23.1 angegebenen Größenordnungen.

Tab. 23.1 Flüssigkeitszufuhrrate im Coma diabeticum nach dem zentralen Venendruck (ZVD)

ZVD (cmH2O)	Infusionsrate (ml/h)
0	1000
0 – 3	500
4 – 8	250
9 – 12	100
>12	0

Mit der Rehydratation erfolgt die Wiederherstellung der Mikrozirkulation und die Beseitigung des prärenalen Nierenversagens. Allein durch den Verdünnungseffekt kommt es zu einem ca. 20- bis 30 %igen Abfall der stark überhöhten Blutglukose.

23.4.4 Elektrolytsubstitution

Gleichzeitig mit der Flüssigkeitszufuhr erfolgt die Elektrolytsubstitution, wobei vor allem die Kaliumsubstitution im Vordergrund steht. Natrium wird ohnehin – meist sogar im Überschuss, insbesondere wenn ein Azidoseausgleich mit Natriumbikarbonat notwendig ist, mit der verabreichten Infusionslösung zugeführt.

Aufgrund des intrazellulären Kaliumverlusts und der starken osmotischen Diurese ist der Gesamtkaliumbestand des Körpers sehr stark reduziert. Durch die Rehydration und durch die Blutzuckersenkung mit Insulin, ggf. auch durch den Azidoseausgleich mit Natriumbikarbonat strömt Kalium zurück in den Intrazellulärraum und lässt die Serumkaliumkonzentration sehr rasch auf gefährlich niedrige Konzentrationen absinken. Da aber die Kaliumzufuhrrate limitiert ist und somit eine schnelle Kaliumsubstitution nicht durchgeführt werden kann, muss von Anfang an auf eine ausreichende Kaliumzufuhr geachtet werden. Auch bei normalen Serumkaliumkonzentrationen – insbesondere im ketoazidotischen Coma diabeticum müssen 20 mmol/l pro Stunde verabreicht werden. Eine Kaliumsubstitution verbietet sich nur dann, wenn eine Anurie vorliegt; in diesem Fall muss abgewartet werden, bis die Nierenfunktion wieder in Gang kommt. In Tabelle 23.2 sind die Richtwerte für die Kaliumsubstitution in Abhängigkeit von der Serumkaliumkonzentration und vom Blut-pH dargestellt.

Regelmäßige Kaliumkontrollen, spätestens alle zwei Stunden sind unabdingbar. Die Interpretation der Serumkaliumkontrollen erfolgt unter Beachtung des Blut-pH und des Rehydrierungsgrades als auch der Nierenfunktion und des EKG-Befundes. Die Substitution der anderen Elektrolyte ist wesentlich weniger bedeutsam und von nachgeordneter Bedeutung, insbesondere da Natrium – oft sogar im Überschuss – durch die hohe Zufuhr natriumhaltiger Lösungen zugeführt wird.

Tab. 23.2 Richtwerte für die Kaliumsubstitution in Abhängigkeit von der Serumkaliumkonzentration und vom Blut-pH

Serumkalium (mmol/l)	Kaliumzufuhr (mmol/h) pH>7,2	Bei Blut-pH von pH<7,2
6,0	0	0
5,0 – 5,9	10	20
4,0 – 4,9	10 – 10	20 – 30
3,0 – 3,9	20 – 30	30 – 40
2,0 – 2,9	30	40

23.4.5 Azidosebehandlung

Im ketoazidotischen Coma diabeticum muss bei tiefen Blut-pH-Werten wegen der damit verbundenen Gefahren ein Ausgleich der Azidose erfolgen. Dabei richtet sich die Zufuhr von Natriumbikarbonat nach den Gasanalysen, insbesondere nach dem negativen Basenüberschuss nach der Formel:

Körpergewicht (kg) × 0,3 × negativer Basenüberschuss.

Da diese Formel meist zu einer Überkompensation führt, muss stündlich aufgrund neuer Gasanalysen die Zufuhr von Natriumbikarbonat neu berechnet werden.

Eine Azidosebehandlung erfolgt nur bei einem Blut-pH von kleiner als 7,2. Liegt initial der Blut-pH über 7,2, wird kein Natriumbikarbonat verabreicht, da Natriumbikarbonat zu einem sehr schnellen Rückstrom von Kalium in den Intrazellulärraum (Hypokaliämie!) und zu einem paradoxen Abfall des Liquor-pH führen kann. Des Weiteren kann durch die Natriumbikarbonatgabe sehr rasch eine Alkalose eintreten, die die Sauerstoffbindung am Hämoglobin vermindert und damit die Sauerstoffversorgung des Gewebes, die aufgrund der Störungen der Mikrozirkulation ohnehin gestört ist, weiter verschlechtert.

Bei Patienten mit einem initialen Blut-pH von kleiner als 7,2 wird die Natriumbikarbonat- Therapie abgebrochen, wenn ein Blut-pH von 7,2 erreicht wird. Man lässt bewusst den Patienten in einer Restazidose, da im leicht sauren Milieu die Sauerstoffbindungskapazität an den Erythrozyten wesentlich besser ist. Die Restazidose kann über die Atmung und über die Niere gut ausgeglichen werden.

23.4.6 Insulinsubstitution

Die durchgeführten Therapiemaßnahmen mit Flüssigkeitssubstitution, Ausgleich des Elektrolyt- und Säure-Basen-Haushalts führen bereits zu einem deutlichen Abfall der Blutglukose um ca. 30 %.

Während man früher sehr hohe Insulindosen (bis zu 100 I. E. als Bolus) verwendet hat, hat sich in den letzten 20 Jahren immer mehr die sog. low-dose-Insulinisierung im Coma diabeticum durchgesetzt. Hintergrund ist, dass bei Vorliegen einer starken Dehydratation, bei Kaliummangel und bei einer Azidose Insulin nahezu wirkungslos ist und deshalb haben auch die früher empfohlenen Insulindosen nicht zu einer Hypoglykämie geführt.

Die Insulingabe macht also erst Sinn, wenn Maßnahmen zur Rehydrierung, die Kaliumsubstitution und ggf. der Azidoseausgleich eingeleitet wurden.

Bei der Behandlung des Coma diabeticums findet nur die intravenöse Gabe von Normal-Insulin (Humaninsulin) Verwendung. Wegen der sehr kurzen Halbwertszeit des Normal-Insulins von 3 bis 5 Minuten bei intravenöser Applikation, wird das Insulin grundsätzlich kontinuierlich über einen Perfusor zugeführt. Dies entspricht ohnehin am ehesten den physiologischen Bedingungen. Als Zufuhrrate wählt man initial 4 bis 8 I. E. pro Stunde, wobei mit einem stündlichen Blutzuckerabfall von etwa 100 mg/dl (5,5 mmol/l) zu rechnen ist.

Die weitere Insulininfusionrate ist abhängig von den kurzfristig gemessenen Blutzuckerwerten. Diese erfolgen wegen der raschen Verfügbarkeit und den sich daraus ableitenden Konsequenzen grundsätzlich bettseitig mit Streifentests.

Zu beachten ist, dass Insulin eine nicht geringe Absorption an den Glas- und Kunststoffmaterialien aufweist. Durch Zusatz einer 1 %igen Albuminlösung oder durch unverdünnte Haemaccellösung® als Trägermedium kann die Absorption völlig verhindert werden.

Die Senkung der Blutglukose soll zügig aber nicht schnell erfolgen, um zum einen Hypoglykämien, aber auch die Entwicklung eines Hirnödems zu vermeiden. Ab Blutzuckerwerten um 200 – 250 mg/dl (11,0 mmol/l) wird simultan eine 5 %ige Glukoselösung verabreicht, um eine Blutzuckerstabilisierung zwischen 150 und 200 mg/dl (8,3 bis 11,0 mmol/l) zu erreichen.

23.5 Komplikationen und Prognose

Das Präkoma und das Coma diabeticum sind ernst zu nehmende Akutkomplikationen des Diabetikers. Schwere Formen sind zwar heute relativ selten geworden, zeichnen sich aber immer noch durch eine hohe Komplikationsrate und schlechte Prognose aus, wenn nicht von Anfang an gezielt und fachkompetent behandelt wird. Andererseits ist bei raschem Handeln, das sich an den pathophysiologischen und pathobiochemischen Bedingungen des Präkomas und Coma diabeticums orientiert, bei guter Kontrolle sowie intensivmedizinischer Überwachung und Pflege die Prognose gut.

Nach Angaben der Literatur liegt die Gesamtletalität des Coma diabeticums bei 5 bis 20 %. Dabei ist die Letalität bei völligem Bewusstseinsverlust größer als bei leichten Bewusstseinsstörungen. Die Prognose des nicht-ketoazidotischen, hyperosmolaren Coma diabeticums ist wesentlich schlechter als beim ketoazidotischen Koma. Hierfür verantwortlich ist das höhere Lebensalter, die Multimorbidität der Typ-2-Diabetiker und die in aller Regel viel ausgeprägtere Dehydratation, Elektrolytdepletion und Hyperglykämie.

Die Haupttodesursachen im Coma diabeticum sind Herz-Kreislaufversagen, die Hypokaliämie, thromboembolische Ereignisse, das Hirnödem und nicht beherrschbare Infektionen.

Eine der gravierendsten Komplikationen, neben der Hypokaliämie, stellt die Entwicklung eines Hirnödems dar. Es entsteht vor allem dann, wenn ein zu rascher Ausgleich der Serumosmolarität mit hypotonen Lösungen, ein zu forcierter Ausgleich der Azidose mit Natriumbikarbonat und eine zu schnelle Absenkung des Blutzuckers erfolgt. Es entwickelt sich ein hoher osmotischer Druckgradient an der Hirnschranke und damit ein verstärktes Einströmen von Wasser in die Hirnzellen.

Von der klinischen Seite ist das Hirnödem daran erkennbar, dass zunächst ein deutliches Aufklaren des zuvor bewusstlosen Patienten zu verzeichnen ist, dann aber wieder eine erneute Eintrübung bis zum Koma erfolgt. Durch regelmäßiges Augenspiegeln und Beurteilung des Augenhintergrunds lässt sich sehr frühzeitig ein Hirnödem erkennen, und entsprechende Maßnahmen können eingeleitet werden. Das Hirnödem ist u. a. auch deshalb so gefährlich, weil über Einklemmungen ein apallisches Syndrom entstehen kann.

24 Perioperative Betreuung des Diabetikers

24.1 Postaggressionsstoffwechsel

Jeder operative Eingriff stellt eine erhebliche Stresssituation dar und wird vom Organismus mit einer verstärkten Ausschüttung von Stresshormonen beantwortet. Diese Stresshormone (Adrenalin, Noradrenalin, Kortisol, Wachstumshormon, Prolaktin) gehören zu den sog. kontrainsulinären Hormonen, d. h. sie erhöhen den Blutzucker über eine verstärkte Insulinresistenz mit gesteigerter Glukoseneubildung. Gleichzeitig vermindern sie die periphere Glukoseverbrennung und steigern den Fett- und Eiweißabbau. Wegen des endogenen Insulinmangels kann der Glukoseanstieg nicht kompensiert werden mit der Folge hoher Blutglukosekonzentrationen. Der verstärkte Fettabbau induziert eine Ketonämie mit der Gefahr einer Ketoazidose.

Die hormonell bedingte Stresssituation beginnt mit Einleitung der Narkose. Dabei stellten die alten Narkoseverfahren eine viel größere Belastung dar als die modernen Verfahren mit Halothan und Enfluran. Die geringste metabolische Belastung beobachtet man unter der spinalen oder epiduralen Anästhesie. Dies ist insofern von Bedeutung, da sich diese Anästhesieverfahren, wenn keine autonome diabetische Neuropathie vorliegt, sehr gut für gefäßchirurgische Eingriffe an der unteren Extremität eignen.

24.2 Operationsrisiko

Diabetiker weisen ein erhöhtes Narkose- und Operationsrisiko auf. Durch die Einführung moderner Anästhesiemethoden, der guten intraoperativen Überwachung und durch die Fortschritte der Intensivmedizin hat sich jedoch das Risiko in den vergangenen Jahrzehnten deutlich verkleinert, so dass sich auch große Operationen, wie abdominelle Eingriffe und Bypass-Operationen mit einem vertretbaren Risiko durchführen lassen. Als Ursache für das erhöhte Risiko sind, neben metabolischen Entgleisungen und der erhöhten Infektanfälligkeit, die Makro- und Mikroangiopathie, aber vor allem die autonome Neuropathie und die Multimorbidität zu sehen.

24.3 Operationsvorbereitung

Über 95 % aller Operationen werden bei Diabetikern als Wahloperation durchgeführt. Somit steht genügend Zeit für eine sorgfältige Vorbereitung und Planung zur Verfügung.

Zu den präoperativen diagnostischen Maßnahmen gehört neben der Stoffwechselkontrolle auch eine kardiologische und angiologische Untersuchung, die Überprüfung der Nierenfunktion und der Ausschluss bzw. Nachweis einer kardialen, autonomen Neuropathie.

Kurz gefasst!

Wichtige präoperative Untersuchungen bei Diabetikern:

- Blutzuckertagesprofil,
- HbA_{1c},
- Serumelektrolyte,
- Ketonkörper im Urin,
- Kreatinin, Harnstoff, Mikroalbumin,
- EKG, Überprüfung der Herzfrequenzvariabilität bei tiefer In- und Exspiration,
- Blutdruck, Schellong-Test,
- Duplexuntersuchung der Karotiden.

Vor jedem größeren operativen Eingriff sollte eine Optimierung der Blutzuckereinstellung angestrebt werden. Dies gelingt am besten und schnellsten, auch bei Typ-2-Diabetikern, die bislang kein Insulin gespritzt haben, mit einer intensivierten Insulintherapie oder einer kontinuierlichen Insulinzufuhr mittels Perfusor. Die Insulinapplikation über Perfusor hat sich besonders bewährt, wenn ein größerer Eingriff geplant ist, da die gesamte intraoperative und postoperative Insulintherapie sehr gut und sicher damit durchgeführt werden kann. Ziel der Blutzuckereinstellung ist die Vermeidung größerer Blutzuckerschwankungen und das Vermeiden von Hypoglykämie, ohne eine höheres Blutzuckerniveau akzeptieren zu müssen. Bei kleinen operativen Maßnahmen, die nur eine geringe Stresssituation erwarten lassen, ist bei Typ-2-Diabetikern eine Umstellung auf Insulin nicht notwendig. Metformin sollte jedoch 2 bis 3 Tage vor dem Eingriff abgesetzt und ggf. während der perioperativen Phase durch Insulin ersetzt werden. Die Weiterführung einer Acarbosemedikation verbietet sich, da wegen der Nahrungskarenz und der Notwendigkeit der parenteralen Glukosezufuhr die Substanz wirkungslos bleibt.

24.4 Intraoperative Insulintherapie

Bei größeren operativen Eingriffen hat sich bei insulinpflichtigen Diabetikern in der intraoperativen Phase, wegen der besseren Steuerbarkeit, die kontinuierliche Insulinzufuhr mittels Perfusor bewährt. Am Vorabend der Operation erhält der Patient zum Abendessen die erforderliche Normal-Insulinmenge noch subkutan verabreicht. Das für die nächtliche Versorgung notwendige Verzögerungsinsulin wird durch eine kontinuierliche Normal-Insulininfusion ersetzt. Die Insulinmenge richtet sich nach dem bisherigen Tagesbedarf an Verzögerungsinsulin. Von dieser Menge wird pro Stunde der 24ste Teil kontinuierlich über Perfusor infundiert. Grundsätzlich wird heutzutage hierfür nur Humaninsulin unter Zusatz von 1 ml 10 %iger Humanalbuminlösung verwendet.

Für die Praxis!

In die 40-ml-Spritze des Perfusors werden 40 I. E. humanes Normal-Insulin, 1 ml 10 %ige Humanalbuminlösung und 38 ml physiologische Kochsalzlösung aufgezogen, die Infusionsrate zunächst auf $^{1}/_{24}$ des bisherigen Tagesbedarfs an Verzögerungsinsulin ein gestellt und alle 4 Stunden entsprechend des aktuellen Blutzuckers die Infusionsrate korrigiert.

Die Umstellung auf eine intravenöse Insulinzufuhr am Morgen des Operationstages birgt die Gefahr unbefriedigender Nüchtern-Butzuckerkonzentrationen und ist allenfalls bei metabolisch sehr gut eingestellten Diabetikern vertretbar. Unmittelbar vor der Operation erhält der Patient zusätzlich eine Glukosedauerinfusion mit einer Zufuhrrate von 5 bis 10 g Glukose pro Stunde, wobei der Glukoselösung, wenn erforderlich, Kalium zugesetzt werden kann. Die intraoperative Insulinzufuhr wird entsprechend des alle 30 bis 60 Minuten gemessenen Blutzuckers gesteuert. Dabei muss die Blutzuckerbestimmung bettseitig mit einem Blutzuckermessgerät durchgeführt werden. Die Analyse des Blutzuckers im Labor würde einen nicht vertretbaren zeitlichen Verlust bedeuten und ein schnelles Reagieren unmöglich machen. Die intraoperative Insulinzufuhr ist abhängig von der Größe des operativen Eingriffs, der Zufuhrrate an Glukose, dem individuellen Insulinbedarf und von vielen anderen Faktoren, wie Vorliegen einer Sepsis, Notwendigkeit einer Hypothermie und der intraoperativen Medikation. Aus diesem Grund gibt es keinen festen Insulinbedarf, sondern er muss sich immer am aktuellen Blutzucker orientieren. Die Tabelle 24.1 kann nur als grobe Faustregel betrachtet werden und muss auf jeden Fall an die individuellen Bedürfnisse des einzelnen Diabetikers angepasst werden.

Tab. 24.1 Insulinbedarf bei Diabetikern bei einer stündlichen Glukosezufuhr von 10 g, nach K.G.M.M. Alberti, 1988

	Insulin (I. E./h) pro g Glukose/h
Schlanker Diabetiker	0,3 – 0,4
Adipöser Diabetiker	0,4 – 0,6
Leberzirrhose	0,5 – 0,6
Sepsis	0,6 – 0,8
Hypothermie	0,8 – 1,2

Intraoperativ stellt die Hypoglykämie eine sehr schwerwiegende Komplikation dar. Sie muss wegen der metabolischen Komplikationen verhindert werden, was aber nicht bedeuten darf, dass aus Angst vor der Hypoglykämie eine deutliche intraoperative Hyperglykämie toleriert werden darf. Aus diesem Grund sind die kurzfristigen bettseitigen Blutzuckerkontrollen unabdingbar notwendig. Auch der Kaliumspiegel bedarf besonderer Beachtung, da die gleichzeitige Gabe von Insulin und Glukose den intrazellulären Kaliumeinstrom begünstigt und gefährliche Hypokaliämien entstehen können. Die simultane intravenöse Insulin- und Glukoseinfusion wird postoperativ so lange weitergeführt, bis der Patient wieder in der Lage ist normale Nahrung aufzunehmen.

24.5 Intensivmedizinische und postoperative Betreuung

Die postoperative Betreuung des Diabetikers erfolgt interdisziplinär, wobei oft längere Phasen der Intensivbehandlung notwendig sind. Während der Intensivüberwachung sollte die simultane Glukose- und Insulininfusion weitergeführt werden. Dies gilt auch für Diabetiker, die postoperativ einer Sondenernährung bedürfen.

Der Diabetiker ist, je nach Vorschädigung besonders durch kardiovaskuläre Komplikationen (Herzinfarkt), Infektionen und renale Probleme gefährdet. Aus diesem Grund ist eine gute und sorgfältige Beobachtung notwendig. Bis zur Stabilisierung des Blutzuckers sind vierstündliche Kontrollen und eine entsprechende Insulin- bzw. Glukoseanpassung notwendig, wobei Blutzuckerkonzentrationen zwischen 150 und 200 mg/dl (8,3 bis 11,0 mmol/l) anzustreben sind. Blutzuckerkonzentrationen von über 250 mg/dl (14,2 mmol/l) sind nicht akzeptabel, da diese einen renalen Glukose-, Wasser- und Elektrolytverlust verursachen und zu gravierenden metabolischen Problemen führen können.

Um katabole Situationen zu vermeiden, kann der postoperative tägliche Glukosebedarf mit 150 bis 250 g angesetzt werden. Bei der parenteralen Ernährung soll eine übermäßige Zufuhr (>100 g/d) von Zuckeraustauschstoffen (Fruktose, Xylit, Sorbit), wegen der Gefahr einer unerwünschten Laktaterhöhung vermieden werden. Besondere Beachtung muss der Flüssigkeitszufuhr und dem Kaliumbedarf entgegengebracht werden. Entsprechend der individuellen Situation und unter Berücksichtigung von Flüssigkeitsverlusten über Wunden, Drainagen und Magensonde ist eine Gesamtflüssigkeitszufuhr von 2 bis 3 Liter/Tag meist erforderlich. Der tägliche Kaliumbedarf beträgt 80 mmol und muss unter Beachtung der Serumkaliumkonzentration substituiert werden.

25 Der Diabetiker in speziellen Situationen

25.1 Betreuung im Krankenhaus

Diabetiker müssen aufgrund von Folge- und Begleiterkrankungen, aber auch wegen Stoffwechselentgleisungen häufiger und meist auch länger stationär behandelt werden als Nichtdiabetiker. Dem Pflegepersonal kommt die schwierige Aufgabe zu, für den Diabetiker Bedingungen zu schaffen, die weitestgehend dem Alltag des Patienten entsprechen. Besonders problematisch sind die Essenszeiten und damit verbunden die zeitlich korrekte Verabreichung von Insulin, der Bewegungsmangel, der andere Tagesrhythmus, die Koordination der Untersuchungstermine, insbesondere Untersuchungen, die nüchtern durchgeführt werden müssen u. v. a. Selbstverständlich kann im Krankenhaus nicht alles so durchgeführt werden wie Zuhause, aber mit etwas Geschick und gutem Willen lassen sich für den einzelnen Patienten Bedingungen schaffen, die ähnlich sind wie in seinem üblichen Alltag. So sollte das Pflegepersonal darauf achten, dass Diabetiker morgens so früh wie möglich untersucht werden, sodass sie ihr Frühstück und die notwendige antidiabetische Therapie einigermaßen zeitgerecht einnehmen können. Das Abendessen kann durchaus bis zu der Zeit stehen bleiben, zu der üblicherweise der Patient zu Hause sein Abendessen einnimmt. Durch ständige Motivation zur körperlichen Bewegung (Spazieren gehen, Treppen steigen) kann dem Bewegungsmangel entgegengetreten werden.

Ein gut geschulter Diabetiker ist in der Lage, auch im Krankenhaus sicher und eigenverantwortlich die Blutzuckerselbstkontrolle und die Insulinanpassung vorzunehmen. Es bestärkt und motiviert ihn und das Pflegepersonal wird dadurch entlastet. Damit entfällt auch das im Krankenhaus schwierig zu lösende Problem mit dem Spritz-Ess-Abstand. Patienten, die selbst ihren Blutzucker messen können, machen dies nach anfänglicher Kontrolle durch das Pflegepersonal auch im Krankenhaus selbst. Die vom Patienten protokollierten Werte werden dann mit dem Hinweis „Selbstmessung" in das Krankenjournal übernommen.

Ist der Patient nicht in der Lage, den Blutzucker selbst zu messen, so wird grundsätzlich der Blutzucker von den Pflegenden bettseitig mit Teststreifen und Blutzuckermessgerät ermittelt – nur so ist ein schnelles und zielgerichtetes Handeln möglich.

Das frühzeitige Erkennen von Hypoglykämien und das Einleiten entsprechender Gegenmaßnahmen gehört mit zu den Aufgaben der Pflege: die Krankenschwester/der Krankenpfleger ist in der Regel die erste Person, die mit dem hypoglykämischen Patienten konfrontiert wird. Grundsätzlich gilt, dass jede Hypoglykämie durch eine bettseitige Blutzuckermessung dokumentiert werden muss. Bei leichten Hypoglykämien sollten sofort 1 BE und bei schweren Formen 2 BE an „schnellen" Kohlenhydraten verabreicht und der Blutzucker nach einer und nach zwei Stunden erneut kontrolliert werden (s. auch Kapitel 22).

Für die Praxis!

Für die Blutzuckereinstellung muss zu folgenden Zeiten gemessen werden: Nüchtern, 90 Minuten nach dem Frühstück, vor dem Mittagessen, vor dem Abendessen und um 22.00 Uhr vor dem Schlafengehen. In der ersten Einstellungsphase muss zusätzlich auch nachts zwischen 1.00 und 2.00 Uhr ein Blutzucker ermittelt werden, um nächtliche Hypoglykämien auszuschließen.

25.2 Betreuung im Altenheim

Den Pflegekräften in Alten- und Seniorenheimen kommt bei der Durchführung und Überwachung der Ernährungssituation eine ausgesprochen verantwortungsvolle Aufgabe zu: Sie müssen darauf achten, dass die älteren Menschen zum einen diabetesgerechte Nahrung zu sich nehmen, zum anderen aber durch die „Sonderkost" keinen Ausschluss aus der Gemeinschaft erfahren. Die richtige Nahrungsauswahl hinsichtlich Art und Menge macht älteren Menschen meist Schwierigkeiten – hier muss die Pflegeperson unterstützend eingreifen. Nachlassendes Hunger-und Durstgefühl spielen hierbei genauso eine Rolle wie die Probleme der Schulbarkeit.

Bettlägrige diabetische Heimbewohner bedürfen der besonderen Fürsorge hinsichtlich Lagerung, Ernährung, Medikamentenverabreichung und Kontrolle. Die Lagerung muss eine sichere Dekubitusprophylaxe garantieren. Dies ist vor allem deshalb von Wichtigkeit, da neuropatische Störungen über ihre trophische Störung der Haut das Wundliegen an den Druckstellen in der Steißbeingegend und an den Fersen besonders begünstigen und dies dem Patienten zudem keine Beschwerden bereitet. Regelmäßige und sachgerechte Lagerung sowie gute Hautpflege und deren Dokumentation gehören zu den elementaren Aufgaben des Pflegepersonals. Die Verabreichung von Sondenernährungen, insbesondere wenn sie über eine nasoenterale Sonde oder über eine PEG durchgeführt werden, erleichtern die nutritive Versorgung, wenn Schluckstörungen vorliegen oder wenn aus anderen Gründen die Nahrungsaufnahme eingeschränkt ist. Zu beachten ist allerdings, dass Sondennahrungen regelhaft den Anforderungen einer Diabeteskost nicht gerecht werden und nur als Ultima Ratio anzusehen sind. Um eine sichere Nährstoffversorgung zu gewährleisten, sollten Sondennahrungen grundsätzlich über eine Sonde (nasoenterale oder PEG) verabreicht werden. Die Verabreichung als Trinknahrung ist nicht empfehlenswert, da sie vom Patienten aufgrund seiner Inappetenz nicht getrunken wird. Ältere multimorbide Diabetiker sind meist nicht mehr in der Lage, den Blutzucker selbst zu kontrollieren und die erforderliche Insulinanpassung vorzunehmen. Auch bei älteren Diabetikern darf die Blutzuckereinstellung nicht vernachlässigt werden, weil damit eng die kognitive Leistungsfähigkeit und das körperliche Wohlbefinden verbunden sind. Es gehört zu den Aufgaben der Pflege, die notwendigen Blutzuckerkontrollen durchzuführen und die entsprechenden Maßnahmen für eine tolerable Blutzuckereinstellung zu veranlassen. Als Blutzuckerzielbereich sollten Konzentrationen zwischen 120 und 180 mg/dl angestrebt werden; allerdings dürfen dabei keine Hypoglykämien auftreten. Die Multimorbidität älterer Menschen, die nachlassenden körperlichen und geistigen Fähigkeiten und die häufig nachweisbaren psychischen Probleme bedürfen einer intensiven Zuwendung, einer dem körperlichen Zustand entsprechenden Pflege und medizinischer Versorgung. Diejenigen, die sich zur Aufgabe gemacht haben, älteren Menschen zu helfen, müssen sich immer diesen besonderen Anforderungen bewusst sein. Dies gilt in ganz besonderem Maße für ältere, pflegebedürftige Diabetiker.

Merke

Bei insulinpflichtigen Diabetikern ist darauf zu achten, dass der Spritz-Ess-Abstand eingehalten wird und die andere Medikation zeitgerecht erfolgt. Dies gilt sowohl für die antidiabetische als auch für jede andere Medikamenteneinnahme.

25.3 Nüchternuntersuchungen

Nüchternuntersuchungen wie Endoskopie, Röntgenuntersuchungen, Ultraschall sollten bei jedem Diabetiker morgens so früh wie möglich erfolgen. Dies gilt ganz besonders für insulinspritzende Diabetiker. Verzögert sich wegen der Nüchternuntersuchung beim insulinspritzenden Diabetiker die Insulinzufuhr und das Frühstück vorhersehbar um mehr als 90 Minuten gegenüber der üblichen Zeit, wird bei dem Diabetiker, der mit einer intensivierten Insulintherapie behandelt ist, nur das Basal-Insulin in üblicher Dosis und zur üblichen Zeit gespritzt.

Ist nach der Untersuchung die Einnahme des Frühstücks vor 9.30 Uhr möglich, wird 20 Minuten vor dem verspäteten Frühstück die entsprechende Normal-Insulinmenge verabreicht. Der weitere Tagesablauf, in Hinblick auf Insulinapplikation und Mahlzeitenzufuhr, erfolgt dann wie üblich. Ist die Untersuchung erst nach 9.30 Uhr fertig, bekommt der Patient kein Frühstück; die nächste Mahlzeitenzufuhr ist dann das Mittagessen mit entsprechender vorheriger Normal-Insulingabe.

Unter konventioneller Insulintherapie wird bei Nüchternuntersuchungen, die im Laufe des Vormittags durchgeführt werden, 1/3 der üblichen Insulindosis verabreicht. Der Patient erhält nach der Untersuchung kein Frühstück. Zum Mittagessen wird ihm, entsprechend der Kohlenhydratmenge Normal-Insulin (1 I. E. pro BE) vor der Mahlzeit verabreicht. Das Abendessen und die abendliche Insulindosis erfolgen dann wie gewohnt.

25.4 Vorsichtsmaßnahmen bei Kontrastmittelgabe

Die intravenöse Verabreichung von Röntgenkontrastmittel, z. B. bei einer Angiographie, kann bei Diabetikern mit Nephropathie ein akutes Nierenversagen auslösen. Dabei ist das Risiko des akuten Nierenversagens bei Diabetikern mindestens fünfmal so hoch wie bei Stoffwechselgesunden. Besonders gefährdet sind schlecht eingestellte Diabetiker mit Polyurie und Dehydratation.

Bei gefährdeten Diabetikern sollte bereits vor der Kontrastmittelgabe eine Volumenexpansion mit einer intravenösen Dauerinfusion einer physiologischen Kochsalzlösung durchgeführt werden. Diese Maßnahme sollte während der Untersuchung und noch 24 Stunden danach aufrechterhalten werden.

Bei normoglykämisch eingestellten Diabetikern ist die intravenöse Volumengabe nicht unbedingt erforderlich. Nach der Kontrastmittelgabe muss aber eine gesicherte Trinkmenge von wenigsten 2 l/24 Stunden garantiert sein.

Diabetiker, die unter einer Metformin-Medikation stehen, müssen mindestens 48 Stunden vor der Untersuchung Metformin absetzen und ggf. einer anderen blutzuckersenkenden Maßnahme zugeführt werden. Wegen der ausschließlich renalen Elimination von Metformin kann eine durch die Kontrastmittelgabe bedingte Einschränkung der Nierenfunktion zu schweren Störungen bis zur Entstehung einer Laktatazidose führen.

Jeder Diabetiker, der einer intravenösen Kontrastmittelgabebedarf, muss bezüglich Blutzucker und Nierenfunktion (Kreatinin) gut überwacht werden. Es versteht sich von selbst, dass die Indikation zur intravenösen Kontrastmittelgabe bei Diabetikern äußerst streng gestellt werden muss.

25.5 Verhalten bei Fieber

Jeder fieberhafte Infekt führt zu einer Insulinresistenz und damit zur Erhöhung des Blutzuckers. Ein häufiger Grund für hyperglykämische Entgleisungen sind Infekte, die regelmäßig zu einem höheren Insulinbedarf führen. Die meist begleitende Inappetenz führt aber dazu, dass der Diabetiker, weil er weniger Nahrung zu sich nimmt, oft die Medikation weglässt oder reduziert. Um frühzeitig hyperglykämische Entgleisungen erkennen zu können, sind kurzfristige Blutzuckerkontrollen notwendig. Diabetiker, die die Blutzuckerselbstkontrollen beherrschen, müssen sich testen, um mit einer frühzeitigen Anpassung der Insulindosis einer Hyperglykämie vorzubeugen. Bei schweren fieberhaften Infekten wird nicht selten bei tablettenpflichtigen Diabetikern eine vorübergehende Umstellung auf Insulin notwendig werden.

Für die Praxis!

Folgendes ist bei Fieber zu beachten:

- Erhöhter Insulinbedarf
- Insulin nie weglassen (mindestens die übliche Insulinmenge spritzen, auch wenn nichts oder nur wenig gegessen wird),
- häufigere Blutzuckerkontrollen als üblich,
- bei erhöhten Blutzuckerkonzentrationen Azeton im Urin messen,
- Korrektur mit Normal-Insulin,
- üblichen Ernährungsplan soweit wie möglich einhalten,
- bei Inappetenz Kohlenhydrate in Form von Obst (Fruchtsäften) einnehmen,
- viel trinken, um fieberbedingte Flüssigkeitsverluste auszugleichen.

25.6 Verhalten bei Durchfall und Erbrechen

Bei unstillbarem Erbrechen oder Durchfall ist eine ausreichende Resorption der Kohlenhydrate nicht gewährleistet. Dies kann beim insulinbehandelten Diabetiker zu schweren Hypoglykämien führen. Bei Typ-2-Diabetikern, die mit Tabletten behandelt werden, ist zudem die Medikamentenresorption nicht sichergestellt; in diesem Falle muss u. U. mit Hyperglykämien gerechnet werden.

Für die Praxis!

Bei insulinbehandelten Diabetikern ist zu beachten:

- Wegen mangelhafter Resorption der Kohlenhydrate kann es zu Hypoglykämien kommen.
- Kohlenhydratzufuhr evtl. durch leicht resorbierbare Nahrungsmittel (z. B. Haferflocken- oder Grießbrei, Obst) oder durch kohlenhydratreiche Getränke (z. B. Obstsäfte, gesüßter Tee) ersetzen,
- Erhöhung der Flüssigkeitszufuhr, um die erbrochene, oder mit dem Stuhl verloren gegangene Flüssigkeit zu ersetzen (ggf. Infusionstherapie),
- regelmäßige Blutzuckerkontrollen (häufiger als üblich),
- Korrektur mit Normal-Insulin bzw. mit schnellen BE. U. U. kurzfristige Anpassung der Gesamtinsulinmenge.

Bei tablettenbehandelten Diabetikern ist zu beachten:

- Die mangelhafte Resorption der oralen Antidiabetika kann zu Hyperglykämien führen.
- U. U. kann eine passagere Insulinsubstitution notwendig werden.
- Kohlenhydratmenge durch leicht resorbierbare Nahrungsmittel (z. B. Haferflocken- oder Grießbrei, Obst) oder durch kohlenhydratreiche Getränke (z. B. Obstsäfte, gesüßter Tee) ersetzen,
- regelmäßige Blutzuckerkontrollen (öfters als üblich),
- erforderliche Korrekturen mit schnellen BE, ggf. durch Normal-Insulin,
- Erhöhung der Flüssigkeitszufuhr, um die erbrochene, oder mit dem Stuhl verloren gegangene Flüssigkeit zu ersetzen (ggf. Infusiontherapie).

25.7 Verhalten im Straßenverkehr

Im Straßenverkehr kann eine Hypoglykämie zu einer ausgesprochen gefährlichen Situation für den Diabetiker selbst, aber auch für andere Verkehrsteilnehmer werden. Um eine Selbst- und Fremdgefährdung im Straßenverkehr auszuschließen, muss jedem Diabetiker im Rahmen der Schulung ein verantwortungsbewusstes Verhalten beigebracht werden. Man sollte dem Patienten bewusst machen, dass eine diesbezügliche Unterlassung u. U. auch juristische Konsequenzen haben kann. Bei Diabetikern kann aufgrund von Folgeerkrankungen (schwere Neuropathie mit fehlender Hypoglykämiewahrnehmung, schwere proliferative Retinopathie) die Fahrtüchtigkeit so eingeschränkt sein, dass eine Teilnahme am Straßenverkehr nicht mehr möglich ist. Dies gilt auch, wenn der Diabetiker zu schweren Stoffwechselentgleisungen mit Hypoglykämien neigt. In der Praxis kann einem Diabetiker der Führerschein entzogen werden, wenn er wegen einer schweren Hypoglykämie im Straßenverkehr auffällig geworden ist.

Für die Praxis!

Folgende Regeln muss jeder am Straßenverkehr teilnehmende Diabetiker beachten:

- Vor Antritt einer Fahrt Kontrolle des Blutzuckers, um tiefe und damit hypoglykämieauslösende Blutzuckerkonzentrationen auszuschließen,
- grundsätzlich die gewohnte zeitliche und mengenmäßige Verteilung von Insulin-(Sulfonylharnstoffen) beibehalten,
- nach der Insulinapplikation oder Einnahme von Sulfonylharnstoffen vor Antritt der Fahrt die entsprechende Mahlzeit einnehmen,
- Zwischenmahlzeiten, auch während der Fahrt, zeitgerecht einnehmen,
- bei längeren Autofahrten alle zwei Stunden eine Pause ein legen; während der Pause den Blutzucker kontrollieren und bei niedrigen Konzentrationen etwas essen,
- ausreichende Mengen von schnell resorbierbaren Kohlenhydraten griffbereit im Auto bei sich führen; für den Fall von größeren Fahrtunterbrechungen (Stau, Unfall etc.) zusätzlich Kohlenhydrate in Form von abgepacktem Brot, Keksen, Obst mit sich führen,
- beim geringsten Verdacht auf eine Hypoglykämie **sofort** die Fahrt unterbrechen (nicht erst am nächsten Parkplatz oder versuchen noch nach Hause zu kommen), Blutzucker messen und ggf. schnell wirksame Kohlenhydrate einnehmen,
- Fahrt erst wieder aufnehmen, wenn die Unterzuckerungsreaktion völlig abgeklungen ist und der Blutzucker sich normalisiert hat,
- nie vor oder während der Fahrt Alkohol trinken,
- Nachtfahrten oder ungewöhnlich lange Fahrtzeiten (Urlaub) vermeiden.

Bei einer Erst- oder Neueinstellung sollte solange am Straßenverkehr nicht teilgenommen werden, bis eine stabile Stoffwechselsituation erreicht ist. Dabei ist auch zu beachten, dass während der Phase der Einstellung und unmittelbar danach Refraktionsanomalien mit z. T. erheblicher Sehverminderung auftreten können.

Diese passageren Refraktionsanomalien sind dadurch begründet, dass es zu Wasserverschiebungen am Auge kommt, die den Brechungsindex erheblich verändern.

Für insulinbehandelte Diabetiker gibt es noch weitere, gesetzlich festgelegte Einschränkungen. Sie dürfen keine Fahrzeuge über 7,5 t führen und der gewerbliche Personentransport (Taxi, Bus) ist untersagt. Dies ist im §15d der StVZO festgelegt. Diabetiker mit oralen Antidiabetika sind zur gewerblichen Beförderung von Fahrgästen oder zum Führen eines LKW nur dann zugelassen, wenn sie eine gute Stoffwechselführung ohne Hypoglykämie über mindestens drei Monate nachgewiesen haben.

25.8 Verhalten im Urlaub

Ein Diabetiker kann nahezu alle Urlaubs- und Reiseaktivitäten vornehmen, wenn er die Reise gut vorbereitet und einige Besonderheiten beachtet. Grundsätzlich gilt jedoch, dass man Urlaub mit dem Diabetes und nicht vom Diabetes macht! Auch längere Flugreisen, mit und ohne Zeitverschiebung, können vom Diabetiker bei richtiger Planung durchgeführt werden.

Bei Urlaubsreisen ins Ausland sind besonders die anderen Essensgewohnheiten, die Verwendung von anderen Nahrungsmitteln und besondere Zubereitungsarten zu beachten. Darüber muss sich ein Diabetiker vor Antritt der Reise informieren, um am Urlaubsort seine Kohlenhydrate (BE) richtig berechnen zu können. Zudem sollte er wissen, ob im Urlaubsland sein Insulin erhältlich ist und ob es sich um U-40 oder U-100 Insulin handelt.

Für die Praxis!

Grundsätzlich gilt für jede Urlaubsfahrt:

- Vorher über Essensgewohnheiten informieren,
- ausreichend Insulin/Tablettenvorräte und ausreichend Testmaterial mitnehmen,
- Diabetikerausweis mit Übersetzung in der jeweiligen Landessprache mit sich führen.

25.8.1 Besonderheiten bei Flugreisen ohne Zeitverschiebung

Alle großen Fluggesellschaften bieten Diabetikern an Bord ein Diabetikeressen an, wenn dies rechtzeitig, mindestens 48 Stunden vor Flugbeginn, der Fluggesellschaft mitgeteilt wurde. Es empfiehlt sich, den Wunsch nach einem Diabetikeressen (mit BE-Angaben) gleich beim Flugscheinkauf mitzuteilen, dann übernimmt das Reisebüro die Mitteilung an die Fluggesellschaft.

Für die Praxis!

Grundsätzlich gilt für jeden Flug über zwei Stunden Flugdauer:

- Insulin/Tabletten und Testmaterial im Handgepäck mit nehmen, da aufgegebenes Gepäck verloren gehen kann und Medikamente und vor allem Testmaterial während des Fluges benötigt werden,
- Diabetikerausweis (mit Übersetzung) bei sich führen,
- Ausreichende Mengen von Not-BE (evtl. auch Zwischenmahlzeiten) im Handgepäck mit sich führen.

Zusätzlich sollte ein Diabetiker noch beachten:

- Reduzierter Luftdruck in der Flugkabine (entsprechend 2000 bis 2500 m NN),
- sehr trockene Luft in der Flugkabine (ausreichend trinken! Alkohol möglichst meiden),
- eingeschränkte Bewegungsmöglichkeiten.

25.8.2 Besonderheiten bei Flugreisen mit Zeitverschiebung

Für die Praxis!

Flüge in Ost-West-Richtung:
- Der Tag wird um die Stunden der Zeitverschiebung länger,
- evtl. zusätzliche Zwischenmahlzeiten einschieben,
- Blutzucker alle 2 Stunden messen,
- zur Korrektur und evtl. zu den Zwischenmahlzeiten kleine Dosen Normal-Insulin spritzen,
- verringerte körperliche Aktivität berücksichtigen,
- am Zielort Mahlzeiten zu den Zeiten einnehmen, wie sie dort ortsüblich sind,
- übliche BE-Verteilung nach Möglichkeit beibehalten,
- Insulinsubstitution wie gewohnt durchführen,
- hohe Blutzuckerwerte mit Normal-Insulin korrigieren,
- Tagesrhythmus rasch an die Ortszeit anpassen.

Flüge in West-Ost-Richtung:
- Der Tag wird um die Stunden der Zeitverschiebung kürzer,
- Basal-Insulindosis vor Flugbeginn pro Stunde Zeitverkürzung um 1 I. E. reduzieren,
- regelmäßig alle 2 Stunden Blutzucker messen,
- Korrektur mit Normal-Insulin,
- verringerte körperliche Aktivität berücksichtigen,
- am Zielort Mahlzeiten zu den Zeiten einnehmen, wie sie dort ortsüblich sind,
- übliche BE-Verteilung nach Möglichkeit beibehalten,
- Insulinsubstitution wie gewohnt durchführen,
- hohe Blutzuckerwerte mit Normal-Insulin korrigieren,
- Tagesrhythmus rasch an die Ortszeit anpassen.

26 Diabetes und Sport

Körperliche Aktivität ist neben der Ernährungstherapie und der Pharmakotherapie eine wesentliche Grundsäule der Behandlung. Darüber hinaus hat sich gezeigt, dass Muskelarbeit einen ausgesprochen günstigen präventiven Effekt beim potenziellen Typ-2-Diabetiker besitzt und in der Lage ist, das Auftreten der Erkrankung zu verzögern. Des Weiteren darf nicht vergessen werden, dass eine Steigerung der körperlichen Aktivität einen positiven Einfluss auf viele Begleit- und Folgeerkrankungen (z. B. Hypertonie, Fettstoffwechselstörungen, kardiovaskuläre Erkrankungen, Übergewicht) des Diabetes hat und somit ganz wesentlich das Schicksal des Diabetikers mitbestimmen kann. Ungeachtet dessen steigert die körperliche Aktivität das Wohlbefinden und führt zu einer verbesserten Lebensqualität.

26.1 Physiologische Grundlagen

Mit Beginn der Muskelarbeit sinkt beim Gesunden die endogene Insulinsekretion auf etwa die Hälfte ab und die hepatische Glukoneogenese wird gesteigert. Dies führt im Endeffekt dazu, dass vermehrt Glukose und damit Energie der arbeitenden Muskulatur zur Verfügung steht. Die Regulierung ist sehr fein abgestimmt und verhindert hypo- und hyperglykämische Zustände, da die Glukosemehrproduktion genau dem Mehrbedarf der Muskulatur entspricht. Dies bedeutet, dass letztlich der Blutzucker beim Stoffwechselgesunden weitgehend konstant bleibt. Nur bei sehr langer (über mehrere Stunden) und intensiver Muskelarbeit kommt es bei fehlender Kohlenhydratzufuhr nach Erschöpfung der entsprechenden Glukosevorstufen, zu einem leichten Abfall des Blutzuckers.

26.1.1 Besonderheiten beim Typ-1-Diabetes

Beim Typ-1-Diabetiker ist die Situation völlig anders. Die zirkulierende Insulinkonzentration ist direkt abhängig vom Wirkprofil des injizierten Insulins, sinkt mit Beginn der körperlichen Aktivität nicht ab und die hepatische Glukoseneubildung steigt nur geringfügig an. Die Folge ist, dass die arbeitende Muskulatur mehr Glukose aufnimmt als nachgebildet wird, und somit die Blutzuckerkonzentration abfällt und hypoglykämische Zustände eintreten können.

Liegt jedoch zum Zeitpunkt der körperlichen Aktivität ein Insulinmangel vor (Weglassen der Insulinspritze, letzte Insulininjektion liegt lange zurück, hohe Blutzuckerkonzentrationen), nimmt die Glukoseneubildung in der Leber sehr stark zu und wegen des Insulinmangels kann die arbeitende Muskulatur die Glukose nicht aufnehmen und als Resultat steigt der Blutzucker an. Auch das Muskelglykogen steht im Insulinmangel als Energielieferant nur sehr eingeschränkt zur Verfügung, so dass die Muskelzelle nahezu ausschließlich auf die Verbrennung von Fettsäuren angewiesen ist. Dies beinhaltet jedoch eine beschleunigte Ketogenese mit der Gefahr einer ketoazidotischen Entgleisung. Für den Typ-1-Diabetiker bedeutet dies, dass bei Vorliegen von hohen zirkulierenden Insulinkonzentrationen die Gefahr einer Hypoglykämie besteht, bei zu niedrigem oder fehlendem Insulin der Blutzucker dramatisch ansteigt und nur bei ausgeglichenen Insulinkonzentrationen der Blutzucker im Normbereich bleibt. Für den Patienten erfolgt die erforderliche Orientierung am Blutzucker.

Kurz gefasst!

Hohe Blutzuckerkonzentrationen über 250 mg/dl (13,9 mmol/l) signalisieren einen Insulinmangel und Muskelarbeit sollte unterbleiben, genauso wie bei tiefen Blutzuckerkonzentration von unter 100 mg/dl (5,6 mmol/l), wenn nicht für eine vorherige ausreichende Kohlenhydratzufuhr gesorgt ist.

26.1.2 Besonderheiten beim Typ-2-Diabetes

Der Typ-2-Diabetiker ist charakterisiert durch eine Insulinresistenz an der Skelettmuskulatur und eine dadurch bedingte verminderte muskuläre Glukoseaufnahme. Trotz dieses Defekts kommt es beim Typ-2-Diabetiker, selbst bei Vorliegen einer Hyperglykämie, unter der Muskelarbeit nicht zu einem weiteren Anstieg der Blutglukose, da Insulin in ausreichenden Mengen vorhanden ist. Das Insulin ist über die vorhandene Insulinresistenz zwar weniger wirksam, aber doch ausreichend, um Glukose in die Muskelzelle einzuschleusen. Darüber hinaus führt die körperliche Aktivität zu einer Verminderung der Insulinresistenz und damit zu einer deutlichen Verbesserung der Stoffwechselsituation. Adipöse Patienten profitieren ganz besonders stark von einer gesteigerten körperlichen Aktivität, da der vorhandene Hyperinsulinismus reduziert wird und somit ganz wesentlich dazu beitragen kann, das überhöhte Körpergewicht zu reduzieren. Insofern ist die vermehrte Muskelarbeit ein sinnvolles und „kausales" Behandlungsziel beim Typ-2-Diabetiker. Bei Typ-2-Diabetikern, die Sulfonylharnstoffe einnehmen, ist bei tiefnormoglykämischer Einstellung Vorsicht geboten, da die medikamentös stimulierte Insulinsekretion unter der körperlichen Belastung nicht abnimmt und somit Hypoglykämien ausgelöst werden können. Die körperliche Belastbarkeit muss bei jedem Typ-2-Diabetiker individuell – am besten mit einem Belastungs-EKG ermittelt werden. Das zwar effektive und kausale Therapieprinzip der Muskelarbeit, nicht nur im Hinblick auf die Blutzuckerhomöostase, sondern auch auf den positiven lipidsenkenden Effekt, kann jedoch kontraindiziert sein, z. B. bei Vorliegen von kardiovaskulären Erkrankungen. Auch Neuropathien limitieren oft eine Steigerung der körperlichen Aktivität.

26.2 Praktische Hinweise

Ungewohnte körperliche Belastungen beim Typ-1-Diabetiker sollten grundsätzlich geplant werden. Die Information über den aktuellen Blutzucker mittels Selbstkontrolle ist unerlässlich. Liegt der Blutzucker unmittelbar vor der geplanten körperlichen Aktivität über 250 mg/dl (13,9 mmol/l) muss der Urin auf Ketonkörper geprüft werden, da keinesfalls, wegen der Gefahr der ketoazidotischen Entgleisung, bei positivem Ketonkörpernachweis eine verstärkte körperliche Aktivität durchgeführt werden darf. Zielwert vor der Belastung sollte ein Blutzucker von < 200 mg/dl (11,0 mmol/l) sein. Bei langandauernder Muskelarbeit muss während der Tätigkeit der Blutzucker gemessen werden. Die Korrektur hypoglykämischer Blutzuckerkonzentrationen (< 100 mg/dl; 5,6 mmol/l) erfolgt mit sog. „Sport-BE“ in Form von Fruchtsaftgetränken, Bananen oder sog. Sportgetränken etc.

Für die Praxis!

Unabdingbare Maßnahmen beim Typ-1-Diabetiker:

- Blutzuckermessung vor der Belastung,
- bei Blutzuckerwerten > 250 mg/dl (> 13,9 mmol/l) zusätzlich Ketonkörpermessung, Ausgleich des Insulinmangels durch Insulininjektion,
- bei Ketonurie keine körperliche Belastung durchführen,
- bei längerer körperlicher Aktivität Blutzuckerkontrollen,
- auf ausreichende Kohlenhydratzufuhr achten,
- als Notproviant immer Traubenzucker mit sich führen,
- Diabetikerausweis bei sich tragen,
- nach der körperlichen Aktivität und 2 Stunden später Blutzucker messen,
- auf ausreichende Kohlenhydratzufuhr nach der Belastung achten,
- angehörige bzw. Sportkameraden über notwendige Maßnahmen bei Hypoglykämie informieren.

Traubenzucker als Notproviant muss immer mitgeführt werden, ebenso wie der Diabetikerausweis. Bei sportlicher Aktivität ist es ratsam, die begleitenden Sportkameraden über das Hypoglykämie-Risiko zu informieren und sie bezüglich der entsprechenden Maßnahmen zu unterrichten. Am Ende der sportlichen Aktivität und zwei Stunden später muss der Blutzucker kontrolliert werden, da Hypoglykämien nicht selten erst Stunden nach der sportlichen Aktivität auftreten. Die Anpassung an die vermehrte Muskelarbeit kann beim Typ-1-Diabetiker mit zwei Maßnahmen durchgeführt werden, die oft miteinander kombiniert werden müssen, dies gilt insbesondere für Dauerbelastungen von über 1 Stunde:

1. Erhöhung der Kohlenhydratzufuhr.
2. Reduzierung der zu spritzenden Insulinmengen.

Tab. 26.1 Verhaltensregeln bei Muskelarbeit

Kurzbelastung (kürzer als 1 Stunde)	**Dauerbelastung (länger als 1 Stunde)**
Vorher:	Vorher:
Blutzucker messen	Blutzucker messen
1 langsame BE pro 30 Minuten Belastung	Insulindosis um mindestens 50 % reduzieren
Not-BE bereithalten	2-3 langsame BE pro 60 Minuten Belastung
	Not-BE bereithalten
Danach:	Danach:
Blutzucker messen	Blutzuckermessen
	Spät abends noch mal messen ggf. Kohlenhydrate essen

Tab. 26.2 Zufuhr von „Sport-BE" in Abhängigkeit von der Belastung und vom Ausgangsblutzucker

Belastung/Dauer	**Ausgangsblutzucker**	**Sport-BE**
Leichte Aktivität, z.B		
1 km Gehen	<130 mg/dl (7,2 mmol/l)	1 BE
1/2 Stunde langsam Rad fahren	>130 mg/dl (7,2 mmol/l)	Keine BE
Mittlere Aktivität, z. B.		
1 Stunde Schwimmen	<100 mg/dl (5,5 mmol/l)	2 – 4 BE
1 Stunde Tennis/Joggen	100 – 160 mg/dl (5,5 – 8,8 mmol/l)	1 – 2 BE
1 Stunde Gartenarbeit	>160 mg/dl (8,8 mmol/l)	Keine BE
Starke Aktivität, z. B.		
1 Stunde Fußball	<100 mg/dl (5,5 mmol/l)	4 BE
1 Stunde schnelles Rad fahren	100 – 160 mg/dl (5,5 – 8,8 mmol/l)	2 – 4 BE
1 Stunde Schnee schaufeln	>160 mg/dl (8,8 mmol/l)	1 BE

Sportaktive die kurzwirkenden Insulinanaloge verwenden, dürfen keinenfalls unmittelbar nach der Insulininjektion Sport betreiben, da sonst die Hypoglykämiegefahr sehr groß ist. Auf eine ausreichende Reduktion der Insulindosis und auf ausreichende Kohlenhydratzufuhr ist zu achten.

Beispiel

Herr Maier, ein 28-jähriger normalgewichtiger Typ-1-Diabetiker mit intensivierter Insulintherapie, unter Verwendung eines langwirksamen Insulinanalogons und eines schnellwirkenden Insulinanalogons zu den Mahlzeiten, will abends um 18 Uhr noch eine Stunde intensiv Fußball spielen. Er verhält sich richtig, wenn er zuerst den Blutzucker kontrolliert (126 mg/dl) und nach der Messung seine Abendmahlzeit einnimmt. Da er unmittelbar nach der Mahlzeit sein Fußballtraining beginnen möchte, vermindert Herr Maier die Dosierung seines kurzwirksamen Insulinanalogons um 50 %. Anstelle von 12 Einheiten spritzt er nur 6 Einheiten, außerdem erhöht er die BE-Menge seiner Abendmahlzeit von 5 BE auf 7 BE. Da Herr Maier ein schnellwirkendes Insulinanalog verwendet sollte er nach 30 Minuten intensivierter sportlicher Aktivität den Blutzucker messen und erneut 1 – 1½ Stunden später um eine Hypoglykämie rechtzeitig zu erkennen. Er sollte auf alle Fälle schnell verfügbare „Sport-BE" zum Training mitnehmen.

In Tabelle 26.1 sind die wichtigsten Verhaltensregeln zusammengefasst.

Bei der Zufuhr von „Sport-BE" muss neben der Dauer und der Intensität der Belastung auch der Ausgangsblutzucker Berücksichtigung finden. Die Tabelle 26.2 kann als Anhalt für die erforderliche BE-Zufuhr dienen.

26.3 Geeignete und ungeeignete Sportarten

Ideal für Diabetiker sind Ausdauersportarten, während Kraftsportarten von metabolischer Seite weniger geeignet erscheinen. Sportarten, die im Falle der Hypoglykämie zur Selbst- oder Fremdgefährdung führen können, dürfen von Diabetikern nicht ausgeübt werden. Geeignete und ungeeignete Sportarten sind in Abbildung 26.1 dargestellt.

Die koronare Herzkrankheit ist bei Diabetikern ausgesprochen häufig und läuft, insbesondere bei Vorliegen einer autonomen Neuropathie, meist weitgehend symptomlos ab. Aus diesem Grund muss durch ein Belastungs-EKG eine mögliche Gefährdung des Patienten durch die sportliche Aktivität erkannt werden und ggf. von einer derartigen Aktivität abgeraten werden. Ähnliches gilt für periphere arterielle Verschlusskrankheit (pAVK), die bei Diabetikern oft den typischen Wadenschmerz vermissen lässt und zu einer Zunahme der Ischämie im peripheren Bereich führen kann.

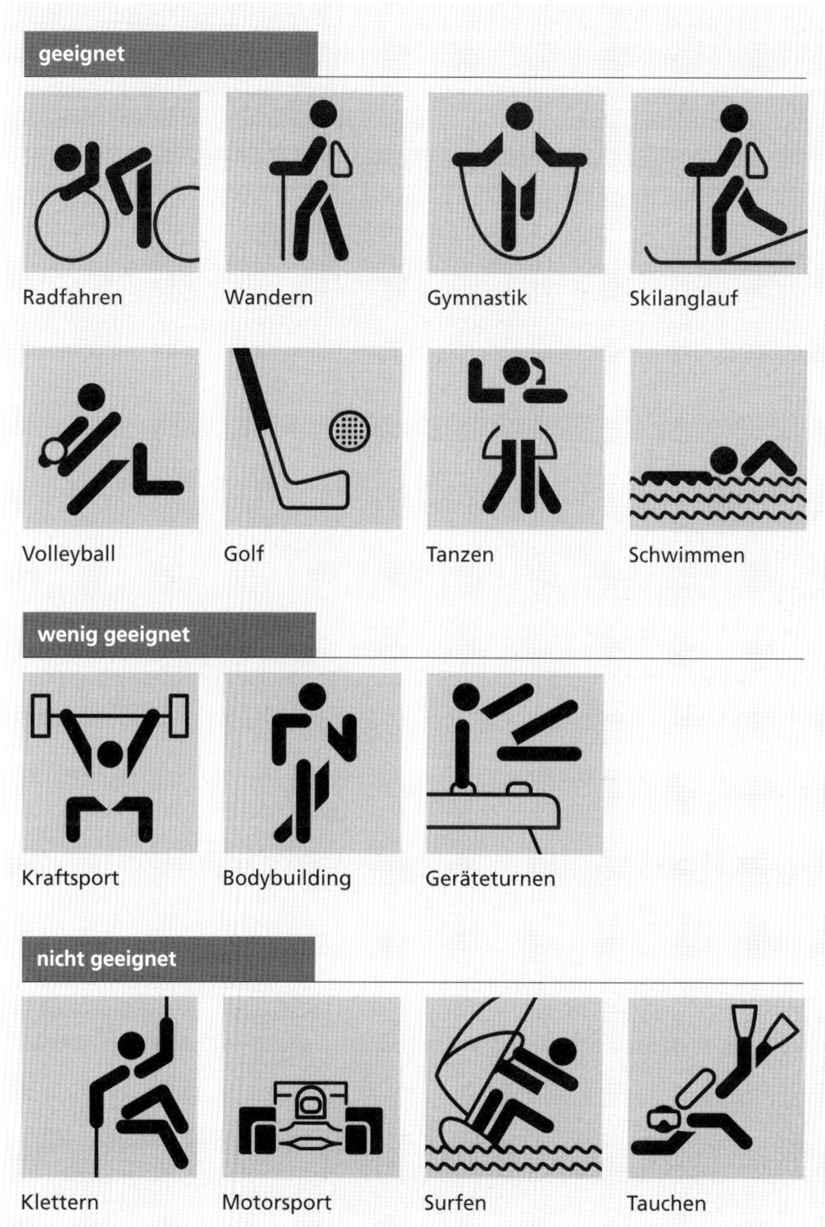

Abb. 26.1 Geeignete und ungeeignete Sportarten für Diabetiker

Auch Patienten mit proliferativer diabetischer Retinopathie, unkontrollierter Hypertonie, gehäuften Hypoglykämien, ausgeprägter autonomer Neuropathie muss von einer sportlichen Aktivität abgeraten werden. Muskelarbeit sollte nach Möglichkeit geplant und vor allem regelmäßig durchgeführt werden. Sporadische Belastungen sind ungeeignet, da die Blutzuckereinstellung hierdurch erheblich erschwert werden kann. Regelmäßige körperliche Aktivität gehört fest integriert in den Alltag, sollte nach Möglichkeit täglich, mindestens jedoch dreimal wöchentlich, durchgeführt werden. Im Vordergrund stehen dabei nicht nur der blutzuckersenkende Effekt, sondern auch das allgemeine Kreislauftraining und metabolische Effekte auf den Lipidstoffwechsel, der Erhalt der Beweglichkeit, das Wohlbefinden und die Kontaktmöglichkeit mit anderen Menschen.

27 Sozialmedizinische Aspekte

Diabetiker können genauso wie Nichtdiabetiker im Alltag, im Beruf und in der Familie, im zwischenmenschlichen Bereich und in der Freizeit Schwierigkeiten und Probleme bekommen. Nicht nur der Diabetiker, sondern auch die Mitmenschen müssen die Stoffwechselstörung Diabetes akzeptieren. Durch richtige und offene Information und Diskussionen in der Familie, bei den Freunden und am Arbeitsplatz lassen sich oft Vorurteile, Angst und Akzeptanzprobleme abbauen.

Kurz gefasst!

Um Problemen von vorneherein aus dem Weg zu gehen, muss der Diabetiker lernen:

- Offen zu seiner Erkrankung zu stehen,
- seine Umgebung sachgerecht zu informieren,
- die Toleranzbereitschaft seiner Mitmenschen nicht übermäßig zu strapazieren
- und sich nicht als Außenseiter zu betrachten.

Wenn ein Diabetiker selbst seine Krankheit nicht akzeptiert, wenn er Ängste aufbaut (Hypoglykämie-, Folgeerkrankungs-, Versagensängste), sollte man nicht zögern ihn einem Psychologen, der mit den Problemen und Ängsten des Diabetikers Erfahrung hat, vorzustellen.

27.1 Potenzstörungen

Ein häufig nicht offen gelegtes Problem sind Potenzstörungen, die nicht nur psychisch sehr belastend sind, sondern u. U. auch eine Partnerschaft gefährden können.

Nach Angaben der Literatur leidet jeder zweite männliche Diabetiker unter erektilen Potenzstörungen, die sich meist schon nach einer nur 5- bis 10-jährigen Diabetesdauer manifestieren. Ursächlich verantwortlich für die erektile Impotenz ist die autonome Neuropathie, aber unter Umständen auch die Mikroangiopathie. Natürlich können auch beim Diabetiker, wie bei Stoffwechselgesunden, psychische Ursachen, Medikamente (Psychopharmaka, Sedativa), Alkohol und Nikotin als Ursachen in Frage kommen. Zur Abklärung der Potenzstörungen des Diabetikers bedarf es einer eingehenden ärztlichen und psychologischen Untersuchung. Neben operativen Möglichkeiten (Implantation einer Penisprothese) hat sich in den letzten Jahren auch die Vakuumpumpe , die orale Therapie mit Phosphodiesterasehemmern (z. B.Viagra®) oder die SKAT-Methode (Schwellkörperautoinjektionstherapie) bei Vorliegen einer autonomen Neuropathie bei Diabetikern immer mehr durchgesetzt.

Selbstverständlich müssen vorher eingehende Gespräche mit dem Patienten unter Einbeziehung des Lebenspartners geführt werden, zu denen auch ein Psychologe herangezogen werden sollte.

27.2 Ausbildung und Beruf

Ein Diabetiker kann, wenn keine weitere schwer wiegende Krankheit oder fortgeschrittene Diabeteskomplikationen vorliegen, alle Berufe und Tätigkeiten ausüben, die seinen Neigungen, Begabungen, praktischen Fähigkeiten und seiner Ausbildung entsprechen. Bei der Wahl des Berufes muss jedoch eine Selbst- oder Fremdgefährdung, z. B. bedingt durch Hypoglykämien, ausgeschlossen werden.

27.2.1 Für Diabetiker nicht geeignete Berufe

Berufe mit *Absturzgefahr* (Dachdecker, Zimmermann etc.), Tätigkeiten die dem *gewerblichen Personentransport* dienen (Lokomotivführer, Pilot, Busfahrer), verantwortliche *Überwachungsfunktion* beinhalten (z. B. Schrankenwärter) oder mit dem *Gebrauch von Waffen* verbunden sind (Polizist, Soldat) dürfen von Diabetikern nicht ausgeübt werden.

27.2.2 Für Diabetiker nicht empfehlenswerte Berufe

Nicht empfehlenswerte Berufe sind alle, die eine zuverlässige Stoffwechselführung nicht gewährleisten, z. B.

- nicht vorhersehbarer starker körperlicher Belastung,
- unregelmäßigen Essenszeiten,
- Schichtarbeit mit kurzfristig wechselnden Schichten,
- alle Berufe mit unregelmäßigem Tagesablauf.

Eine berufliche Um- oder Neuorientierung muss dann empfohlen werden,

- wenn Schichtarbeit mit rasch wechselnden Schichten unvermeidbar ist,
- wenn der Beruf durch zeitliche Belastung keine Selbstkontrolle, Zwischenmahlzeiten und Insulininjektionen ermöglicht,
- wenn der Beruf unvorhergesehene körperliche Belastungen beinhaltet, die zu erheblichen Stoffwechselentgleisungen führen können,
- wenn im Berufsleben nicht kompensierbare Ernährungsfehler unvermeidlich sind.

Oft lässt sich jedoch durch gute Schulung und durch ein offenes Gespräch mit dem Arbeitgeber, den direkten Vorgesetzten, den Arbeitskollegen und mit dem Betriebsarzt eine für den Betroffenen akzeptable und befriedigende Lösung finden.

27.3 Öffentlicher Dienst

Für die Einstellung im öffentlichen Dienst, insbesondere für Beamte, gelten für Diabetiker folgende Bedingungen, die durch eine eingehende ärztliche Untersuchung zu erheben sind. Es soll sichergestellt sein, dass

- keine Folgeschäden an Augen und Nieren vorliegen,
- eine gute Stoffwechselführung vorliegt,
- regelmäßige Kontrollen (Hausarzt und Selbstkontrolle) dokumentiert sind,
- die auszuübende Tätigkeit keine Selbst- oder Fremdgefährdung durch Hypoglykämien beinhaltet.

27.4 Führerschein

Ein gut eingestellter Diabetiker, der im Hinblick auf das Hypoglykämierisiko geschult ist und keine fortgeschrittenen Folgeerkrankungen aufweist, kann am Straßenverkehr teilnehmen. Für diätetisch eingestellte Typ-2-Diabetiker treten im allgemeinen keine Probleme auf. Für Typ-2-Diabetiker unter oralen Antidiabetika gilt dies in aller Regel auch, wenn die Stoffwechseleinstellung gut ist und kein wesentliches Hypoglykämierisiko (Glibenclamid!) besteht. Insulinspritzende Diabetiker dürfen Fahrzeuge über 7,5 t (Führerschein-Klasse C) sowie Fahrzeuge zur Fahrgastbeförderung (Taxi, Bus) wegen der Hypoglykämiegefährdung im Regelfall nicht fahren. Nach den neuen EU-Richtlinien kann jedoch bei gut eingestellten Diabetikern, die kein Hypoglykämierisiko aufweisen, eine Ausnahmegenehmigung beantragt werden. Hierfür ist eine gute Stoffwechsellage ohne Unterzuckerungen über 3 Monaten zu dokumentieren und ein ausführliches Gutachten notwendig, wobei regelmäßig eine Nachuntersuchung nach höchstens 2 Jahren erforderlich ist. Schwer einstellbare Diabetiker mit Neigung zur Hypoglykämie, insbesondere wenn die Hypoglykämiesymptomatik nicht oder in nur abgeschwächter Form oder zu spät bemerkt wird, dürfen im Straßenverkehr kein Kraftfahrzeug führen.

27.5 Grad der Behinderung

Nach § 3 SchwbG (Schwerbehindertengesetz) ist behindert, wer von den Auswirkungen einer nicht nur vorübergehenden Funktionsbeeinträchtigung (über sechs Monate) betroffen ist, die auf einem regelwidrigen körperlichen, geistigen oder seelischen Zustand beruht.

Kurz gefasst!

Der Grad der Behinderung (GdB) wird bei Diabetikern folgendermaßen bewertet:

- Durch Diät und durch orale Antidiabetika gut ausgleichbar, ohne Komplikationen 0 – 10 %,
- nicht gut ausgleichbar, starke BZ-Schwankungen 20 %,
- mit Diät und Insulin ausgleichbar, ohne Komplikationen 30 %,
- mit Insulin schwer einstellbar (meist nur für Kinder oder im Kindesalter aufgetretener Diabetes mellitus) 40 – 60 ‰

Neben der GdB gibt es noch Zusatzbezeichnungen:

- G = Beeinträchtigung der Bewegungsfähigkeit im Straßenverkehr,
- B = Notwendigkeit einer ständigen Begleitung,
- aG = Außergewöhnliche Gehbehinderung,
- H = Hilflose Person,
- RF = Befreiung von der Rundfunkgebühr,
- BL = Blindheit,
- GL = Gehörlosigkeit.

Der Grad der Behinderung (GdB) für einen Schwerbeschädigtenausweis muss mindestens 50 % betragen.

Bei unter 50 %, aber mindestens 30 %, kann ein Antrag auf Gleichstellung gestellt werden. Voraussetzung für eine Anerkennung als „Schwerbeschädigter" ist eine Antragstellung beim zuständigen Sozialamt. Vordrucke sind auch beim Gemeindeamt erhältlich. Es ist empfehlenswert, ein Duplikat zu behalten, da das Sozialamt regelmäßig Informationen beim Hausarzt einholt.

Sollte das Versorgungsamt den Antrag ablehnen, kann innerhalb von einem Monat nach Zustellung des ablehnenden Bescheids Widerspruch eingelegt werden. Falls auch der Widerspruch abgelehnt wird, kann Klage beim Sozialgericht bzw. Berufung beim Landessozialgericht erhoben werden. Hierfür fallen keine Kosten an und es besteht auch kein Anwaltszwang.

Behinderte mit einer GdB von weniger als 50 %, aber mindestens 30 % können mit Schwerbeschädigten gleichgestellt werden, wenn sie infolge ihrer Behinderung ohne

Gleichstellung einen geeigneten Arbeitsplatz nicht erlangen oder nicht behalten können. Die Gleichstellung ist mit dem Tage der Antragstellung wirksam, kann aber befristet werden. Der Antrag ist bei der zuständigen Agentur für Arbeit zu stellen. Dem Antrag muss der Bescheid des Versorgungsamtes über den Grad der Behinderung beigefügt sein. Weil durch die Gleichstellung auch die Rechte des Arbeitgebers berührt werden, muss der Antragsteller mit der Unterrichtung des Arbeitgebers durch die Agentur für Arbeit einverstanden sein. Gleichgestellten kann – wie Schwerbehinderten – nur mit Zustimmung der Hauptfürsorgestelle gekündigt werden. Anspruch auf Zusatzurlaub besteht nicht. Die alleinige Festsetzung der Schwerbehinderung nach dem SchwbG reicht nicht zu einer Berufs- oder Erwerbsunfähigkeitsrente. Die vorzeitige Altersrente ab dem 60. Lebensjahr ist möglich, wenn eine Versicherungszeit von über 35 Jahren nachgewiesen ist.

27.6 Steuerermäßigung

Diabetiker können ungewöhnliche Belastungen beim Finanzamt geltend machen. Auf Antrag werden jährlich Pauschalbeträge gewährt, allerdings nur dann, wenn der Grad der Behinderung (GdB) mehr als 25 % beträgt (Tab. 27.1).

Für Kinder und Jugendliche mit Diabetes mellitus kann ein jährlicher Pauschalbetrag von 3.700 € geltend gemacht werden, wenn vom Versorgungsamt „Hilflosigkeit" im Sinne des § 33b Einkommensteuergesetz (EStG) bescheinigt worden ist. Dies wird stets bis zur Vollendung des 16. Lebensjahres (in Ausnahmen auch bis zum 18. Lebensjahr) unterstellt. Gewertet wird hier nicht der gesundheitliche Zustand, sondern die laufenden Kontrollen des Blutzuckers, der Zubereitung der Mahlzeiten sowie die Überwachung der körperlichen Aktivitäten, um gesundheitliche Schäden durch Hypoglykämien zu vermeiden.

Tab. 27.1 Pauschalbeträge aufgrund von Behinderungen (Stand: 2009)

Stufe	GdB (%)	Pauschalbetrag (Euro)
1	25 – 30	310,00
2	35 – 40	420,00
3	45 – 50	570,00
4	55 – 60	720,00
5	65 – 70	890,00
6	75 – 80	1.060,00
7	85 – 90	1.230,00
8	95 – 100	1.420,00
Hilflose und Blinde		3.700,00

28 Qualitätsmanagement

Qualitätssicherungsmaßnahmen sind gesetzlich vorgeschrieben. So regeln die §§ 135 und 136 SGB V im vertragsärztlichen ambulanten Bereich und die §§ 137 und 137a SGB V in der stationären Versorgung die Qualitätssicherung. Das Sozialgesetzbuch V (SGB V) vom 1. Juli 1997 legt fest, dass es Aufgabe der Bundesärztekammer ist, den Inhalt von Qualitätssicherungsmaßnahmen zu definieren. Derzeit sind diese jedoch noch nicht in allen Einzelheiten erarbeitet.

Kaum ein Gebiet der Inneren Medizin ist für ein Qualitätsmanagement so gut geeignet wie die Diabetologie. Alle Parameter sind gut messbar und Erfolg und Misserfolg quantifizierbar. Zudem erlauben groß angelegte Studien (DDCT, UKPDS) eine sichere Aussage über die Effizienz einzelner Behandlungsstrategien („evidence based medicine"), internationale Richtlinien sind erarbeitet und es liegen mehrere Qualitätsmanagement-Programme vor. Qualität und Qualitätsmanagement ist schwer zu definieren:

„Die Gesamtheit von Eigenschaften und Merkmalen eines Produktes oder Dienstleistung, die sich auf deren Eignung zur Erfüllung festgelegter Erfordernisse beziehen"
(DIN ISO 8402)

„Realisierte Beschaffenheit einer Einheit bezüglich Qualitätsforderung"
(Deutsche Gesellschaft für Qualität)

„Qualität ist der unter Anwendung des derzeitigen Wissens vom medizinischen Versorgungssystem erreichte Grad der Wahrscheinlichkeit, für den Patienten erwünschte Therapieresultate zu erzeugen und unerwünschte Behandlungsergebnisse zu vermeiden"
(US Joint Commission on the Accreditation of Health Care Organisation)

„Qualität ist das Erreichte im Verhältnis zum Machbaren bezogen auf die Menge des Gewünschten"
(Van Eimeren)

Im Grundsatz konzentriert sich die Definition auf zwei Punkte:
1. Was ist mit den heutigen Möglichkeiten machbar?
2. Was nutzt es dem Patienten?

28.1 Leitlinien

In der Diabetologie wurden schon vor längerer Zeit Leitlinien (Guidelines) zur Diagnostik, Therapie und Kontrolle des Diabetes festgelegt. Sie berücksichtigen im Hinblick auf den Patientennutzen das Machbare. So schreibt die European IDDM Policy Group in ihren 1993 veröffentlichten „Guidelines for management of insulin dependent (Typ 1) Diabetes": „*Wer von den Leitlinien abweicht, wird dies zu begründen haben*". Damit wird deutlich, dass im Einzelfall, wenn ein plausibler Grund vorliegt, von den Empfehlungen abgewichen werden kann. Dies kann z. B. bedeuten, dass ein Typ-1-Diabetiker nicht einer intensivierten Insulintherapie zugeführt wird, weil er wegen eingeschränkter intellektueller Fähigkeit nicht schulbar ist und Blutzuckerselbstkontrollen und eine Insulinanpassung nicht durchführen kann. Die eingeschränkten intellektuellen Fähigkeiten müssen aber begründbar sein. Leitlinien dienen dazu, aufgrund der wissenschaftlichen und praktischen Erfahrung und der gesicherten Studienergebnisse Behandlungsstrategien festzulegen, so dass jeder Behandler – auch derjenige, der keine so weit reichende Erfahrung hat – gute Behandlungsergebnisse erzielen kann und somit jeder Patient, gleichgültig wo er behandelt wird, davon profitiert.

Die aktuellen Leitlinien der Deutschen Diabetes Gesellschaft findet man unter www.deutsche-diabetes-gesellschaft.de oder unter www.awmf-online.de

28.2 Formen des Qualitätsmanagements

Beim Qualitätsmanagement unterscheidet man drei Formen:
1. Strukturqualität
2. Prozessqualität
3. Ergebnisqualität

28.2.1 Strukturqualität

Die Strukturqualität beinhaltet die äußeren Bedingungen wie bauliche und räumliche Ausstattung, die Anzahl und die Ausbildungsqualität des Personals, die innere Organisation (z. B. Vorliegen eines Schulungs-Curriculums, Etablierung von Qualitätszirkeln etc.) sowie die medizinischen und diagnostischen Konzepte.

Die Strukturqualität beschreibt letztlich die Rahmenbedingungen, die für eine qualifizierte Behandlung notwendig sind. Die Strukturqualität ist gut zu erfassen und erlaubt eine Aussage, ob die strukturellen Grundvoraussetzungen für eine fachlich richtige Behandlung vorhanden sind. Sie gestattet jedoch keine Aussage darüber, ob die Behandlung auch richtig durchgeführt wurde.

28.2.2 Prozessqualität

Mit der Prozessqualität werden die Handlungsabläufe beschrieben, d. h. es wird festgehalten, was im Einzelnen mit dem Patienten geschieht und zwar nicht nur hinsichtlich der medizinischen Versorgung, sondern auch bezüglich Service und Ambiente. Sie beinhaltet von der Anamnese-Erhebung bis zu den diagnostischen und therapeutischen Maßnahmen alles, was direkt mit dem Patienten passiert, einschließlich der Servicequalität wie Wartzezeiten, Pflege, Essensqualität etc.

Während die Strukturqualität keine Aussage über die Versorgung des Patienten zulässt, umschreibt die Prozessqualität ganz genau, was an Leistungen und wie häufig diese durchgeführt wurden, z. B. ob das HbA_{1c} regelmäßig vierteljährlich gemessen wird oder nur sporadisch. Die Prozessqualität umfasst auch die entsprechende Dokumentation. Es wird deutlich, dass ohne entsprechende Strukturqualität keine Prozessqualität möglich ist. Vor Erfassung der Prozessqualität müssen die strukturellen Voraussetzungen geschaffen sein.

28.2.3 Ergebnisqualität

Die Ergebnisqualität überprüft die Langzeitergebnisse der Behandlung bezüglich ihrer Endpunkte. Sie ist die letzte und vielleicht auch die wichtigste Qualitätsstufe, denn damit wird das Ziel des therapeutischen Bemühens erfasst.

Bezüglich des Diabetes mellitus bedeutet dies, dass man erst nach einer längeren Behandlungsdauer abfragen kann, ob und in welchem Ausmaß diabetische Folgeerkrankungen eingetreten sind. Über die Struktur- und Prozessqualität kann dann überprüft werden, ob alles medizinisch Machbare getan wurde, um die diabetische Folgeerkrankung zu verhindern. So kann z. B. nachgefragt werden, ob bei einer notwendigen Fußamputation alle Maßnahmen durchgeführt wurden, um ein diabetisches Fußsyndrom zu vermeiden (z. B. regelmäßige Inspektion des Fußes, Überprüfung des Vibrationsempfindens, angiologische Untersuchungen).

Aber nicht nur Endpunkte, die erst nach vielen Jahren auftreten, sondern auch relativ kurzfristige Ziele, wie HbA_{1c} und Lipide oder Blutdruckverhalten werden damit erfasst.

28.3 Qualitätsmanagement bei Diabetes mellitus

Die Organisation, Durchführung und Auswertung der Qualitätsüberprüfung wird als Qualitätsmanagement bezeichnet. Dieser Begriff beinhaltet weit mehr als die synonym verwendete Bezeichnung Qualitätssicherung. Qualitätsmanagement beinhaltet zudem, dass auf dem Boden der Ergebnisse ein ständiges Verbessern der Qualität in allen Kategorien angestrebt wird. Somit ist Qualitätsmanagement ein dynamischer Prozess, der auf allen Ebenen zu einer Optimierung der Abläufe führt, und letztendlich die Ergebnisqualität verbessert.

Um ein Qualitätsmanagement durchzuführen, bedarf es einer sorgfältigen Planung und Dokumentation. Nur so lässt sich später nachvollziehen, ob alle Abläufe entsprechend den Leitlinien durchgeführt wurden. Die Auswertung, insbesondere der Prozess- und Ergebnisqualität, sollte von einer unabhängigen Stelle vorgenommen werden, nicht nur um eine objektive Aussage, sondern auch um Vergleiche mit gleichen und ähnlichen Institutionen oder Einrichtungen zu erhalten. Auch der von der Deutschen Diabetes-Gesellschaft erarbeitete Gesundheits-Pass „Diabetes" ist ein ähnliches Instrumentarium und gehört heute mit zur Grundversorgung des Diabetikers (Abb. 28.1).

Der Träger dieses Passes ist Diabetiker.

The bearer of this passport has diabetes.
Le propriétaire de ce passeport est diabétique.
Il portatore di questo passaporto è diabetico.
El portador de este passaporte es diabetico.

Dieser Pass wurde ausgegeben von:

Behandelnder Hausarzt:

Diabetologische Schwerpunktpraxis:

Behandelnde Klinik/Krankenhaus:

Persönliche Daten 3

Inhaber des Ausweises

Name ....

Telefon/Fax ....

Anschrift ....

....

E-Mail ....

In Notfällen zu informieren

Name ....

Telefon/Fax ....

Anschrift ....

....

E-Mail ....

Tragen Sie Ihren Gesundheits-Pass Diabetes immer bei sich!

Abb. 28.1 Gesundheits-Pass „Diabetes" der Deutschen Diabetes-Gesellschaft (Fortsetzung s. S. 265ff.)

4 Wichtige Informationen

Basisdaten Geschlecht: □ männlich □ weiblich

Größe ....

Geburtsdatum ....

Jahr der Diabetesdiagnose ....

Diabetestyp: □ Typ 1 □ Typ 2 □ sonstige

Besondere Probleme (z. B. diabetische Folgeerkrankungen, koronare Herzkrankheit, Bluthochdruck, Fettstoffwechselstörungen und andere Probleme)

Problem:	seit (Jahr)	bis (Jahr)
....	....	....
....	....	....
....	....	....
....	....	....

Folgende Schulungsprogramme wurden von mir besucht:

Schulungsprogramme	Besuchsdatum
Typ 2 ohne Insulin	....
Typ 2 mit konventioneller Insulintherapie (Mischinsulin)	....
Typ 2 vor dem Essen Insulin	....
Intensivierte Insulintherapie	....
Pumpenschulung	....
Hochdruckschulung (Hypertonie)	....

Besondere Hinweise 5

Bei Unwohlsein
- Messen Sie häufig selbst Harnzucker oder Blutzucker.
- Bestimmen Sie Azeton im Urin (Typ 1).
- Zögern Sie nicht, Kontakt mit Ihrem Arzt aufzunehmen.
- Passen Sie Ihre Behandlung den Lebensumständen so an, wie Sie es in der Schulung gelernt haben.

Bei Anzeichen von Unterzuckerung
- Sofort handeln: Trinken Sie ein Glas gezuckerten Fruchtsaft oder nehmen Sie 20 g Traubenzucker zu sich.
- Tragen Sie deshalb immer Traubenzucker bei sich.
- Lernen Sie Ihre Unterzuckerungszeichen erkennen.
- Fragen Sie Ihren Arzt nach einem Glukagen-Notfallset (Typ 1).

Blutdruck
- Gute Blutdruckbehandlung verlängert das Leben und verhindert Folgeerkrankungen an Hirn, Herz, Blutgefäßen und Nieren.
- Die Blutdruckmessung sollte in jedem Quartal erfolgen.
- Wenn bei Ihnen eine Hochdruckerkrankung besteht, sollten Sie an einem Hochdruckschulungsprogramm teilnehmen und u. a. die Blutdruckselbstmessung erlernen.

Früherkennung von Folgeerkrankungen
- Untersuchung der Füße auf Nervenschädigung (Neuropathie).
- Untersuchung des Augenhintergrundes auf diabetische Netzhauterkrankung (Retinopathie).
- Untersuchung der Nieren auf Eiweißspuren im Urin (Nephropathie).
- Diese Untersuchungen sollten bei Feststellung des Diabetes, und dann jährlich erfolgen. Wenn bei Ihnen Folgeerkrankungen festgestellt wurden, sind häufigere Untersuchungen erforderlich. Bitte besprechen Sie dies mit Ihrem Arzt.

Bei Neuropathie und Fußproblemen
- Untersuchen Sie täglich Ihre Füße.
- Zeigen Sie Ihre Füße sofort Ihrem Arzt.
- Unternehmen Sie keine Selbstbehandlung.

Abb. 28.1 Gesundheits-Pass „Diabetes" der Deutschen Diabetes-Gesellschaft (Fortsetzung s. S. 266)

10 | 11

20 _ _ Quartal/Datum	1	2	3	4
Blutdruck-Selbstmessung Mittelwerte der letzten 10 Messungen				
Blutdruck Messung durch medizinisches Personal				
HbA_{1c}				
Gewicht				
Blutdruckmedikamente				
Diabetesmedikamente / Insulin				
Behandlungsziel				
Jahresuntersuchungen				
Augenbefund				
Kreatinin				
Albumin im Urin				
Fußuntersuchung				
Wohlbefinden				

Abb. 28.1 Gesundheits-Pass „Diabetes" der Deutschen Diabetes-Gesellschaft

29 Berufsbilder

29.1 Zusatzbezeichnung Diabetologie

Die Zusatzbezeichnung Diabetologie können Ärzte auf dem Gebiet Innere Medizin, Allgemeinmedizin und Kinder- und Jugendmedizin über die zuständige Landesärztekammer erwerben. Voraussetzung ist eine 18 monatige Weiterbildung bei einem Weiterbilder für Diabetologie. Davon können 6 Monate während der Weiterbildung im Gebiet Innere Medizin, Allgemeinmedizin oder Kinder- und Jugendmedizin abgeleistet werden. Ärzte die in geeigneter Weise den Nachweis erbringen, dass sie die nach der entsprechenden Weiterbildungsordnung für die Zusatz- Weiterbildung geforderten Kenntnisse, Erfahrungen und Fertigkeiten erworben haben, werden auf Antrag zur Prüfung bei der entsprechenden Landesärztekammer zugelassen.

29.2 Diabetologe DDG

Um eine qualitative Verbesserung in der Versorgung der Diabetiker zu erreichen, wurde von der Deutschen Diabetes-Gesellschaft der Diabetologe DDG eingeführt. Dieses in den alten Bundesländern bislang unbekannte Berufsbild war in der ehemaligen DDR schon lange Zeit etabliert und führte nach der Wiedervereinigung auch zu gewissen Problemen. Das Berufsbild des Diabetologen DDG ist eine Zusatzqualifikation, die bislang in den alten Bundesländern nicht von den Ärztekammern offiziell anerkannt wurde und somit der Titel „Diabetologe DDG" nicht führbar ist. Es darf also die Bezeichnung Diabetologe DDG weder auf dem Praxisschild noch auf dem Praxisstempel etc. verwendet werden. Die Situation ist insofern unbefriedigend, weil der Patient somit nicht erkennen kann, ob der Arzt eine besondere Qualifikation zur Behandlung von Diabetikern besitzt. Gerade dies wäre jedoch wünschenswert. Entsprechende Bemühungen der Deutschen Diabetes -Gesellschaft, die Zusatzqualifikation „Diabetologe DDG" als führbares Qualifikationsmerkmal verwenden zu dürfen, sind bislang gescheitert. Andererseits verlangen die Kassenärztlichen Vereinigungen meist diese Zusatzqualifikation für die Genehmigung einer diabetologischen Schwerpunktpraxis.

Für die Qualifikation „Diabetologe DDG" ist ein 80-stündiger Fortbildungskurs notwendig, der von der Deutschen Diabetes-Gesellschaft mehrmals jährlich an verschiedenen Orten durchgeführt wird. An dem Fortbildungskurs können Ärzte teilnehmen, die eine 3- bis 4-jährige klinische Weiterbildung in Innerer Medizin und/oder 1 bis 2 Jahre Fortbildung in Diabetologie an einem Behandlungs- und Schulungszentrum für Typ-1-Diabetiker entsprechend den Richtlinien der Deutschen Diabetes-Gesellschaft absolviert haben. Die Mitgliedschaft in der Deutschen Diabetes-Gesellschaft ist erwünscht.

29.3 Diabetesberater/-in DDG

Bei der Behandlung und Betreuung von Diabetikern sind qualifizierte Beratungskräfte unverzichtbar. Dies gilt nicht nur für die Beratung, Schulung und das Training, sondern mindestens im selben Umfange für die ständige Betreuung des Patienten. Aus diesem Grund hat die Deutsche Diabetes-Gesellschaft das Berufsbild Diabetesberater/-in DDG geschaffen.

Diabetesberater/-in DDG sind mittlerweile unverzichtbar geworden und haben ganz wesentlich dazu beigetragen, die Versorgungsqualität erheblich zu verbessern.

Nachfolgend ist das Curriculum für Diabetesberater/-in im Wortlaut wiedergegeben.

Weiterbildungs- und Prüfungsordnung (WPO) zur Diabetesberaterin DDG

§1 Ziele der Weiterbildung

Die Weiterbildung soll die Teilnehmerinnen befähigen, an Diabetes mellitus erkrankte Menschen aller Altersstufen in ihren verschiedenen Krankheitsphasen unter Berücksichtigung ihrer körperlichen, sozialen, kulturellen, geistigen und seelischen Bedürfnisse zu beraten, zu schulen und sie und ihre Bezugspersonen angemessen zu begleiten.

Die Weiterbildung soll die dazu erforderlichen speziellen Kenntnisse, Fertigkeiten, Verhaltensweisen und Einstellungen auf der Grundlage eines engen Theorie-Praxis Bezuges vermitteln. Schlüsselqualifikationen ermöglichen es, neue berufliche Anforderungen zu bewältigen und in gegebenen Situationen professionell handeln zu können. Die erforderlichen Qualifikationen werden durch folgende Kategorien näher in Form von Kompetenzen beschrieben.

1. **Berufsfachliche Kompetenzen**
   Zur berufsfachlichen Qualifikation zählt der Erwerb von Fachkompetenzen, die sich am Fachwissen des aktuellen Forschungsstandes der jeweiligen Fachdisziplin orientieren. Folgende fachliche Kompetenzen sind von der Diabetesberaterin zu erwarten:

- Schulungen zu organisieren, durchzuführen und zu evaluieren mit entsprechenden Fähigkeiten und Fertigkeiten
- fachspezifische diagnostische und therapeutische Maßnahmen zu kennen und bei ihrer Durchführung und Überwachung mitzuwirken
- die Wirkung und Nebenwirkung therapeutischer Maßnahmen zu kennen, sie in das betreuende Handeln einzuplanen und sachgemäß zu handeln (s. auch KrPflG §1 Abs. 1 Anlage 1 A.8 vom 16.7.2003)
- Grundlagenwissen für die Praxis wie Abrechnungswesen, Zeitplanung und qualitätssichernde Evaluation der Behandlung, insbesondere der Schulung und Beratung.

2. **Soziale Kompetenzen**
   Soziale Kompetenzen ermöglichen aus einer Grundhaltung der Wertschätzung, Empathie und Kongruenz heraus mit anderen in Beziehung zu treten. Dies bildet die Basis einer Beziehung von Diabetesberaterinnen zu Patienten und ihren Angehörigen und darüber hinaus das Miteinander im Team und die Zusammenarbeit mit anderen Berufsgruppen. Folgende soziale Kompetenzen sind von der Diabetesberaterin zu erwarten:
   - das Krankheitsbild des Diabetes mellitus als eine Form von chronischer Krankheit zu verstehen
   - psychologische und pädagogische Konzepte zu kennen und die notwendigen Strategien für die Beratung, die Betreuung und die Rehabilitation für Menschen in allen Lebensphasen davon abzuleiten
   - die Bedürfnisse der Erkrankten und ihrer Bezugspersonen wahrzunehmen und mit ihnen eine tragfähige professionelle Beziehung aufzubauen
   - die Erkrankten und ihre Bezugspersonen bei der Auseinandersetzung mit und Bewältigung der Krankheit im Sinne von Empowerment und Selbstmanagement zu unterstützen und zu beraten (nach KrPflG §1 Abs. 1 Anlage 1 A.3 und 4 vom 16.7.2003 gehört dieses zum Aufgabenbereich von Pflegekräften)
   - Schulungsgruppen zu planen und zu leiten
   - die Rolle des am Diabetes mellitus erkrankten Menschen in ihrer gesellschaftlichen Bedingtheit zu verstehen

3. **Methodische Kompetenzen**
   Wandel und Dynamik in der Berufspraxis und den Bezugswissenschaften erfordern im Rahmen der methodischen Kompetenz folgende weitere Fähigkeiten:
   - Flexibilität und Offenheit für neue Erkenntnisse und Veränderungen
   - Fähigkeit und Bereitschaft zum Lernen
   - Kreativität bei der Umsetzung neuer Erkenntnisse
   - Organisationsfähigkeit und Planungsfähigkeit, um Prioritäten setzen und Arbeitsbelastungen bewältigen zu können
   - Problemlösungsfähigkeit, um aufgrund der Fachkompetenz eigene Entscheidungen treffen zu können und handlungsfähig zu werden bzw. zu bleiben.

4. **Personale Kompetenzen**
   Im Sinne einer ganzheitlichen Sichtweise des Menschen soll durch die Weiterbildung die personale Kompetenz der Diabetesberaterin als eine Form der Persönlichkeitsentwicklung gefördert werden. Folgende personale Kompetenzen sind von der Diabetesberaterin zu erwarten:
   - Auseinandersetzung mit der eigenen Persönlichkeit um Selbständigkeit, Selbstreflexion, Kritik- und Urteilsfähigkeit und Verantwortungsbewusstsein zu fördern
   - das eigene Interaktionsverhalten und die verbalen und nonverbalen Kommunikationsstrukturen zu hinterfragen und gegebenenfalls zu modifizieren
   - das Beziehungsgefüge in Arbeitsgruppen zu verstehen, sich als gleichwertiges Mitglied im Behandlungsteam anzusehen und durch die berufliche Identität einen partnerschaftlichen Umgang mit Angehörigen anderer Fachberufe zu erreichen
   - im Rahmen der Selbstpflege persönliche Ressourcen zu erkennen und eigene Grenzen zu akzeptieren.

Die Weiterbildungsziele sollen durch theoretische und praktische Weiterbildung vermittelt werden. Die Weiterbildung ist insbesondere gerichtet auf die Aneignung patientenorientierter Verhaltensweisen und Einstellungen, den Erwerb fachlicher Kenntnisse aus den zuständigen Bereichen der Medizin, der Psychologie, der Pädagogik, der Soziologie und der Vermittlung detaillierter diätetischer und pflegerischer Kenntnisse.

§2 Erlaubnis zur Führung der Weiterbildungsbezeichnung

Bis zum Inkrafttreten von landesrechtlichen Bestimmungen erteilt die Deutsche Diabetes-Gesellschaft die Weiterbildungsbezeichnung

„Diabetesberaterin"DDG oder „Diabetesberater"DDG

und stellt ein Zeugnis und eine Urkunde aus.

Für das Land Rheinland-Pfalz gilt die staatliche Anerkennung der Weiterbildung zur Diabetesberaterin oder zum Diabetesberater nach dem Landesgesetz über die Weiterbildung in Gesundheitsfachberufen (GFBWBGDVO; diese kann beim Ministerium für Gesundheit etc. des Landes Rheinland-Pfalz angefordert werden). Dem Antrag zur Führung der Weiterbildungsbezeichnung ist das Zeugnis gemäß § 19 über die bestandene Prüfung beizufügen.

§3 Weiterbildungsstätten

1. Die Deutsche Diabetes-Gesellschaft ist der Träger des Weiterbildungskurses. Organisation und Controlling erfolgt durch den Ausschuss Schulung und Weiterbildung der Deutschen Diabetes-Gesellschaft.
2. Bis zum Inkrafttreten von landesrechtlichen Bestimmungen gelten die Richtlinien der Deutschen Diabetes-Gesellschaft als verantwortliches Organ.

3. Weiterbildungsstätten sind Einrichtungen, die von der Deutschen Diabetes-Gesellschaft und ggf. der Deutschen Krankenhaus-Gesellschaft bzw. nach landesrechtlichem Weiterbildungsgesetz oder Verordnung anerkannt sind.
4. Eine Einrichtung kann als Weiterbildungsstätte zugelassen werden, wenn sie gemeinsam von einem Facharzt für Diabetologie bzw. einem Diabetologen DDG und einer Diabetesberaterin DDG mit mindestens einjähriger pädagogischer Zusatzqualifikation geleitet wird oder die Leitung als 3er-Team von einer Diabetesberaterin DDG und einer Diplompädagogin und einem Facharzt für Diabetologie bzw. einem Diabetologen DDG wahrgenommen wird und
   - die erforderliche Anzahl von geeigneten fachspezifischen Lehrkräften (pädagogische, ärztliche, diätetische und pflegerische) für den theoretischen und praktischen Unterricht zur Verfügung steht,
   - die für die Weiterbildung erforderlichen Räume, Einrichtungen, Lehr- und Lernmittel zur Verfügung stehen,
   - eine sinnvolle Vernetzung der theoretischen und praktischen Weiterbildung gewährleistet ist,
   - ein detaillierter Lehrplan bzw. Curriculum mit aufeinander aufbauenden Lerninhalten, Verlaufsbestimmung und zugeordneter Dozentenqualifikation vorliegt. Dies überprüft der Ausschuss Schulung und Weiterbildung der DDG.
5. Die Zulassung kann widerrufen werden, wenn eine der Voraussetzungen nicht mehr besteht. Zuständig für die Entscheidungen ist die die Anerkennung aussprechende Instanz des jeweiligen Landesministeriums oder der Vorstand der Deutschen Diabetes-Gesellschaft.

§4 Form, Dauer und Gliederung der Weiterbildung

1. Die Weiterbildung erfolgt als berufsbegleitender Lehrgang mit theoretischem und praktischem Unterricht sowie mit einer in den Lehrgang eingegliederten praktischen Mitarbeit in künftigen Aufgabenbereichen. Beim praktischen Einsatz muss der Weiterbildungsauftrag gewahrt bleiben.
2. Die Weiterbildung dauert 1 Jahr und ist in zusammenhängenden Abschnitten konzipiert. Sie besteht aus mindestens 480 h theoretischem Unterricht, 1000 h praktischer Weiterbildung, von denen 250 h als praktische Anleitung bzw. Unterricht nachzuweisen sind. Eine Mindestanstellung von mindestens 60 % führt zu einer Verlängerung der praktischen Weiterbildungszeit.
   Medizin
   - 2.1 Der theoretische Unterricht, dessen Inhalte in der Anlage 1, Rahmenlehrplan festgelegt sind, findet in Unterrichtsblöcken an anerkannten Weiterbildungsstätten statt. Am Ende eines Unterrichtsblockes muss jeder Teilnehmer einen Befähigungsnachweis (Lehrversuch, Klausur) erbringen.
   - 2.2 Der praktische Unterricht findet am Praktikumsort durch Diabetesberaterinnen DDG und Diabetologen (DDG) statt. Inhalt und Stundenumfang müssen im Praxisnachweisheft aufgelistet werden.
   - 2.3 Die praktische Weiterbildung besteht aus verpflichtenden und fakultativen Anteilen. Zu den verpflichtenden Anteilen gehören Einsätze in der Inneren bzw.

in der diabetologischen Schwerpunktpraxis, in der Fußambulanz, in der Diätküche, in einer Dialyseabteilung. Als fakultative Anteile können gewählt werden: Diabetesambulanzen, Fachdisziplinen wie Gynäkologie, Radiologie, Augenärztliche Ambulanz, Gefäßchirurgische Station und/oder die Pädiatrie.

§ 5 Unterbrechungen

Auf die Dauer des Lehrganges werden angerechnet:
- Unterbrechungen in Höhe des tariflichen Urlaubs
- Unterbrechungen durch Arbeitsunfähigkeit von max. sechs Wochen
- Unterbrechungen durch Schwangerschaft von max. 12 Wochen.

Fehlzeiten wegen Krankheit in der theoretischen und praktischen Weiterbildung sollen zehn von Hundert nicht überschreiten.

Auf Antrag kann die Leitung der Weiterbildung auch darüber hinaus gehende Fehlzeiten berücksichtigen, soweit eine besondere Härte vorliegt und das Weiterbildungsziel durch weitere Fehlzeiten nicht gefährdet wird.

§ 6 Zugangsvoraussetzungen

1. Zu einer Weiterbildung nach dieser Ordnung kann zugelassen werden, wer folgende Voraussetzungen erfüllt:
   - 1.1 die Berechtigung, eine der in § 1 Abs. 1 Nr. 1 oder 2 des Krankenpflegegesetzes vom 01.01.2004 (BGBl. I. S. 893) in der jeweils geltenden Fassung genannten Berufsbezeichnungen zu führen **(Gesundheits-/Krankenpfleger/-pflegerin; Kinderkrankenpfleger/-pflegerin)** oder
   - 1.2 die Berechtigung, eine der in § 1 Abs. 1 Nr.1 des Altenpflegegesetzes vom 24.11.2000 (AltPflG) weitere Änderungen:01.01.2002, (§27 BGBI. I. Nr. 50 von 2000) in der jeweils geltenden Fassung genannten Berufsbezeichnung zu führen **(Altenpfleger/Altenpflegerin)**
     oder
   - 1.3 die Berechtigung eine der in § 1 Abs. 1 des Podologengesetzes vom 04.12.2001 (PodG) in der jeweils geltenden Fassung genannten Berufsbezeichnung zu führen **(Podologin/Podologe)**
     oder
   - 1.4 die Berechtigung, eine der in § 1 (Diät AssG) Abs. 1 Nr. 1 des Diät-Assistenten-Gesetzes vom 04.02.1994 (BGBI.I. S. 278) in der jeweils geltenden Fassung genannten Berufsbezeichnung zu führen **(Diätassistent/Diätassistentin)**
     oder
   - 1.5 die Berechtigung, eine Berufsbezeichnung als Diplom-Oecotrophologin, geregelt im Hochschulrahmengesetz vom 27.01.1999 (BGBI Jahrg. 1999, Teil 1 Nr. 3, § 16 sowie in den jeweiligen Prüfungsordnungen der Länder §16) zu führen **(Diplom-Oecotrophologin FH, Diplom-Oecotrophologe FH)**
     oder
   - 1.6 eine Berufsausbildung zur **Arzthelferin** oder **MTA** und in Verbindung mit der Berechtigung, die Bezeichnung **Diabetesassistentin DDG** oder **KVN** führen zu dürfen.

(Aufgrund der staatlichen Anerkennung durch das Land Rheinland-Pfalz können nur Diabetesassistentinnen zugelassen werden, die einen staatl. anerkannten Gesundheitsfachberuf bzw. Arzthelferin abgeschlossen haben. Ausgeschlossen sind Ärzte, Pädagogen, Psychologen, Handwerksberufe, Berufe mit kaufmännischer Ausbildung etc. Auch eine eigene Erkrankung an Diabetes mellitus ist kein Aufnahmekriterium.)

2. Alle Bewerber/innen **müssen zusätzlich** folgende Kriterien erfüllen:
   - 2.1 den Nachweis einer mindestens einjährigen Tätigkeit in der Betreuung von Patienten mit Diabetes mellitus unter Aufsicht eines Diabetologen/-in **und**
   - 2.2 der Nachweis, dass das Team strukturierte Diabetestherapie- und Trainingsprogramme durchführt **und**
   - 2.3 der Nachweis über eine Vollzeitanstellung oder von mindestens 60 % einer Vollzeitstelle in einem Krankenhaus, einer Praxis oder einer Rehabilitationsklinik, wodurch sich die praktische Weiterbildungszeit auf 1,5 Jahre verlängert.

§7 Teilnahmeantrag

1. Der Antrag zur Teilnahme an einem Weiterbildungslehrgang ist an die Deutsche Diabetes-Gesellschaft zu richten.
2. Über den Antrag zur Teilnahme an einem Weiterbildungslehrgang entscheidet der Zulassungsausschuss der DDG auf der Grundlage von Bewerbungsgesprächen. Das zuständige Gremium besteht aus Mitgliedern des Ausschusses für Schulung und Weiterbildung der Deutschen Diabetes-Gesellschaft und der Leitung der Weiterbildungsstätte.
3. **Dem Antrag sind beizufügen:**
   - Lebenslauf mit Lichtbild
   - Personenstandsurkunden
   - Nachweise nach § 6
   - Einverständnis des Arbeitgebers, Freistellungsregelung
4. Über die Zulassung entscheidet nach einem Bewerbungsgespräch der Ausschuss Schulung und Weiterbildung der Deutschen Diabetes-Gesellschaft. Ein Rechtsanspruch auf einen Weiterbildungsplatz besteht nicht.

§8 Prüfungsausschuss

An jeder Weiterbildungseinrichtung wird ein Prüfungsausschuss gebildet, der sich wie folgt zusammensetzen sollte:

1. Einem Vertreter des zuständigen Ministeriums, bei landesrechtlicher Anerkennung.
2. Der ärztlichen Leitung der Weiterbildungseinrichtung.
3. Der berufsfachlichen Leitung (Diabetesberaterin DDG) der Weiterbildungseinrichtung.
4. Dem Vorsitzenden oder einem anderen Mitglied des Ausschusses Schulung und Weiterbildung der DDG als Vertretung.
5. Weiteren an der Weiterbildung beteiligten Dozenten.

6. Als Beisitzer ein Vertreter des Verbandes der Diabetesberater/-innen DDG und/oder des Deutschen Diabetiker-Bundes.

Für jedes Mitglied des Prüfungsausschusses muss eine Vertretung bestellt werden. Bei landesrechtlicher Anerkennung beruft der Regierungspräsident auf Vorschlag der Leitung der Weiterbildungseinrichtung die Mitglieder des Prüfungsausschusses.

§ 9 Prüfungsorganisation

Die Leitung der Weiterbildungsstätte ist zuständig für die Prüfungsorganisation. Hierzu gehören:

- Festsetzung und Kontrolle der Zulassungsfristen und Prüfungstermine
- Entgegennahme und Weiterleitung der Unterlagen für die Zulassung zur Prüfung
- Einsatz der Prüfer Aufsicht der schriftlichen und praktischen Prüfung
- Auswahl der Prüfungsaufgaben
- Sichere Aufbewahrung der Prüfungsaufgaben bis zum Prüfungsbeginn.
- Archivierung der Prüfungsunterlagen für einen Zeitraum von fünf Jahren.

§ 10 Aufgaben des Prüfungsausschusses

1. Der Prüfungsausschuss entscheidet über alle Prüfungsangelegenheiten, insbesondere über:
   - das Gesamtergebnis der Prüfung nach den Ergebnissen der schriftlichen, praktischen und mündlichen Prüfung unter Berücksichtigung der während der Weiterbildung gezeigten Leistungen,
   - die Folgen eines Ordnungsverstoßes, eines Täuschungsversuchs oder einer Täuschung,
   - die Wiederholung der Prüfung und die Erteilung von Auflagen.
2. Der Prüfungsausschuss entscheidet mehrheitlich. Stimmenthaltung ist nicht zulässig. Bei Stimmengleichheit entscheidet die Stimme des Vorsitzenden des Prüfungsausschusses.

§ 11 Zulassung zur Prüfung

Die Zulassung zur Prüfung wird erteilt, wenn eine Bescheinigung nach dem Muster der Anlage 2 und im Falle eines nach Antragstellung geänderten Personenstandes oder Namens die entsprechenden Unterlagen vorgelegt worden sind.

Die Zulassung zur Prüfung sowie die Prüfungstermine sind dem Prüfling mindestens vier Wochen vor Prüfungsbeginn schriftlich mitzuteilen.

Bei einer mangelhaften Vornote wird eine Zulassung zur Prüfung verweigert.

§ 12 Prüfung

Die Prüfung besteht aus einem schriftlichen, praktischen und einem mündlichen Teil. Die Prüfung ist nicht öffentlich. Der Prüfungsausschuss kann Ausnahmen zulassen.

Der Kandidat legt die Prüfung in der Regel an der Weiterbildungseinrichtung ab, an der er weitergebildet worden ist. Wiederholungsprüfungen finden nach Absprache statt. Das vorsitzende Mitglied kann in Absprache mit dem Prüfungsausschuss Ausnahmen zulassen.

§13 Schriftliche Prüfung

Der schriftliche Teil der Prüfung besteht aus
- einer während der Weiterbildung binnen sechs Monaten zu fertigenden schriftlichen Facharbeit zu einem diabetologischen Thema – die 2 Monate vor dem mündlichen Prüfungstermin eingereicht sein muss – und
- zwei unter Aufsicht zu fertigenden Klausuren von je 1,5 Stunden an zwei aufeinander folgenden Tagen (Die Ausführungsbestimmungen für die staatl. Anerkennung in Rheinland-Pfalz legen 2 Klausurtermine fest, damit der Prüfling das Prüfungsziel besser erreichen kann.) oder als eine Klausur in 3 Stunden.

Die Klausuren können
- im Antwort-Auswahl-Verfahren
- als Fragen-Arbeit mit frei zu formulierenden Antworten
- in Aufsatzform zu vorgesehenen Themen oder
- als Kombination dieser drei Möglichkeiten gestaltet werden.

Der Prüfling hat die benutzten Hilfsmittel anzugeben und schriftlich zu versichern, dass er die Facharbeit selbst und ohne Hilfe Dritter angefertigt hat. Die Facharbeiten sind von zwei bestellten Fachdozenten unabhängig voneinander zu bewerten. Bei unterschiedlicher Beurteilung wird das arithmetische Mittel gebildet. Aus beiden schriftlichen Teilen ergibt sich die schriftliche Note.

§14 Praktische Prüfung

Der praktische Teil der Prüfung besteht aus einer Lehrprobe. Die Dauer sollte 30 Minuten nicht überschreiten. Die praktische Prüfung umfasst den vorgelegten Unterrichtsentwurf und die Durchführung. Sie wird mit einem Nachgespräch beendet. Aus den Notenvorschlägen der Fachprüfer (Pädagoge/in, Diabetesberater/in DDG, Mediziner/in, siehe § 8.3) bildet der Prüfungsausschussvorsitzende im Benehmen mit den Fachprüfern die Note für den praktischen Teil der Prüfung. Die Note wird arithmetisch gebildet, wird die Hausarbeit mit mangelhaft bewertet, kann die Prüfung nicht fortgesetzt werden.

§15 Mündliche Prüfung

Der mündliche Teil der Prüfung erstreckt sich auf die in Anlage 1 genannten Weiterbildungsschwerpunkte. Gleichzeitig sollen nicht mehr als vier Kandidaten geprüft werden. Die Prüfung erstreckt sich über das medizinische Fachgebiet und den sozialpädagogischen Bereich und über die Diätetik. Je Fachgebiet soll der Kandidat nicht mehr als zehn Minuten geprüft werden. Die Prüfungsdauer soll pro Kandidat nicht mehr als 30 Minuten betragen.

Jedes Fachgebiet wird vom jeweiligen Fachdozenten des Prüfungsausschusses abgenommen und im Benehmen mit dem Prüfungsausschuss benotet.

§16 Bewertung der Prüfungsleistungen

Die Prüfungsleistungen sind wie folgt zu bewerten:

„sehr gut“	(1)	wenn die Leistung den Anforderungen in besonderem Maße entspricht
„gut“	(2)	wenn die Leistung den Anforderungen voll entspricht
„befriedigend“	(3)	wenn die Leistung im allgemeinen den Anforderungen entspricht
„ausreichend“	(4)	wenn die Leistung zwar Mängel aufweist, aber im ganzen den Anforderungen entspricht
„mangelhaft“	(5)	wenn die Leistung den Anforderungen nicht entspricht, jedoch erkennen lässt, dass die notwendigen Grundkenntnisse vorhanden sind und die Mängel in absehbarer Zeit behoben werden können
„ungenügend“	(6)	wenn die Leistung den Anforderungen nicht entspricht und selbst die Grundkenntnisse so lückenhaft sind, dass die Mängel in absehbarer Zeit nicht behoben werden können

Leistungen, die im Verlauf der Weiterbildungszeit gezeigt werden, können mit in die Feststellung des Prüfungsergebnisses – allerdings nicht mehr als einem Notenschritt entsprechend – einbezogen werden.

§17 Bestehen der Prüfung

Die Prüfung ist bestanden, wenn jeder Prüfungsteil mindestens mit „ausreichend“ bewertet wird.

§18 Prüfungsniederschrift

Über die Prüfung ist für jeden Kandidaten eine Niederschrift anzufertigen, die vom Prüfungsausschuss zu unterschreiben ist. Sie muss den Namen des Kandidaten, die Prüfungsarbeiten und -fächer, die Prüfungstage und -zeiten, Abstimmungsergebnisse und besondere Vorkommnisse, die einzelnen Ergebnisse sowie das Gesamtergebnis enthalten.

Die Prüfungsunterlagen sind fünf Jahre aufzubewahren. Auf Antrag ist dem Kandidaten nach Abschluss der Prüfung Einsicht in ihre/seine Prüfungsunterlagen zu gewähren. Der Antrag ist an den Prüfungsvorsitzenden zu richten.

§19 Zeugnis/Urkunde

Über die bestandene Prüfung erteilt die Deutsche Diabetes-Gesellschaft ein Zeugnis (Anlage 3) und eine Erlaubnisurkunde (Anlage 4) mit der Befugnis, die Weiterbildungsbezeichnung „Diabetesberater/-in DDG“ zu führen.

Über das Nichtbestehen der gesamten Prüfung oder Teilprüfungen erteilt der Prüfungsausschussvorsitzende einen schriftlichen Bescheid.

§20 Wiederholung der Prüfung

Ist die Prüfung nicht bestanden, kann der Kandidat, auf schriftlichen Antrag an das vorsitzende Mitglied die Prüfung oder Teile der Prüfung einmal wiederholen. Sind ihm hierzu Auflagen erteilt worden, hat er deren Erfüllung nachzuweisen.

Hat der Prüfling alle Teile der Prüfung zu wiederholen, so darf er zur Wiederholungsprüfung nur zugelassen werden, wenn er erneut an einer Weiterbildung teilgenommen hat.

Die Wiederholungsprüfung sollte frühestens nach 3 Monaten erfolgen und soll zwölf Monate nach der erfolglosen Prüfung abgeschlossen sein.

§21 Rücktritt von der Prüfung, Nichtteilnahme

Der/die Prüfungsbewerber/-in kann nach erfolgter Anmeldung vor Beginn der Prüfung durch schriftliche Erklärung zurücktreten. In diesem Falle gilt die Prüfung als nicht begonnen.

Erfolgt ein Rücktritt nach Beginn der Prüfung oder nimmt der Kandidat an der Prüfung nicht teil, ohne dass ein wichtiger Grund vorliegt, so gilt die Prüfung als nicht bestanden.

Die Entscheidung über das Vorliegen eines wichtigen Grunds und ggf. über den Umfang eines anzuerkennenden Prüfungsteils trifft der Prüfungsausschuss nach Anhören des/der Prüfungsteilnehmer/-in.

Im Falle einer Krankheit muss eine ärztliche Bescheinigung vorgelegt werden.

§22 Täuschungsversuche und Ordnungsverstöße

Versucht ein Kandidat, in einem Prüfungsteil zu täuschen, täuscht er oder verhält er sich grob ordnungswidrig, kann der Prüfungsausschuss die Prüfung für nicht bestanden erklären.

§23 Inkrafttreten

Diese Weiterbildungs- und Prüfungsordnung tritt mit sofortiger Wirkung in Kraft.
Leipzig, den 1. April 2004
Prof. Dr. med. Wieland Kiess
Präsident der Deutschen Diabetes-Gesellschaft

29.4 Diabetesassistent/in DDG

Weiterbildungs- und Prüfungsordnung für Diabetesassistentinnen DDG

Die Deutsche Diabetes-Gesellschaft veranstaltet Lehrgänge zur Weiterbildung zu Diabetesassistentinnen. Ziel dieser Weiterbildung ist es, das medizinische Personal zu befähigen, in einem Team zusammen mit dem Arzt Unterricht und Beratung von

Patienten mit Typ-2-Diabetes durchzuführen und in der Betreuung von Patienten mit Typ-1-Diabetes unterstützend tätig zu werden – unter der Leitung des für die Therapie verantwortlichen Arztes und eingebettet in die therapeutische Vorstellung des jeweiligen Behandlungsteams.

Organisation und Ablauf der Weiterbildung

A. Zulassung zur Weiterbildung

Voraussetzungen zur Weiterbildung zur Diabetesassistentin sind:

1. Tätigkeit als: Arzthelferin, MTA, Pädagogin, Oecotrophologin, Krankenpflegehelferin, Altenpflegerin, Krankenschwester, Diätassistentin mit abgeschlossener Berufsausbildung. Die Anmeldung nimmt der jeweilige Ausrichter entgegen
2. eine mindestens einjährige praktische Erfahrung in Schulung und Betreuung von Patienten mit Diabetes mellitus
3. durch Bescheinigung nachgewiesene Teilnahme an einem Fortbildungsseminar „Schulungsprogramm für Typ-2-Diabetes ohne Insulin“ und einem Seminar „Schulungsprogramm für Typ-2-Diabetes mit Insulin“
4. der Nachweis, in einem Team mit strukturierter Diabetestherapie und Trainingsprogramm tätig zu sein. Diese Tätigkeit darf nicht länger als ein Jahr zurückliegen

   Unterschrift des Leitenden Arztes unter dem Bewerbungsschreiben

In begründeten Sonderfällen entscheidet über die Zulassung auf schriftlichen Antrag der Vorsitzende des Ausschusses Schulung und Weiterbildung.

Die Anmeldung nimmt der jeweilige Ausrichter entgegen.

B. Zahl der Teilnehmer

Um einen entsprechenden Austausch der Kursteilnehmer zu ermöglichen, sind mindestens 12 und maximal 20 Weiterbildungsteilnehmer anzustreben.

C. Ziel des Kurses

Bei dem Lehrgang handelt es sich um das Konzept einer berufsbegleitenden Weiterbildung. Deshalb soll die Diabetesassistentin diabetologisch tätig sein und mit einem Arzt unter dessen Aufsicht und Verantwortung arbeiten. Die Weiterzubildende soll nach diesem Kurs in der Lage sein, in ihrem jeweiligen Behandlungszentrum selbständig unter der Leitung des verantwortlichen Arztes, den Gruppenunterricht für Patienten mit Typ-2-Diabetes ohne Insulintherapie und für Typ-2-Diabetes mit Insulintherapie zu planen und durchzuführen und den Arzt in der Betreuung von Patienten mit Diabetes mellitus Typ 1 unterstützen.

Am Ende des Kurses sollen die Teilnehmerinnen

1. die theoretischen Grundlagen der Inhalte der Patientenschulung bei Typ-2-Diabetes kennen, ihre Notwendigkeit begründen und ihrer Bedeutung gemäß in den Patientenunterricht einordnen können
2. in der Lage sein, verschiedene Unterrichtsprogramme für Patienten mit Typ-2-Diabetes gemeinsam mit dem Behandlungsteam zu planen und umzusetzen
3. pädagogische Grundkenntnisse erworben haben

4. nach einem Lehrverhaltenstraining ihr Lehrverhalten bewusst beobachten und gezielt verändern können
5. psychologische Bedingungen für Verhaltensänderungen kennen und beeinflussen können
6. die Motivation und den Schulungsbedarf des Patienten individuell erheben
7. Methoden zur Evaluation des Patientenunterrichts kennen, anwenden können und darauf basierend in der Lage sein, die Gestaltung des Unterrichts entsprechend zu verbessern
8. Schulung und Beratungsstunden in den Praxisalltag integrieren können
9. Grundlagen der Qualitätssicherung benutzen können.

D. Zeitlicher Ablauf der Weiterbildung, Verantwortlichkeit

Die Weiterbildung umfasst mindestens 184 Stunden, aufgeteilt in 150 Stunden Theorie und einer vollständigen Hospitation in einer anderen renommierten Einrichtung oder einem Schulungshaus, das von der DDG anerkannt wird. Sie hat die Schulung und Betreuung von Patienten mit Typ-2-Diabetes zum Inhalt.

Die Weiterbildungslehrgänge werden regional organisiert und durchgeführt.

In der Lehrgangsorganisation, insbesondere der zeitlichen Aufteilung der Unterrichtsblöcke, ist die lokale Weiterbildungsstätte frei. Das Arbeitszeitgesetz muss beachtet werden, mehr als 8 Unterrichtsstunden sind nicht erlaubt. Die Kosten für den Kursus, Verpflegung und eventuell Unterkunft werden örtlich ermittelt und abgerechnet.

E. Rahmenlehrplan

1. Ein verbindlicher Rahmenlehrplan liegt vor.
2. Eine Unterrichtseinheit soll „Berichte vom Arbeitsplatz“ zum Inhalt haben.
3. Ein Curriculum kann entgeltlich angefordert werden.

F. Abschluss

Die Weiterbildung endet mit einer Prüfung durch den Prüfungsausschuss, der sich wie folgt zusammensetzen soll:

1. Mitglied des Ausschusses Schulung und Weiterbildung der Deutschen Diabetes-Gesellschaft (gleichzeitig Vorsitzender des Prüfungsausschusses)
2. Dem ärztlichen Leiter der Weiterbildung
3. Der berufsfachlichen Leiterin (Diabetesberaterin) der Weiterbildung
4. Einem Mitglied des Ausschusses Praxis und Poliklinik der DDG
5. Eine Vertreterin der Diabetesberaterinnen (VDBD) oder eine Vertreterin der KV

Dem Prüfungsausschuss sind anlässlich der Prüfung folgende Unterlagen unaufgefordert vorzulegen

- eine Namensliste der Prüflinge mit Angaben zum Beruf und Arbeitgeber
- ein Zeitplan des Prüfungstages und Notenübersicht
- Themenkatalog der mündlichen Prüfung
- Ordner mit den Prüfungsleistungen (Hausarbeiten, Klausuren)
- Ordner mit den vollständigen Anmeldeunterlagen der Teilnehmer.

Sollte im Verlauf der Weiterbildung der Eindruck entstehen, dass sich eine Teilnehmerin für die Tätigkeit als Diabetesassistentin nicht eignet, so ist ein Verweisen der Teilnehmerin aus der Weiterbildung durch den Leiter möglich. Ob Ausfallzeiten die zur Prüfung nicht möglich machen, entscheidet vor der Prüfung der Prüfungsausschuss.

Prüfungsleistungen
Der schriftliche Teil besteht aus zwei Klausuren mit insgesamt 100 Fragen, wobei die zweite Arbeit doppelt gewertet werden soll. Die Noten aus beiden Klausuren bilden die Note der schriftlichen Prüfung.

Der praktische Teil besteht aus einer schriftlichen Planung einer Unterrichtseinheit von 45 Minuten und der 15 – 20 minütigen Lehrprobe in Kleingruppen, in der ein Teil der Hausarbeit verwendet werden kann. Die Korrektur der Hausarbeit erfolgt durch eine Pädagogin und der berufsfachlichen Leitung (Diabetesberaterin).

Die dritte Note ergibt sich aus der mündlichen Prüfung, die vor dem Prüfungsausschuss abgelegt wird. Die mündliche Prüfung dauert in der Regel 15 – 30 Minuten je Teilnehmerin. Empfehlenswert sind Prüfungen in Kleingruppen von 3 – 5 Teilnehmerinnen.

Zeugnis/Urkunde
Alle drei Noten werden einzeln aufgeführt und ergeben die Gesamtnote auf dem Zeugnis. Ist die Prüfungsleistung in einem oder mehreren Anteilen der Prüfung 4,1 oder schlechter, so gelten diese Anteile der Prüfung als nicht bestanden.

Die Teilnehmer, die den Lehrgang mit Erfolg abgeschlossen haben, erhalten von der Deutschen Diabetes-Gesellschaft die Berechtigung, als Zusatz zu ihrer bisherigen Ausbildungsbezeichnung die Bezeichnung Diabetesassistentin DDG zu führen (Zertifikat). Sie können auf Antrag als assoziierte Mitglieder in die Deutsche Diabetes-Gesellschaft aufgenommen werden und erfüllen die Zugangsberechtigung zum Weiterbildungskurs zur Diabetesberaterin DDG (Zeugnis). Die Diabetesassistentinnen DDG verpflichten sich, einmal im Jahr an einer Fortbildungstagung (Mindestdauer 4 Stunden) teilzunehmen. Bei Nichtteilnahme an der Weiterbildung hat der Ausschuss Schulung und Weiterbildung die Möglichkeit, die Berechtigung zur Führung der Bezeichnung Diabetesassistentin DDG zu entziehen.

G. Weiterbildungseinrichtungen

Die Weiterbildungen werden regional organisiert und durchgeführt. Eine Einrichtung kann zur Weiterbildungsstätte zugelassen werden, wenn sie über

1. eine(n) Diabetologen/-in DDG (Ärztliche Leitung),
2. eine Diabetesberaterin DDG (Berufsfachliche Leitung; kursbegleitend),
3. die für die Weiterbildung erforderlichen Dozenten (insbesondere Pädagogen und Psychologen), Räume, Einrichtung, Lehr und Lernmittel verfügt.

Ein entsprechendes Stundenkontingent zur ordnungsgemäßen Durchführung sowie für Vor- und Nachbereitung der Lehrgänge ist sicherzustellen.Mitarbeiter der Industrie können nicht als berufsfachliche Leitung in eine Weiterbildungsstätte der DDG eingebunden sein. Die kann widerrufen werden, wenn die Voraussetzungen wegfallen, wie z. B. bei Stellenwechsel der ärztlichen und berufsfachlichen Leitung.

Außerdem wird die entzogen, wenn die Weiterbildungsverantwortlichen ausgeschlossene Personenkreise zulassen oder Prüfungsteile nicht erbracht werden.

Stundenpläne, Dozentenlisten und der Prüfungsausschuss sind dem Ausschuss Schulung und Weiterbildung unaufgefordert vor Beginn jeder Weiterbildung zur Genehmigung vorzulegen. In der Lehrgangsorganisation verpflichtet sich die ausrichtende Weiterbildungsstätte den Qualitätsstandards des Ausschusses Schulung und Weiterbildung zu folgen.

Die Weiterbildungsstätte ist verpflichtet einmal p. a. einen Fortbildungstag für die Absolventinnen zu gestalten. Die Bescheinigung der Fortbildung sollte den KV Bestimmungen entsprechen.

H. Inkrafttreten

Diese revidierte Weiterbildungs- und Prüfungsordnung tritt nach Beschluss des Vorstandes der Deutschen Diabetes-Gesellschaft vom 04.10.2001 am Ersten des auf die Veröffentlichung in den Diabetologie-Informationen folgenden Monats in Kraft und löst die 2. überarbeitete Weiterbildungs- und Prüfungsordnung vom 01.04.2000 ab.

I. Außerkrafttreten

Sobald eine Ordnung zur von Weiterbildungseinrichtungen in Kraft getreten ist, tritt Abschnitt G. dieser WPO außer Kraft.
Der Präsident
Prof. Dr. Rüdiger Landgraf

Anhang

St.-Vincent-Deklaration (WHO und IDF-Europa, St.-Vincent/Italien: 10.–12.10.1989)

Diabetes mellitus stellt in ganz Europa ein großes, an Bedeutung zunehmendes Gesundheitsproblem dar. Es betrifft alle Altersgruppen und Länder. Die Krankheit führt zu anhaltender Beeinträchtigung der Gesundheit und/oder zu frühzeitigem Tod. Mindestens 10 Mio. Europäer sind von Diabetes bedroht. Es liegt in der Macht der Regierungen und Gesundheitsbehörden, die Bedingungen zu schaffen, durch die diese schweren Belastungen durch Krankheit und Tod vermindert werden können. Alle Länder sollten das Diabetesproblem in aller Form zur Kenntnis nehmen und Mittel zu seiner Lösung bereitstellen. Programme für die Prävention, Diagnose und Therapie des Diabetes mellitus und besonders der damit verbundenen Komplikationen – Erblindung, Nierenversagen, Gangrän und Amputation, koronare Herzerkrankung und Schlaganfall – sollten auf lokaler, nationaler und regional europäischer Ebene formuliert werden. Investitionen zum jetzigen Zeitpunkt werden im Hinblick auf die Verminderung menschlichen Elends und durch erhebliche Einsparungen von menschlichen und materiellen Ressourcen in Zukunft hohe Dividenden bringen. Die im folgenden aufgeführten allgemeinen Ziele und Ziele des Fünfjahresplans lassen sich durch sorgfältig aufeinander abgestimmte Maßnahmen von medizinischen Einrichtungen in aktiver Partnerschaft mit Diabetikern, ihren Familien, Freunden und Arbeitskollegen sowie ihren Organisationen erreichen: Im Management des eigenen Diabetes und in der dafür geeigneten Schulung; bei der Planung, Bereitstellung und Qualitätsüberprüfung der Gesundheitsfürsorge; in nationalen, regionalen und internationalen Organisationen für die Verbreitung von Informationen über Gesundheitserhaltung; bei der Förderung und Anwendung von wissenschaftlicher Forschung.

Generelle Ziele

für Diabetiker (Kinder und Erwachsene)

Anhaltende Verbesserung des Befindens und ein Leben, das sich in Lebensqualität und Lebenserwartung der Norm nähert.

Prävention und Therapie des Diabetes und der damit verbundenen Komplikationen durch intensive Forschungsarbeit.

Fünfjahresziele

Entwicklung, Ausführung und Auswertung umfassender Programme zur Diagnose und Kontrolle des Diabetes mellitus und seiner Komplikationen mit der Selbsthilfe und Unterstützung durch die Gemeinschaft als Hauptkomponenten.

Weckung von Bewusstsein in der Bevölkerung und bei den Trägern des öffentlichen Gesundheitswesens über bestehende Möglichkeiten und zukünftige Notwendigkeiten zur Prävention der Komplikationen des Diabetes und des Diabetes selbst.

Organisation und Schulung im Diabetesmanagement und zur Diabetesbehandlung für Diabetiker jeden Alters, für ihre Familien, Freunde und Kollegen sowie für ihre medizinischen Betreuer.

Sicherstellung, dass die Betreuung von Kindern mit Diabetes von Einzelnen oder Gruppen durchgeführt wird, die gleichermaßen im Management des Diabetes und in der Betreuung von Kindern Erfolg haben und Sicherstellung der notwendigen gesellschaftlichen, wirtschaftlichen und emotionalen Unterstützung von Familien mit einem an Diabetes erkrankten Kind.

Unterstützung bereits bestehender Zentren, die sich bei der Diabetesbehandlung, -schulung und -forschung bewährt haben. Schaffung neuer Zentren, soweit Bedarf und Möglichkeit dazu bestehen.

Förderung der Selbstständigkeit, Gleichstellung und Unabhängigkeit aller Diabetiker – der Kinder, Jugendlichen, Diabetiker im Erwerbsleben und der Älteren.

Beseitigung von Hindernissen zur bestmöglichen Integration des Diabetikers in der Gesellschaft.

Durchführung wirksamer Maßnahmen zur Vermeidung schwer wiegender Folgeschäden:
- Reduzierung der Zahl neuer diabetesbedingter Erblindungen um ein Drittel oder mehr,
- Reduzierung der Zahl neuer diabetesbedingter Fälle von terminalem Nierenversagen um mindestens ein Drittel,
- Reduzierung der Zahl der Amputationen aufgrund diabetischer Gangrän um die Hälfte,

- Verminderung der Morbidität und Mortalität der diabetesbedingten koronaren Herzkrankheit durch energische Programme zur Reduzierung der Risikofaktoren,
- Bemühungen um ein Schwangerschaftsergebnis bei Diabetikerinnen, das dem stoffwechselgesunder Frauen entspricht.

Einrichtung von Überwachungs- und Kontrollsystemen unter Verwendung moderner Informationstechnologie zur Qualitätssicherung der Diabetesbetreuung sowie für labortechnische Verfahren zur Diagnostik, Behandlung und Selbstkontrolle des Diabetes.

Förderung der europäischen und internationalen Zusammenarbeit bei Forschungs- und Entwicklungsprogrammen im Bereich Diabetes durch nationale, regionale und WHO-Vertretungen und aktive Partnerschaft mit den Selbsthilfeorganisationen der Diabetiker.

Sofortiges Handeln im Sinne des WHO-Programms „Gesundheit für alle" zur Herstellung einer engen Verbindung zwischen WHO und IDF (Region Europa), zur Initiierung und Beschleunigung der Verwirklichung der Inhalte dieser Empfehlung.

WHO/IDF – Rechte und Aufgaben des Diabetikers WHO-/IDF-Europa

Rechte und Aufgaben des Diabetikers/Wegweiser zur besseren Diabetesbehandlung (Deutsche Bearbeitung: Deutsche Diabetesunion)

1. Wegweiser zur besseren Diabetesbehandlung

Ihre Rechte und Aufgaben
Im Allgemeinen können Sie als Diabetiker ein normales, gesundes und langes Leben führen. Doch Sie müssen dafür schon selbst etwas tun: Erweitern Sie Ihr Wissen und lernen Sie dadurch, sich möglichst eigenverantwortlich um ihren Diabetes zu kümmern. Auch Ihr Arzt und alle weiteren Mitglieder Ihres Diabetesteams (das sind z. B. die Schulungsschwestern, die Diabetesberaterin, die Diätassistentin) haben dabei bestimmte Aufgaben:

- Sie vermitteln Ihnen das notwendige Fachwissen.
- Sie unterstützen Sie in allen praktischen Fragen des Diabetes, auch, wenn Sie seelische Probleme mit Ihrer Krankheit haben.
- Sie zeigen Ihnen, wie Sie die notwendigen technischen Hilfsmittel, wie z. B. Teststreifen oder Blutzuckermessgeräte richtig benutzen.

Diese umfassende Unterstützung ermöglicht es Ihnen, Ihren Diabetes mit Erfolg selbst „in die Hand zu nehmen" und damit Ihr Leben nach eigenen Vorstellungen zu gestalten.

Sie sollten Ihre Rechte und Aufgaben kennen, d. h. Sie sollten wissen:

1. Was Sie von Ihrem Diabetesteam erwarten können, um Ihre Ziele zu erreichen.
2. Was Sie selbst dazu beitragen können.

Ihre Rechte
Ihr Diabetesteam bietet Ihnen

- eine allgemeine Grundschulung, die Sie und Ihre Familie über den täglichen Umgang mit dem Diabetes informiert,
- Ihren persönlichen Behandlungsplan und die Ziele für Ihre Stoffwechseleinstellung,
- eine regelmäßige Betreuung, auch nach der Grundschulung, die Ihnen bei allen kurz- und mittelfristigen Stoffwechselproblemen weiterhilft,
- regelmäßige Stoffwechselkontrollen und körperliche Untersuchungen,
- Hinweise auf soziale und wirtschaftliche Unterstützung,
- Weiter unten werden alle Tätigkeiten Ihres Diabetesteams noch einmal ausführlich beschrieben.

Ihre Aufgaben
Und das sollten Sie selbst tun:

Lernen Sie alles, was Sie durch die Schulung über den Diabetes wissen möglichst erfolgreich im Alltag umzusetzen.

Versuchen Sie, Ihren Diabetes dadurch dauerhaft besser in den Griff zu bekommen.

2. Die Diabetikerschulung

In der Diabetikerschulung erwerben Sie notwendige Kenntnisse zu so wichtigen Fragen, wie z. B.:

- Warum sollen Blutzucker (Harnzucker) und Körpergewicht kontrolliert werden?
- Wie lässt sich eine gute Stoffwechseleinstellung durch eine richtige Ernährung, körperliche Bewegung, blutzuckersenkende Tabletten oder Insulin erreichen?
- Wie überprüfen Sie eine gute Stoffwechseleinstellung (Blut- oder Harnzuckerteststreifen) und wie korrigieren Sie anhand der Ergebnisse Ihre Diabeteseinstellung?
- Wie lassen sich niedrige und zu hohe Blutzuckerspiegel sowie Stoffwechselentgleisungen mit Ketonkörperbildung erkennen, behandeln und verhindern?
- Was tun Sie, wenn Sie krank sind?
- Wie können diabetische Folgeschäden an Augen, Nerven, Nieren, Füßen und die Arterienverkalkung (Arteriosklerose) nach Möglichkeit verhindert bzw. behandelt werden?
- Was sollten Sie in besonderen Lebenssituationen berücksichtigen,
- z. B. bei körperlicher Bewegung, Reisen oder Einladungen (Essen, alkoholische Getränke)?
- Was tun, wenn Probleme am Arbeitsplatz, beim Abschluss von Versicherungen oder beim Autofahren auftreten?

3. Ihr persönlicher Behandlungsplan und Ziele Ihrer Stoffwechseleinstellung

Grundsätzliche Informationen über alles, was Ihr Diabetesteam für Sie tut:

- Es berät Sie ganz individuell zu den Themen Nahrungsauswahl, Nahrungsmengen und Mahlzeitenverteilung,
- es motiviert Sie zur körperlichen Aktivität,
- es informiert Sie über die Dosierung und die Tagesverteilung von zuckersenkenden Tabletten, aber auch über Insulininjektionen und die richtige Spritztechnik,
- es gibt Ihnen Richtlinien zur Dosisanpassung Ihrer Medikamente aufgrund der Ergebnisse Ihrer Selbstkontrolle,
- es nennt Ihnen Ihre Zielwerte für Blutzucker, Blutfette, Blutdruck und Körpergewicht und sagt Ihnen, wahrscheinlich öfter als Ihnen lieb ist, dass Sie mit dem Rauchen aufhören sollen.

Regelmäßige Gesundheitskontrollen

Die hier aufgeführten Untersuchungen hängen im Wesentlichen von Ihren individuellen Therapiezielen und Ihrem körperlichen Zustand ab. Für jeden Arztbesuch gilt aber:

- Besprechen Sie mit dem Arzt anhand Ihrer Selbstkontroll-Ergebnisse auch Ihre derzeitige Diabetesbehandlung.
- Legen Sie die Behandlungsziele gemeinsam fest und besprechen Sie evtl. notwendige Korrekturen Ihrer Behandlung.
- Sprechen Sie offen mit Ihrem Arzt über alle Fragen und Probleme, die Ihre Gesundheit betreffen.
- Nehmen Sie außerdem regelmäßig an weiterführenden Diabetesschulungen teil.

Regelmäßig durchzuführende Untersuchungen

(ein bis mehrmals pro Jahr, abhängig vom körperlichen Zustand und der jeweiligen Untersuchung);

- HbA_1- bzw. HbA_{1c}- (evtl. Fructosamin)-Bestimmung zur Überprüfung der Stoffwechseleinstellung,
- bei jedem Arztbesuch Körpergewicht überprüfen,
- Blutdruck messen und Blutfette bestimmen,
- Füße untersuchen (bei älteren Diabetikern unerlässlich bei jedem Arztbesuch),
- Augenhintergrund überprüfen und Sehschärfe messen,
- Funktion der Nieren überprüfen (Blut- und Urintests),
- Risikofaktoren von Herz-Kreislauf-Erkrankungen ermitteln, dazu gehören nicht nur Blutdruck und Blutfette, sondern auch Ihre Rauchgewohnheiten und EKG (Belastungs-EKG),
- überprüfen, ob Sie Ihre Selbstkontrolle und die Insulininjektion richtig durchführen,
- Ihre Essgewohnheiten besprechen.

Besondere Situationen

Es gibt Situationen, in denen Sie auf jeden Fall die Hilfe eines erfahrenen Arztes oder eines Diabeteszentrums beanspruchen sollten:

- Wenn Sie eine Schwangerschaft planen oder schwanger sind. Ihrem Kind zuliebe, ist jetzt eine enge Zusammenarbeit zwischen Ihrem Arzt und Ihrem Gynäkologen unumgänglich.
- Wenn Sie an Folgeschäden des Diabetes leiden, z. B. an Augen, Nieren oder Füßen oder am Herz-Kreislaufsystem.

4. Ihre Aufgaben

- Lernen Sie, Ihren Diabetes dauerhaft im Griff zu haben. Je mehr Sie über den Diabetes wissen, um so leichter fallen Ihnen nämlich die alltäglichen Aufgaben, wie Selbstkontrolle und Insulininjektionen.
- Versuchen Sie alles, was Sie in der Schulung über Selbstkontrolle, also Blut – und Harnzuckermessen, und über Insulininjektionen lernen, zu Hause durchzuführen. Dies hilft Ihnen, Ihre Behandlung an die Ergebnisse der Stoffwechsel-Selbstkontrolle erfolgreich anzupassen.
- Untersuchen Sie Ihre Füße regelmäßig (ältere Diabetiker sollten dies täglich tun).
- Leben Sie vernünftig! Das heißt: Wählen Sie die richtigen Nahrungs mittel für sich aus, kontrollieren Sie Ihr Körpergewicht, bewegen Sie sich regelmäßig und verzichten Sie ganz auf das Rauchen.
- Informieren Sie sich, in welchen Lebenssituationen Sie dringend Kontakt mit Ihrem behandelnden Arzt aufnehmen müssen (z. B. in Notfällen).
- Scheuen Sie sich nicht, bei jedem Arztbesuch alle Gesundheitsfragen anzusprechen, die für Sie wichtig sind. Fragen Sie ruhig auch zweimal, wenn Sie etwas nicht verstanden haben. Am besten ist es, Sie überlegen sich schon vorher, was Sie alles fragen wollen (z. B. auf einem Notizzettel).
- Versuchen Sie das Beste aus Ihrem Diabetes zu machen. Das heißt: Lernen Sie mit Ihrem Diabetes zu leben und Ihre persönlichen Grenzen und Freiheiten richtig einzustufen.
- Sprechen Sie nicht nur mit Ihrem Diabetesteam, sondern auch mit anderen Menschen mit Diabetes, und mit Vertretern der örtlichen oder nationalen Diabetikerverbände. Und lesen Sie Broschüren und Bücher über Diabetes.
- Sprechen Sie auch mit Ihren Angehörigen und Bekannten über Ihren Diabetes.

Wenn Sie noch mehr wissen wollen über die Möglichkeiten zur Behandlung Ihres Diabetes, wenden Sie sich an Ihren örtlichen Diabetes-Verband oder an die nationalen Diabetiker-Verbände, wie:

Deutscher Diabetiker-Bund (DDB) e. V.
Bundesgeschäftsstelle
Goethestr. 27
34119 Kassel

Bund diabetischer Kinder und Jugendlicher (BdKJ)
Hahnbrunner Straße 46
67659 Kaiserslautern

Österreichische Diabetikervereinigung
Bundesgeschäftsstelle
Moosstraße 18
A-5020 Salzburg

BE-Austauschtabelle

Kohlenhydrathaltige Lebensmittel, die in BE (Broteinheit) berechnet werden müssen.

1 BE (Broteinheit) = 12 g Kohlenhydrate

1 BE entspricht dabei der angegebenen Menge in Gramm. Als Schätzhilfe können auch die angeführten Küchenmaße verwendet werden. (Die Angaben sind entnommen aus S.W. Souci, W. Fachmann, H. Kraut: Die Zusammensetzung der Lebensmittel, Nährwert-Tabellen. Wissenschaftliche Verlagsgesellschaft mbH Stuttgart 2000. 6. revidierte und ergänzte Auflage.)

1 BE entspricht:			
Lebensmittel	**Gramm (g)**	**Kalorien (kcal)**	**Küchenmaß**
Brot (= ca. 60 – 120 kcal)			
Croissant	35	150	1 Stück (normalgroß)
Grahambrot	30	60	1 dünne Scheibe
Knäckebrot	20	60	2 Scheiben
Kräcker	15	70	6 kleine oder 3 große
Laugenbrezel	25	80	1/2 Stück
Leinsamenbrot	30	60	1/2 Scheibe
Pumpernickel	30	60	1/2 Scheibe
Roggenmischbrot	30	70	1/2 Scheibe (mittelgroß)
Roggenvollkornbrot	30	65	1 dünne Scheibe
Salzbrezeln	15	55	8 kleine
Salzstangen	15	55	20 Stück
Vollkornbrötchen	30	50	1/2 Stück
Weizenbrötchen	25	60	1/2 Stück
Weizenmischbrot	25	55	1/2 Scheibe
Weizenvollkornbrot	30	60	1/2 Scheibe
Weizentoastbrot	25	65	1 Scheibe
Zwieback	15	60	1 1/2 Stück

1 BE entspricht:			
Lebensmittel	**Gramm (g)**	**Kalorien (kcal)**	**Küchenmaß**
Mehl (= ca. 50 – 60 kcal)			
Buchweizenmehl	15	50	1 gehäufter Esslöffel
Grünkernmehl	15	55	1 gehäufter Esslöffel
Hafermehl	15	60	1 gehäufter Esslöffel
Maismehl	15	50	1 gehäufter Esslöffel
Reismehl	15	50	1 gehäufter Esslöffel
Roggenmehl	15	45	1 gehäufter Esslöffel
Weizenmehl	15	50	1 gehäufter Esslöffel
Weizenmehl Typ 405	15	50	1 gehäufter Esslöffel
Weizenvollkornmehl	20	65	2 Esslöffel
Stärke (= ca. 50 kcal)			
Kartoffelstärke	15	50	1 gehäufter Esslöffel
Maisstärke	15	50	1 gehäufter Esslöffel
Reisstärke	15	50	1 gehäufter Esslöffel
Sago/Tapoika	15	50	1 gehäufter Esslöffel
Weizenstärke	15	50	1 gehäufter Esslöffel
Körner, ungekocht (= ca. 45 – 60 kcal)			
Gerstengraupen	15	50	1 gehäufter Esslöffel
Grünkerne	20	65	2 Esslöffel
Hirse	15	50	1 gehäufter Esslöffel
Reis	45	50	1 gehäufter Esslöffel
Reis, gekocht	75	60	2 gehäufte Esslöffel
Roggen	20	60	2 Esslöffel
Weizen	20	60	2 Esslöffel
Grieß, Grütze (= ca. 50 – 75 kcal)			
Buchweizengrütze	15	50	1 gehäufter Esslöffel
Cornflakes	15	50	3 Esslöffel
Gerstengrütze	20	70	2 Esslöffel
Haferflocken, grob	20	70	2 gehäufte Esslöffel
Haferflocken, fein	20	70	4 gehäufte Esslöffel
Hafergrütze	20	70	1 gehäufter Esslöffel
Weizengrieß	15	55	1 gehäufter Esslöffel
Weizengrütze	20	55	2 Esslöffel

1 BE entspricht:			
Lebensmittel	**Gramm (g)**	**Kalorien (kcal)**	**Küchenmaß**
Teigwaren (= ca. 50 kcal)			
Glasnudeln, roh	15	50	Abwiegen!
Glasnudeln, gekocht	60	50	Abwiegen!
Nudeln, roh	15	50	Abwiegen!
Nudeln, gekocht	65	60	Abwiegen!
Suppennudeln, roh	15	50	1 gehäufter Esslöffel
Suppennudeln, gekocht	45	50	2 gehäufte Esslöffel
Kartoffeln und Kartoffelprodukte (= ca. 50 – 160 kcal)			
Kartoffel mit Schale, roh	85	60	1 mittelgroße
Kartoffel mit Schale, gekocht	85	60	1 mittelgroße
Kartoffelchips	30	140	15 Stück
Kartoffelflocken	15	50	3 Esslöffel
Kartoffelknödelpulver	15	50	1 gehäufter Esslöffel
Kartoffelknödel, zubereitet	50	50	1 kleiner
Krokettenpulver	15	50	1 gehäufter Esslöffel
Kartoffelpufferpulver	15	50	1 gehäufter Esslöffel
Kartoffelpuffer, zubereitet	50	155	1 kleiner
Pommes frites	35	110	1/2 Tasse
Teig			
Blätterteig, roh, tiefgekühlt	35	160	Abwiegen!
Hefeteig, roh	30	85	Abwiegen!
Pizzateig, roh	30	85	Abwiegen!
Milch und Milchprodukte (= ca. 90 – 170 kcal)			
Buttermilch 0,5 %	300	110	2 Tassen (1/4 l)
Dickmilch 3,5 %	250	165	2 Tassen (1/4 l)
Dickmilch 1,5 %	250	120	2 Tassen (1/4 l)
Joghurt 3,5 %	250	175	Abmessen
Joghurt 1,5 %	250	120	Abmessen
Joghurt 0,3 %	250	90	Abmessen
Kefir 3,5 %	250	160	Abmessen
Kefir 0,3 %	250	90	Abmessen
Kondensmilch 10 %	100	180	1 Tasse (1/8 l)
Kondensmilch 7,5 %	120	160	1 Tasse (1/8 l)

1 BE entspricht:			
Lebensmittel	**Gramm (g)**	**Kalorien (kcal)**	**Küchenmaß**
Milch und Milchprodukte (= ca. 90–170 kcal)			
Kondensmilch 4 %	120	135	1 Tasse (1/8 l)
Milch 3,5 %	250	165	2 Tassen (1/4 l)
Milch 1,5 %	250	120	2 Tassen (1/4 l)
Milch 0,3 %	250	90	2 Tassen (1/4 l)
Molke	250	60	2 Tassen (1/4 l)
Magermilchpulver	25	90	2 Esslöffel
Vollmilchpulver	30	160	2 Esslöffel
Gemüse (= ca. 75 kcal)			
Bohnenkerne, roh	30	75	2 Esslöffel
Bohnenkerne, gekocht	100	75	3 Esslöffel
Erbsen, roh	30	90	1 1/2 Esslöffel
Erbsen, gekocht	120	75	3 Esslöffel
Linsen, roh	30	85	2 Esslöffel
Linsen, gekocht	120	80	3 Esslöffel
Kichererbsen, roh	25	85	2 Esslöffel
Kichererbsen, gekocht	55	75	3 Esslöffel
Maiskörner, roh	20	65	2 Esslöffel
Rote Beete	140	60	Abwiegen!
Zuckermais	80	70	4 Esslöffel
Alle anderen Gemüsesorten müssen nicht berechnet werden!			
Obst (= ca. 60 kcal)			
Ananas, Fruchtfleisch	100	55	1 große Scheibe
Apfel	110	55	1 kleiner
Apfelsine	140	60	1 mittelgroße
Aprikose	130	55	2 mittelgroße
Banane	60	70	1/2 mittelgroße
Birne	100	55	1/2 mittelgroße
Brombeeren	190	85	9 Esslöffel
Erdbeeren	200	60	15 mittelgroße
Feigen, frisch	100	60	2 kleine
Guave	220	70	2 mittelgroße
Guave, Fruchtfleisch	200	70	Abwiegen!
Hagebutten	80	75	5 kleine

1 BE entspricht:			
Lebensmittel	**Gramm (g)**	**Kalorien (kcal)**	**Küchenmaß**
Himbeeren	220	75	10 Esslöffel
Holunderbeeren	180	100	6 Esslöffel
Honigmelone, Fruchtfleisch	120	65	Abwiegen!
Johannisbeeren, rot	220	70	8 Esslöffel
Johannisbeeren, schwarz	200	80	6 Esslöffel
Johannisbeeren, weiß	180	55	6 Esslöffel
Kaki	90	60	1 mittelgroße
Kaki, Fruchtfleisch	80	60	Abwiegen!
Kirschen, sauer	120	60	12 Stück
Kirschen, sauer, Fruchtfleisch	110	60	Abwiegen!
Kirschen, süß	100	60	10 Stück
Kiwi	140	65	2 kleine
Kiwi, Fruchtfleisch	120	65	Abwiegen!
Kumquat	90	60	10 Stück
Litschi	100	75	5 Stück
Litschi, Fruchtfleisch	70	75	Abwiegen!
Mandarine	120	55	2 kleine
Mango	130	60	½ kleine
MirAbellen	90	60	5 Stück
Pampelmuse	170	65	½ mittelgroße
Pampelmuse, Fruchtfleisch	130	65	Abwiegen!
Passionsfrucht, Fruchtfleisch	90	60	Abwiegen!
Pfirsich	40	55	1 kleiner
Pfirsich, Fruchtfleisch	130	55	Abwiegen!
Pflaume	120	60	4 kleine oder 2 große
Preiselbeeren	190	65	8 Esslöffel
Quitte	180	70	1 mittelgroße
Quitte, Fruchtfleisch	150	70	Abwiegen!
Reineclauden	100	55	3 mittelgroße
Stachelbeeren	160	60	20 Stück
Wassermelone, Fruchtfleisch	150	50	1 handtellergroßes Stück
Weintrauben	80	55	10 Stück

1 BE entspricht:			
Lebensmittel	**Gramm (g)**	**Kalorien (kcal)**	**Küchenmaß**
Trockenobst			
Apfel	20	55	4 mittelgroße Ringe
Aprikosen	20	50	4 mittelgroße
Bananenchips	15	50	2 Esslöffel
Datteln	15	50	3 Stück
Feigen	100	250	Abwiegen
Pflaumen	20	45	2 große
Rosinen	15	50	1 gehäufter Esslöffel
Obstsäfte, ungesüßt			
Apfelsaft	100	50	1 kleines Glas
Grapefruitsaft	120	50	1 kleines Glas
Orangensaft	120	55	1 kleines Glas

Nährwert-Punkte-Tabelle für Diabetiker

Mit den üblichen BE-Austauschtabellen lassen sich die Empfehlungen für eine diabetesgerechte Ernährung nicht umsetzen, weil Angaben zum Fett- und Eiweißgehalt der Lebensmittel fehlen. Somit ist auch keine Berechnung des Energiegehaltes möglich. Das vom Team des Diabetes-Zentrums Bad Neustadt entwickelte Punkte system erleichtert die Auswahl der Lebensmittel und die richtige Zusammensetzung von Mahlzeiten. Jedes Lebensmittel ist entsprechend seinem Kohlenhydrat-, Fett- und Eiweißgehalt mit Punkten gekennzeichnet. Ein Kohlenhydratpunkt entspricht dabei einer BE (= 12 g Kohlenhydrate). Bei der Zusammenstellung einer Mahlzeit ist darauf zu achten, dass Kohlenhydrate, Fette und Eiweiß jeweils die gleiche Punktzahl aufweisen, dann entspricht die Mahlzeit einer Ernährung mit idealem Nährstoffverhältnis. Man erkennt somit „auf einen Blick" die richtige Zusammensetzung und eine übermäßige Fettzufuhr ist damit ausgeschlossen. Bei einer erlaubten BE-Menge von z. B. 18 BE dürfen pro Tag jeweils 18 Kohlenhydrat-, Fett- und Eiweißpunkte aufgenommen werden.

Lebensmittel	Küchenmaß	Gramm	kcal	Kohlenhydrate	Fett	Eiweiß
Brot/Brötchen						
Brötchen	½ Brötchen	25	30	•		◗
Croissant	½ Hörnchen	35	150	•	•••	◗
Grahambrot	1 kl. Scheibe	30	60	•		◗
Knäckebrot	2–3 Scheiben	20	60	•		◗

Lebensmittel	Küchenmaß	Gramm	kcal	Kohlen-hydrate	Fett	Eiweiß
Laugenbrezel	1/2 Brezel	25	80	•		◗
Leinsamenbrot	1/2 Scheibe	25	60	•		◗
Mehrkornbrot	1/2 Scheibe	25	60	•		◗
Mischbrot	1/2 Scheibe	30	55	•		◗
Roggenbrot	1/2 Scheibe	30	70	•		◗
Sonnenblumenbrot	1/2 Scheibe	25	75	•	◗	◗
Toastbrot	1 Scheibe	25	65	•	◗	◗
Weißbrot	1 Scheibe	25	60	•		◗
Vollkornbrot	1/2 Scheibe	30	65	•		◗
Vollkornbrötchen	1/2 Brötchen	30	60	•		◗
Kartoffeln/Kartoffelprodukte						
Bratkartoffeln	1/4 Portion	60	100	•	•◗	◗
Kartoffeln	1 mittelgroß	85	60	•		◗
Kartoffelpuffer	1 kl. Puffer	50	155	•	•••	◗
Kartoffelpüree	3 EL	100	75	•	◗	◗
Kartoffelsalat	2–3 EL	100	95	•	•	◗
Kloß	1/2 Kloß	55	55	•		◗
Kroketten	2–3 kleine	50	135	•	••	◗
Pommes frites	1/4 Portion	35	110	•	•◗	◗
Reis						
Naturreis (gekocht)	4 EL	50	55	•		◗
Reis, poliert (gekocht)	3 EL	45	50	•		◗
Teigwaren						
Nudeln (gekocht)	Abwiegen	65	60	•		◗
Körner/Kleie/Keimlinge						
Cornflakes o.Z.	3 EL	15	55	•		◗
Haferflocken	2 EL	20	75	•	◗	◗
Maiskörner	2 EL	20	65	•		◗
Müsli o.Z.	2 EL	20	80	•	◗	◗
Weizenkeime	10 EL	50	150	•	•◗	•••
Weizenkleie	20 EL	60	115	•	◗	••
Mehl/Stärke						
Grieß	1 geh. EL	15	50	•		◗
Weißmehl	1 geh. EL	15	50	•		◗
Stärke	1 geh. EL	15	50	•		
Vollkornmehl	2 EL	20	65	•		◗

Lebensmittel	Küchenmaß	Gramm	kcal	Kohlenhydrate	Fett	Eiweiß
Milch						
Milch 1,5 %	250 ml	250	120	•	• •	• •
Milch 3,5 %	250 ml	250	165	•	• • ◗	• •
Buttermilch	250 ml	300	110	•		• •
Dickmilch 0,5 %	250 ml	250	90	•		• •
Joghurt, entrahmt	250 g	250	120	•		• •
Rahmjoghurt	250 g	250	300	•	• • • • • • •	
Schlagsahne	1 EL	10	30		• •	
Käse						
Hartkäse 50 %	1 Scheibe	20	90		• •	•
Hartkäse 45 %	1 Scheibe	20	90		• •	•
Schnittkäse 50 %	1 Scheibe	20	85		• •	•
Schnittkäse 40 %	1 Scheibe	20	75		• ◗	• ◗
Schnittkäse 30 %	1 Scheibe	20	60		•	• ◗
Weichkäse 60 %	1 Ecke	20	85		• •	•
Weichkäse 50 %	1 Ecke	20	75		• •	•
Weichkäse 40 %	1 Ecke	20	65		•	•
Weichkäse 30 %	1 Ecke	20	50		•	• ◗
Weichkäse 20 %	1 Ecke	20	45		◗	• ◗
Frischkäse 60 %	1 geh. EL	20	80		• •	◗
Frischkäse 40 %	1 geh. EL	20	35		•	◗
Frischkäse 20 %	1 geh. EL	20	25			•
Fette/Öle						
Butter	1 EL	10	75		• • ◗	
Margarine	1 EL	10	75		• • ◗	
Öle	1 EL	10	95		• • •	
Kokosfett	1 EL	10	95		• • •	
Fritierfett	1 EL	10	95		• • •	
Schmalz	1 EL	10	95		• • •	
Fleisch						
Hase	1 kl. Portion	150	180		• ◗	• • • • • • • •
Huhn, o. H.	1 Keule	150	165		◗	• • • • • • • •

Lebensmittel	Küchenmaß	Gramm	kcal	Kohlenhydrate	Fett	Eiweiß
Kalb, Rücken	1 kl. Portion	150	200		•◗	•••• ••••
Kalb, Schnitzel	1 Schnitzel	150	230		•••	•••• ••••
Pute, o. H.	1 Schnitzel	150	175		◗	•••• ••••
Reh, Keule	1 kl. Portion	150	180		•	•••• ••••
Rind, Filet	1 kl. Portion	150	160		•	•••• ••••
Schwein, Filet	1 Portion	150	160		•	•••• ••••
Schwein, Kotelett	1 Kotelett	150	265		•••• •	•••• ••••
Schwein, fett	1 kl. Portion	150	360		•••• ••••	•••• ••••
Wurstwaren						
Bierschinken	1 Scheibe	25	45		•	•
Blutwurst	1 Scheibe	25	105		•••	•
Bockwurst	1 große	125	370		•••• •••• •	••••
Bratwurst	1 kleine	125	420		•••• •••• •	•••• •
Zervelatwurst	1 Scheibe	25	120		•••	•
Corned beef	1 Scheibe	25	40		◗	•◗
Fleischkäse	1 gr. Scheibe	125	430		•••• •••• •••• •	•••• •••
Fleischwurst	1 gr. Scheibe	25	80		••	•
Geflügelwurst	1 Scheibe	25	65		••	•◗
Gelbwurst	1 – 2 Scheiben	25	90		••◗	•
Lachsschinken	2-3 Scheiben	25	80		•◗	••
Leberwurst	1 Portion	25	95		••◗	•
Lyoner	2 – 3 Scheiben	25	85		••	•
Mettwurst	1 Scheibe	25	80		••	•
Mortadella	1 Scheibe	25	90		••◗	•

Lebensmittel	Küchenmaß	Gramm	kcal	Kohlen-hydrate	Fett	Eiweiß
Salami	1 Scheibe	25	105		●●◗	●◗
Schinken, gekocht	½ Scheibe	25	55		●	●◗
Schinken, roh	1–2 Scheiben	25	75		●	●●
Schinkenwurst	1 Scheibe	25	110		●●	●●
Wiener Würstchen	1 Paar	125	350		●●●● ●●●●	●●●●
Weißwurst	1 Stück	125	390		●●●● ●●●● ●●	●●●●
Innereien						
Bries	1 Portion	150	170		●◗	
Kutteln	1 Portion	150	210		●●●◗	●●●● ●
Leber	1 Portion	150	220		●●	●●●● ●●●●
Nieren	1 Portion	150	180		●◗	●●●●
Fisch						
Aal	1 Portion	150	450		●●●● ●	●●●● ●●
Forelle	1 mittelgroß	150	170		●	●●●● ●●●
Heilbutt	1 kl. Portion	150	230		●●●●	●●●● ●
Kabeljau	1 kl. Portion	150	125			●●●● ●●●
Karpfen	1/4 Karpfen	150	190		●●	●●●● ●●●
Lachs	1 Portion	150	330		●●●● ●●	●●●● ●●●
Makrele	½ Makrele	150	300		●●●● ●	●●●● ●●●
Rotbarsch	1 kl. Portion	150	170		●◗	●●●● ●●●
Scholle	2 Filets	150	125		◗	●●●● ●●
Seezunge	2 Filets	150	135		◗	●●●● ●●●
Fischwaren						
Steinbutt	1 kl. Portion	150	135		◗	●●●● ●●●

Lebensmittel	Küchenmaß	Gramm	kcal	Kohlenhydrate	Fett	Eiweiß
Zander	1 kl. Portion	150	135		◗	•••••••
Fischstäbchen	5 Stück	150	320	••	•••••	••••
Matjeshering	2 Filets	150	430		••••••••••	••••••
Rollmops	2 Stück	150	330		••••••	••••••
Gemüse/Salate						
muß nicht berechnet werden!						
Obst						
Ananas	2 kl. Scheiben	100	55	•		
Apfel	1 kleiner	110	55	•		
Aprikose	2 Stück	130	55	•		
Banane	½ Banane	60	70	•		
Birne	½ Stück	100	55	•		
Brombeeren	10 EL	190	85	•		
Erdbeeren	15 Stück	200	60	•		
Johannisbeeren, rot	8 EL	220	70	•		
Kirschen, süß	10 Stück	100	60	•		
Orange	1 Stück	140	55	•		
Pfirsich	1 Stück	140	55	•		
Pflaumen	4 Stück	120	60	•		
Wassermelone	1 Portion	150	50	•		
Weintrauben	10 Stück	80	55	•		
Nüsse						
Cashewkerne	2 EL	40	235	•	•••••	••
Erdnüsse	5 EL	50	300	◗	••••••••	•••
Esskastanien	5 Stück	30	60	•		
Haselnüsse	30 Stück	50	335	◗	•••••••••	••
Mandeln	30 Stück	50	310	◗	••••••••◗	••◗

Lebensmittel	Küchenmaß	Gramm	kcal	Kohlenhydrate	Fett	Eiweiß
Paranüsse	8 Stück	50	350		•••• •••• •	•◗
Pinienkerne	3 EL	60	410	•	•••• •••• ••••	••
Suppen/Eintöpfe						
Gemüsecremesuppe	1 Suppentasse	150	35	◗	◗	
Gulasch-Suppe	1 Suppentasse	150	100	◗	•◗	•◗
Klare Suppe mit Fleisch	1 Suppentasse	150	115		••	•••
Klare Suppe mit Gemüse	1 Suppentasse	150	5			
Klare Suppe mit Nudeln	1 Suppentasse	150	40	◗		◗
Erbseneintopf mit Wurst	1 Suppenteller	250	265	•◗	••••	•••◗
Bohneneintopf mit Fleisch	1 Suppenteller	250	350	••••	•••	••••
Linseneintopf mit Wurst	1 Suppenteller	250	280	••◗	•	•••
Fertiggerichte/Fast food						
Big Mac	1 Stück	210	560	•••	•••• •••• •	•••• •••
Cheeseburger	1 Stück	120	330	••◗	••••	••••
Fishmac	1 Stück	145	450	•••	•••• •••	••••
Hamburger	1 Stück	105	270	••◗	•••	•••
Hamburger Royal	1 Stück	205	560	•••◗	•••• •••• •	•••• •••• •
Frühlingsrolle	1 Stück	150	400	•••	•••• •	•••• •
Lasagne	1 Portion	250	440	•••	•••• ••	•••• •
Makkaroni mit Tomatensauce	1 Portion	250	190	••	••	•◗
Pizza, klein	17 cm Ø	200	600	•••◗	•••• ••••	•••• •
Spaghetti bolognese	1 Portion	250	560	•••• •◗	•••• ••	•••• •◗

Übersicht der verfügbaren Insuline

Alle verfügbaren Insuline sind Humaninsuline oder Analoginsuline und stehen als U-100 Insuline zur Verfügung (Ausnahme: Insuman® Rapid, Insuman® Basal und Insuman® Comp 25 enthält in der Durchstichflasche U-40 Insulin). Die meisten Hersteller bieten Durchstechflaschen, Patronen für den Pen und Fertigpens an.

Handelsname	Hersteller	Wirkeintritt in Minuten	Wirkdauer in Stunden	Spritz-Ess-Abstand in Minuten
Kurzwirkende Humaninsuline				
Actrapid®	Novo Nordisk	20 – 30	Bis 8	15 – 30
Berlinsulin® H Normal	Berlin-Chemie	20 – 30	Bis 8	15 – 30
Huminsulin Normal®	Lilly	20 – 30	Bis 8	15 – 30
Insuman Rapid®	Sanofi-Aventis	20 – 30	Bis 8	15 – 30
Basalinsuline				
Berlinsulin® H Basal	Berlin-Chemie	60 – 90	4 – 12	30 – 60
Huminsulin® Basal	Lilly	60 – 90	4 – 12	30 – 60
Insuman® Basal	Sanofi-Aventis	60 – 90	4 – 12	30 – 60
Protaphane®	Novo Nordisk	60 – 90	4 – 12	30 – 60
Humanisulin-Mischungen				
Actraphane® 30	Novo Nordisk	45 – 60	Bis 14	15 – 30
Actraphane® 50	Novo Nordisk	30 – 45	Bis 12	15 – 30
Berlinsulin® H 30/70	Berlin-Chemie	45 – 60	Bis 14	15 – 30
Huminsulin® Profil III	Lilly	45 – 60	Bis 14	15 – 30
Insuman® Comp 15	Sanofi-Aventis	60 – 90	Bis 14	15 – 30
Insuman® Comp 25	Sanofi-Aventis	45 – 60	Bis 12	15 – 30
Insuman® Comp 50	Sanofi-Aventis	30 – 45	Bis 12	15 – 30
Kurzwirkende Analoginsuline				
Apidra®	Sanofi-Aventis	3 – 4	2 – 3	Keiner
Humalog®	Lilly	3 – 4	2 – 3	Keiner
Liprolog®	Berlin-Chemie	3 – 4	2 – 3	Keiner
NovoRapid®	Novo Nordisk	3 – 4	2 – 3	Keiner
Langwirkende Insulinanaloga				
Lantus®	Sanofi-Aventis	150 – 240	Bis 28	Keiner
Levemir®	Novo Nordisk	150 – 240	Bis 24	Keiner
Analoginsulin-Mischungen				
Humalog® Mix 25	Lilly	15 – 20	Bis 12	Keiner

Handelsname	Hersteller	Wirkeintritt in Minuten	Wirkdauer in Stunden	Spritz-Ess-Abstand in Minuten
Humalog® Mix 50	Lilly	10 – 20	Bis 12	Keiner
Liprolog® Mix 25	Berlin-Chemie	15 – 20	Bis 12	Keiner
Liprolog® Mix 50	Berlin-Chemie	10 – 20	Bis 12	Keiner
NovoMix® 30	Novo Nordisk	15 – 20	Bis 12	Keiner

Übersicht der oralen Antidiabetika

Chem. Bezeichnung	Handelsname (Eingetragenes Warenzeichen)	Einzeldosis (mg)	Einnahmehäufigkeit	Tagesmaximaldosis (mg)	Wirkmechanismus
Sulfonylharnstoffe					
Glibenclamid	Euglucon N und viele Generika	1,75 – 7,0	1-2	10,5	Verzögerte langanhaltende Insulinfreisetzung
Glimepirid	Amaryl und viele Generika	1-6	1	6	Langanhaltende Insulinfreisetzung, periphere Wirkung möglich
Gliquidon	Glurenorm	15 – 60	1-3	120	Verzögerte, langanhaltende Insulinfreisetzung
Gliclazid	Diamicron	30 – 120	1	120	
Biguanide					
Metformin	Glucophage S, Siofor und viele Generika	500 – 1000	1-2	2500	Periphere Wirkung
Alpha-Glucosidase-Hemmer					
Acarbose	Glucobay	50 – 100	1-3	300	Hemmung der KH-Verdauung
Miglitol	Diastabol	50 – 100	1-3	300	Hemmung der KH-Verdauung
Glinide					
Repaglinid	NovoNorm	0,5 – 4	2-4	16	Relativ kurze und schnelle Insulinfreisetzung
Nateglinid	Starlix	60 – 180	2-3	540	Relativ kurze und schnelle Insulinfreisetzung

Chem. Bezeichnung	Handelsname (Eingetragenes Warenzeichen)	Einzeldosis (mg)	Einnahmehäufigkeit	Tagesmaximaldosis (mg)	Wirkmechanismus
Thiazolidindione					
Rosiglitazon	Avandia	4–8	1-2	8	Reduzierung der Insulinresistenz
Pioglitazon	Actos	15–45	1	45	Reduzierung der Insulinresistenz
DPP-4-Inhibitoren					
Sitagliptin	Januvia	100	1	100	Autoregulierte Insulinfreisetzung
Vildagliptin	Galvus	50	1	100	Autoregulierte Insulinfreisetzung
Saxagliptin	Onglyza	5	1	5	Autoregulierte Insulinfreisetzung

Übersicht der parenteralen Antidiabetika (außer Insulin)

Chem. Bezeichnung	Handelsname (Eingetragenes Warenzeichen)	Einzeldosis (µg)	Einnahmehäufigkeit	Tagesmaximaldosis (µg)	Wirkmechanismus
Inkretinmimetika					
Exenatid	Byetta	5–10	1	20	Stimulation der Insulinfreisetzung, Hemmung der Glukagonausschüttung
Liraglutid	Victoza	0,6–1,8	1	1,8	Stimulation der Insulinfreisetzung, Hemmung der Glukagonausschüttung

Umrechnungstabelle von mmol/l → mg/dl und von mg/dl → mmol/l

Umrechnungsfaktor:
(mmol/l) × 18,02 = mg/dl
(mg/dl) × 0,0551 = mmol/l

mmol/l	mg/dl	mg/dl	mmol/l
1	18	15	0,83
1,2	22	20	1,1
1,4	25	25	1,4
1,6	29	35	1,9
2	36	40	2,2
2,2	40	45	2,5
2,4	43	50	2,8
2,6	47	55	3
2,8	50	60	3,3
3	54	65	3,6
3,2	58	70	3,9
3,4	61	75	4,1
3,6	65	80	4,4
3,8	68	85	4,7
4	72	90	5
4,2	76	95	5,2
4,4	79	100	5,5
4,6	83	105	5,8
4,8	87	110	6
5	90	115	6,4
5,2	94	120	6,6
5,4	101	125	6,9
5,6	105	130	7,2
5,8	108	135	7,4
6,8	112	140	7,7
6,2	115	145	8
6,4	119	150	8,3
6,6	123	155	8,5
6,8	127	160	8,8

mmol/l	mg/dl	mg/dl	mmol/l
7	130	165	9
7,2	133	170	9,4
7,4	137	175	9,7
7,6	140	180	9,9
7,8	144	185	10,2
8	148	190	10,5
8,2	151	195	10,7
8,4	155	200	11
8,6	158	205	11,3
8,8	162	210	11,6
9	163	215	11,9
9,2	166	220	12,1
9,4	169	225	12,4
9,6	173	230	12,7
9,8	177	235	13
10	180	240	13,2
10,2	184	245	13,5
10,4	187	250	13,8
10,6	191	255	14,1
10,8	195	260	14,3
11	198	265	14,6
11,2	202	270	14,9
11,4	205	275	15,2
11,6	209	280	15,4
11,8	212	285	15,7
12	216	290	16
12,2	221	295	16,3
12,4	223	300	16,5
12,6	227	305	16,8
12,8	231	310	17,1
13	234	315	17,4
13,2	238	320	17,6
13,4	241	325	17,9
13,6	245	330	18,2
13,8	249	335	18,5

mmol/l	mg/dl	mg/dl	mmol/l
14	252	340	18,7
14,2	256	345	19
14,4	259	350	19,3
14,6	263	355	19,6
14,8	267	360	19,8
15	270	365	20,1
15,2	274	370	20,4
15,4	278	375	20,7
15,6	281	380	21
15,8	285	385	21,2
16	288	390	21,5
16,2	292	395	21,8
16,4	296	400	22
16,6	299	405	22,3
16,8	303	410	22,6
17	306	415	22,9
17,2	310	420	23,1
17,4	314	425	23,4
17,6	317	430	23,7
17,8	321	435	24
18	324	440	24,2
18,2	328	445	24,5
18,4	332	450	24,8
18,6	335	455	25,1
18,8	339	460	25,3
19	342	465	25,6
19,2	346	470	25,9
19,4	350	475	26,2
19,6	353	480	26,4
19,8	358	485	26,7
20	360	490	27

Auswahl nützlicher Internetadressen

www.deutsche-diabetes-gesellschaft.de
Homepage der Deutschen Diabetes-Gesellschaft mit News, Leitlinien, Adressen etc.

www.vdbd.de
Verband der Diabetes Beratungs- und Schulungsberufe in Deutschland e. V.

www.uni-duesseldorf.de/AWMF
Arbeitsgemeinschaft der Wissenschaftlichen Fachgesellschaften eV. Aktuelle Leitlinien nicht nur zum Thema Diabetes

www.diabsite.de
Unabhängiges Diabetes-Portal mit Adressen von Schwerpunktpraxen, BE-Tabellen

www.diabetesweb.de
Informationen und News zum Thema Diabetes. Expertenforum

www.diabetes-forum.com
Adressen von Selbsthilfegruppen, Fachkliniken, Diskussionsforum

www.diabetes-news.de
Plattform für Neuigkeiten, Informationen, Kontakte etc.

www.diabetikerbund.de
Angaben zu Landesverbände und Selbsthilfegruppen

www. diabetes.de
News, Fragen an Experten

www.diabetes-heute
Aktuelle Informationen zum Diabetes

www.diabetesgate.de
Portal des Deutschen Diabetikerbundes, Adressen von Industrie und Selbsthilfegruppen

www.diabetesjournal.de
Internetseite des „Diabetes-Journal"

www.diabetes-world.net
Information zur Therapie, Begleiterkrankungen, Recht und Soziales

www.netdoktor.de
Unabhängige Gesundheitsinformationen,

www.ernahrung.de
Informationen zur Ernährung, Rezepte, Adressen zur Ernährungsberatung

www.dife.de
Portal des Deutschen Instituts für Ernährungsforschung, aktuelle Informationen

Sachregister

A

B

C

Der Autor

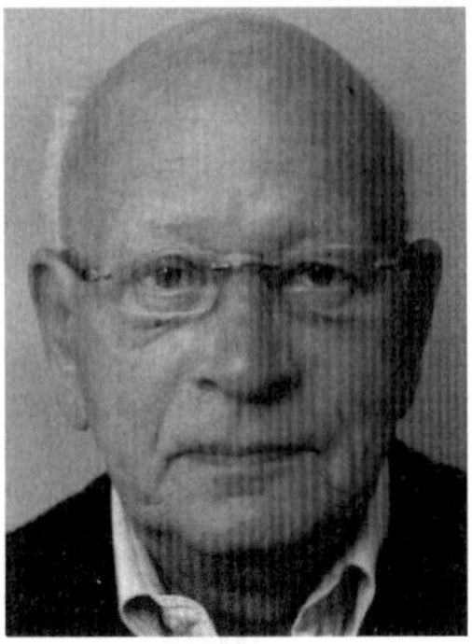

Prof. Dr. med. Dietmar Sailer

Prof. Dr. med. Dietmar Sailer, geb. 1940 in Reutlingen, studierte Medizin an der Friedrich-Alexander Universität in Erlangen-Nürnberg. Nach seiner Promotion habilitierte er sich 1979. Von 1979 bis 1993 wirkte er an der Medizinischen Universitätsklinik Erlangen-Nürnberg. Von 1993 – 1997 war Professor Sailer als Chefarzt der Kurparkklinik Bad Neustadt tätig. 1997 – 2006 leitete er das Diabeteszentrum/Frankenklinik in Bad Neustadt als Chefarzt. Seit seinem Ruhestand 2006 ist er konsiliarärztlich für das Klinikum Meiningen tätig.

Professor Sailer ist Autor von über 440 wissenschaftlichen Publikationen im Bereich Diabetologie, Stoffwechsel, Lipidologie, Ernährung und Diätetik, parenterale und enterale Ernährung und Intensivmedizin. Er ist Herausgeber und Autor von 12 Büchern.